前言 PREFACE

生活节奏的加快，带来的是人们面对各种常见疾病的无奈。缺乏锻炼的身体，各种疼痛不适，都在给健康敲响了警钟。很多人都在发现自身的不适后，立即去医院就医，然后根据医生的指导进行用药治疗等。很多患者只懂按时服药，却不会观察自身的病情发展情况，而且医生的工作繁忙，也无法针对患者进行跟踪治疗，久而久之，就影响了各种疾病的治疗效果。

得了常见病，三分靠治疗，七分靠调养，我们疲惫的身体是时候调理一下了。千补万补，不如运动补。本书主打10分钟运动疗法，用最简单的运动方案，带来最显著的疗效。20多种常见疾病的运动处方，全彩真人图片步骤演示，即学即用，动出健康，甩掉疾病。

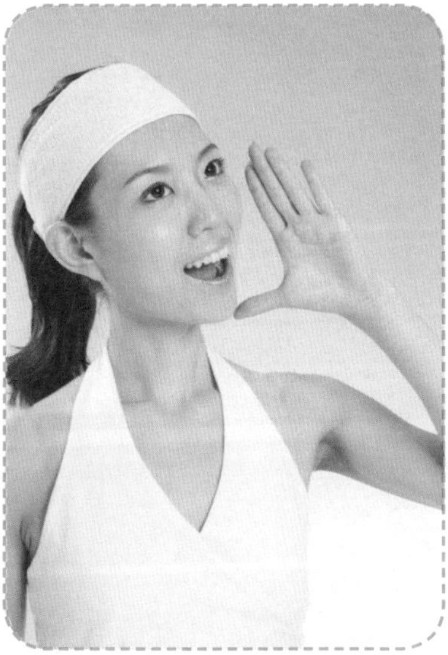

书中介绍的运动疗法除了针对常见病，对日常生活中各种不适症状也颇具疗效。40多个对症运动疗法，轻轻松松赶走身体不适，是缓解身体疲惫的不二选择。

不打针，不吃药，运动疗法是顺应自然的健康之道。办公室、家里，随时随地，养生保健停不下来。每天运动10分钟，每天健康不止一点点，愿广大读者和您的家人，在运动中永葆健康。

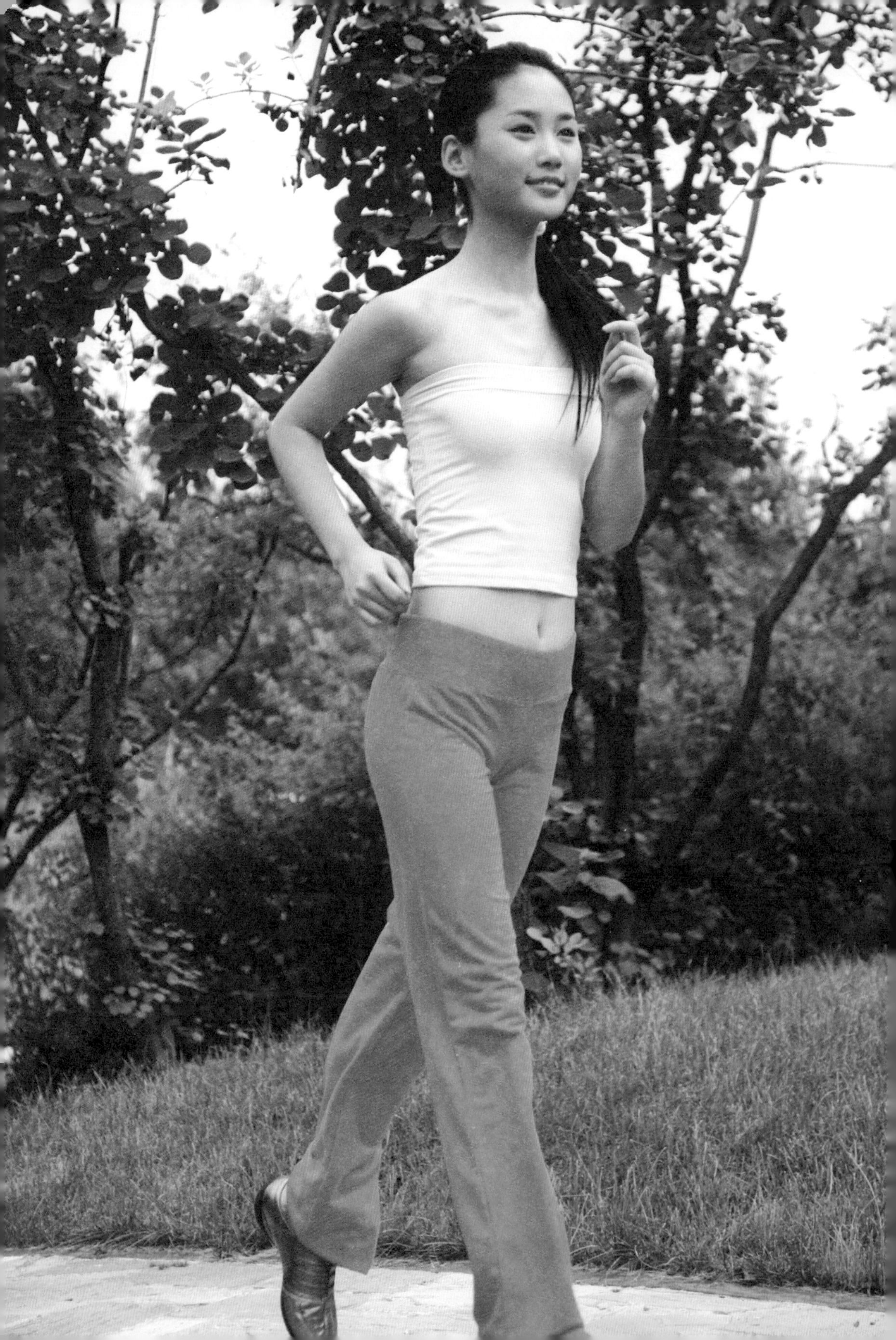

★ 每天健康一点点 ★

图解常见病运动疗法

洪嘉婧　杜晓娇◎编著

吉林科学技术出版社

图书在版编目（CIP）数据

图解常见病运动疗法 / 洪嘉婧，杜晓娇编著. -- 长春 ：吉林科学技术出版社，2011.9

ISBN 978-7-5384-5470-3

Ⅰ. ①图… Ⅱ. ①洪… ②杜… Ⅲ. ①常见病－运动疗法－图解 Ⅳ. ①R455-64

中国版本图书馆CIP数据核字(2011)第187462号

图解常见病运动疗法

编　　著　洪嘉婧　杜晓娇
出 版 人　李　梁
策划责任编辑　孟　波　孙　默
执行策划编辑　姜脉松
装帧设计　长春市墨工文化传媒有限公司
开　　本　710mm×1000mm　1/16
字　　数　240千字
印　　张　16
版　　次　2014年8月第1版
印　　次　2014年8月第1次印刷

出　　版　吉林科学技术出版社
发　　行　吉林科学技术出版社
地　　址　长春市人民大街4646号
邮　　编　130021
发行部电话／传真　0431-85677817　85635177　85651759
85651628　85600611　85670016
储运部电话　0431-86059116
编辑部电话　0431-85659498
网　　址　www.jlstp.net
印　　刷　长春百花彩印有限公司

书　　号　ISBN 978-7-5384-5470-3
定　　价　33.00元

目录

CONTENS

第一章　很多病是自找的

第二章　人不动就生病

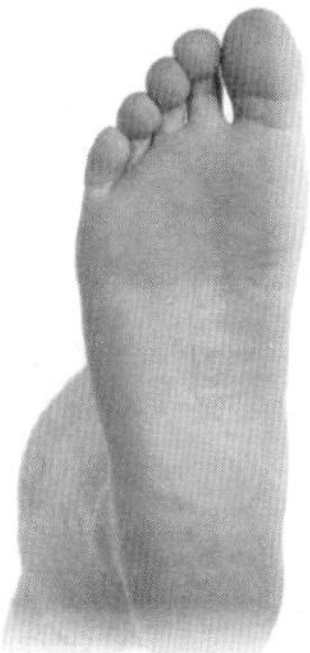

第三章　呼吸系统疾病的疗法

第四章　循环系统疾病的疗法

第五章　内分泌系统运动疗法

第六章　神经系统疾病的疗法

第七章　消化系统疾病的疗法

第九章　生殖系统疾病的疗法

第十一章　皮肤及五官疾病的疗法

第一章 很多病是自找的

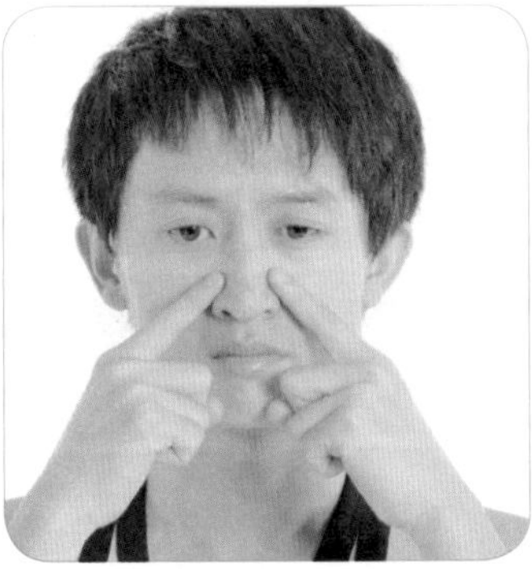
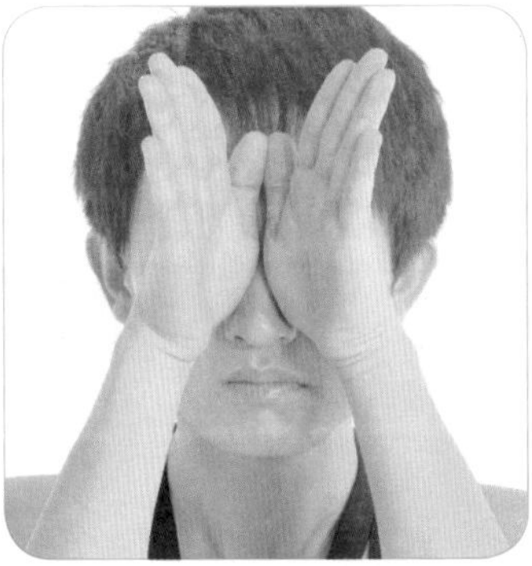
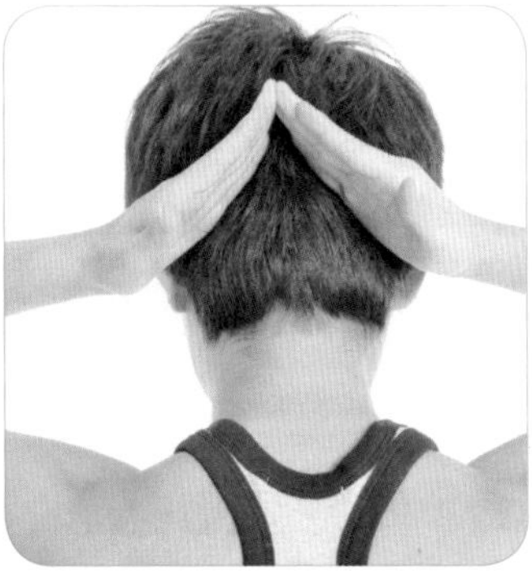

健康是一种修行

世界卫生组织曾指出：人的健康长寿，60%取决于自身，只要我们拥有强烈的自我养生保健意识，防病于未然，那么健康长寿并不是一个神话。古希腊名医希波克拉底曾精辟地指出："病人的本能就是病人的医生，医生是帮助本能的。"这句名言告诉我们：每个人都有很强的抵御疾病的能力，如果能充分调动起来自身的抗病能力，就是自己最好的医生，而医生只需要帮助他恢复这种本能。

"有病看西医，养生找中医，若想寿而康，九成靠自己。"健康对我们来说是最宝贵的。然而健康不能全靠高科技，不能全靠药物，最好的医生是自己。

不良生活方式是健康头号杀手

由于社会环境的影响和生活带来的压力，越来越多的现代人养成了种种不健康的生活方式——吸烟、酗酒、熬夜、有人不吃早餐——这些都直接危害着他们的健康。可以说，不健康的生活方式是一切疾病的罪魁祸首！糖尿病、高血压、脂肪肝、肥胖症、冠心病、睡眠障碍，甚至肿瘤等越来越多的生活方式病已严重影响现代人的生命质量。

如果你不想让生活方式病"缠住"自己，那就要学会养成健康的生活习惯，抵制不健康的生活习惯。这些不良习惯包括：

生活过于"静态"

在"静态"中生活是现代人面对的最大问题。多项调查结果显示，有一半以上的现代人工作习惯是一旦坐下来，除非上厕所，否则轻易不会站起来；30%的人只有觉得不适才进行运动；只有12%的人平均半小时起身一次。

长时间固定一个姿势使得颈椎病、腰椎病慢慢侵害身体；久坐不运动不仅不利于血液循环，还有可能导致高脂血症等心血管疾病。

与烟酒接触太密切

经常加班的上班族感觉疲乏时，常靠吸烟提神。殊不知，吸烟与滥吸烟是健康最大的杀手。

吸烟除了影响肺部健康，使肺活量愈来愈低，身体容易疲劳，易遭受病毒侵犯，易感染疾病之外，还会造成心脏病、肺气肿、脑卒中、胃溃疡、肝硬化等疾病。

酒多必伤身。少量饮酒有益健康，但是过量饮酒可使心肌纤维变性、胆固醇增高、动脉硬化，发生冠心病、高血压、脑血管意外等。过量饮酒还会发生口腔溃疡、食管炎、急慢性胃炎、胃溃疡、慢性胰腺炎、急慢性肝炎、肝硬化等。同时，饮酒可降低呼吸系统的防御机能，肺结核发病率比不饮酒的人高9倍。此外，酒精还可使男性血中睾酮水平下降，出现性欲减退、阳痿等问题。

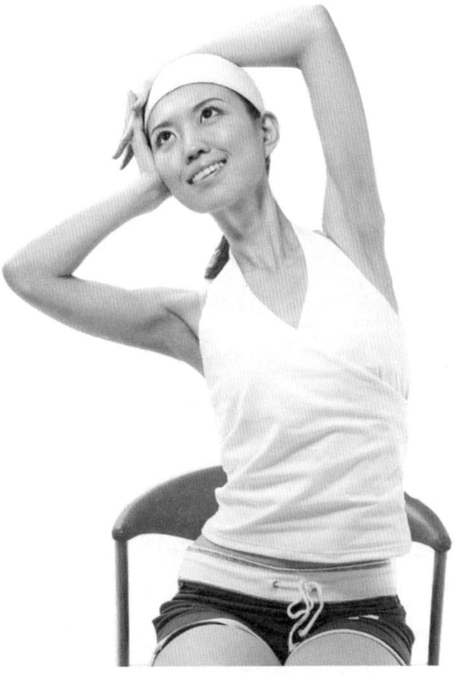

陶醉于夜生活

在紧张枯燥的工作之余，我们的确需要放松和娱乐。适度的夜生活是一种调剂，可以帮助我们缓解身心疲劳，增强免疫功能。但超越了“度”，就会走向另一个极端——耗损健康。

人体是一个有机整体，身体内环境与外界环境是同步、协调、平衡的。人的体温、脉搏、血压有着昼夜节律，由此而决定人们夜晚睡觉、白昼忙碌。当人们变成白天睡觉，夜间忙碌时，生理节律被打乱，对生物钟正常运作造成破坏，就会干扰正常的新陈代谢与内分泌，导致失眠等一连串的身体不适，对工作和生活造成负面影响。

不良饮食习惯太多

（1）不吃早餐。人体能量最重要的来源是血液中的糖，如果我们平时总不吃早餐，整个上午血糖就会处于较低水平。由于人的大脑对低血糖的反应最敏感，不吃早餐的人经常会出现头晕、记忆力下降等问题，导致注意力分散，思维迟缓而杂乱，工作效率自然不高。不吃早餐还会迫使人体动用储存的糖原和蛋白质，长此以往就会日渐消瘦，导致机体免疫功能下降，易患感冒、心血管疾病等。不吃早餐还易患胆结石。这是因为空腹使胆汁分泌减少，胆汁中的胆固醇出现过饱和状态，胆固醇在胆管或胆囊内浓缩沉积，就容易形成胆结石。

（2）吃饱喝足。科学研究证明，过多的摄入食物，会加重胃肠负担，引起胃肠功能紊乱，使胃肠蠕动较慢，导致人体的消化不良。再加上血液和氧气过多地集中在肠胃，心脏与大脑等重要器官血液相应减少，甚至缺血，人体便会感到疲惫不堪，昏昏欲睡。长此下去，便会诱发糖尿病、胆结石、胆囊炎，甚至还会引发心绞痛。过量摄入食物，可使体内的脂肪过剩、血脂增高，导致动脉粥样硬化。而且过量进食后，胃肠血液增多，大脑供血被迫减少，长期下来就会出现记忆力下降，思维迟钝，使大脑早衰，智力减退。

（3）狼吞虎咽。在现代社会，由于工作节奏的加快，使很多在职场打拼的人要么无暇顾及三餐，要么就是饕餮一顿，暴饮暴食。而暴饮暴食则会在短时间内需求大量消化液，明显加重附属消化器官负担。

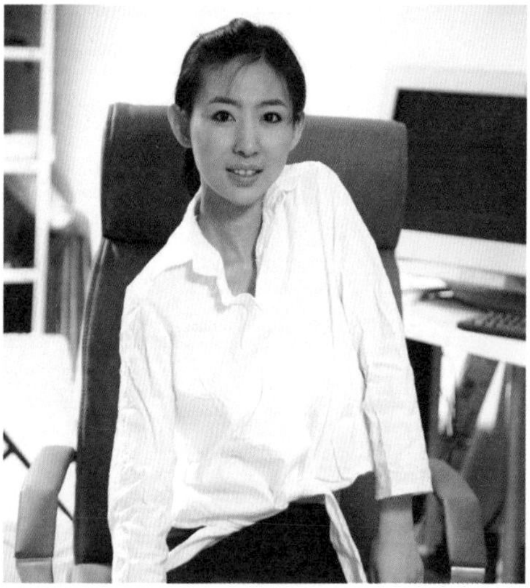

缺乏主动体检的意识

现代人的工作、生活压力都很大，不断透支自己的健康，可很多人总觉得自己还年轻，以为疾病离自己还很远，其实这种想法很危险。繁忙、急躁、烦恼、焦虑等所积蓄起来的紧张和疲劳，常常成为疾病的诱发因素。有些疾病，等到觉得不舒服再去检查却已经到了晚期，甚至直接导致死亡。

综合来看，不良的生活方式会对我们的健康造成很大的影响。当然，除了以上几种不良的生活方式外，还有如长时间处在空调环境中、过久的面对电脑、有病不求医、与家人缺少交流等生活方式，也会给健康带来不利的影响。

烦恼是想出来的，疾病是造出来的，肥胖是吃出来的，健康是养出来的。因此，我们一定要向这些不良的生活方式说再见！

体质差成为健康的最大漏洞

如今的社会，乘车的人越来越多了，走路的人越来越少了；乘电梯的人越来越多了，爬楼梯的人越来越少了；工作的时间越来越多了，休闲的时间越来越少了；坐着的时候越来越多了，运动的机会越来越少了。总之，生活节奏越来越快了，人越活越累了，体质越来越差了。正如某位著名国际经济学家所说的那样：“在现在的世界上，出现故障的已不是机器，而是人本身。”

很多人年龄不大，体质之差却无法让人恭维，体弱、易累、面色无华、食欲差、睡眠差、记忆力减退……刚到而立之年，身体却有了60岁的特征，而且这种情况还比较普遍。体质差最容易导致亚健康，而亚健康是百病之源。

关于“亚健康”一词想必很多人通过报纸、网络都有些了解了。所谓的“亚健康”是指健康和疾病的中间状态。与健康人群相比，疾病往往更容易袭击处于“亚健康”状态的人群，如不注意保养可能会出现猝死。中华医学会曾对全国33个城市、33万各阶层人士，做了一次随机调查，结论是我国亚健康人数约占全国人口的70%。

现代人为什么容易处于“亚健康”状态呢？

首先是疲劳。疲劳包括生理上的疲劳和心理上的疲劳。精神压力长时间积蓄，大脑超负荷运转，妨碍了大脑细胞对氧和营养的及时补充，从而导致脑疲劳，而体质越差越容易出现疲劳问题。

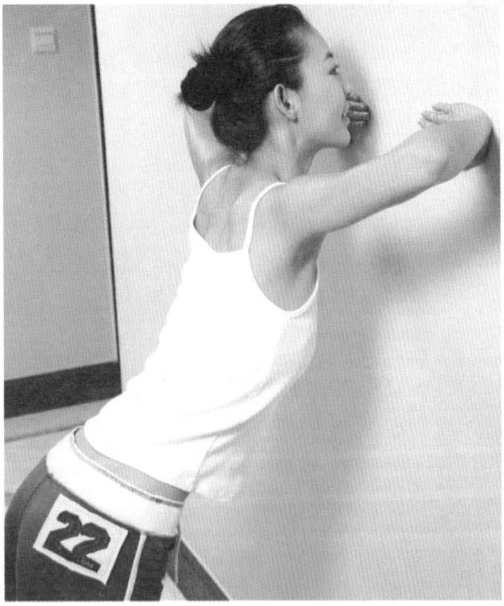

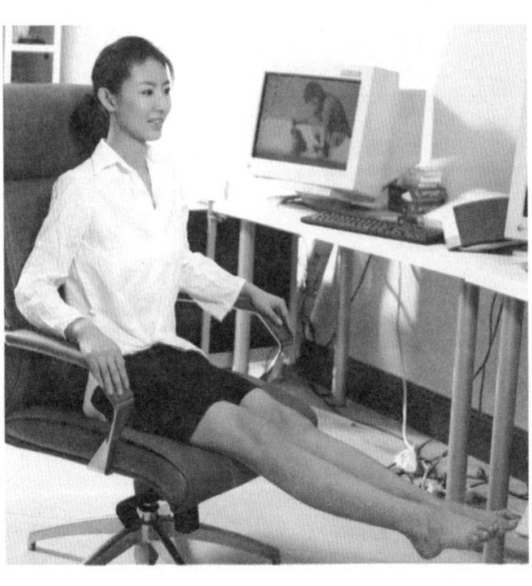

其次是缺乏运动。由于工作紧张，很多人平时以车代步，上班时久坐少动，下班后又要加班，因此，往往没有时间锻炼身体。久而久之，人的体质便越来越差。

长时间使用电脑，会对人造成各种各样的伤害，如视力衰退、关节损伤、辐射伤害、头部和肩膀疼痛等。

那么，如何才能知道自己已处于亚健康状况呢？我们可以对照着下表中的症状来进行检测。如果我们的累积总分超过50分，就需要好好地反思你的生活状态，加强锻炼和合理搭配饮食等；如果累积总分超过80分，就应该赶紧去医院找医生，以调整自己的状态，或是好好地休息一段时间。

表一

亚健康状况检测表

序 号	症 状	得 分
1	不再像以前那样热衷于朋友的聚会，有种强打精神、勉强应酬的感觉	2分
2	感到情绪有些抑郁，会对着窗外发呆	3分
3	早上起床时，常有头发脱落	5分
4	感觉免疫功能在下降，春、秋季流感一来，自己首当其冲，难逃“流”运	5分
5	害怕走进办公室，觉得工作令人厌烦	5分
6	不想面对同事和上司，有自闭症倾向	5分
7	盼望早点逃离办公室，为的是能够回家，躺在床上休息片刻	5分
8	对城市的污染、噪声非常敏感，比常人更渴望清幽、宁静的山水	5分
9	工作效率降低，上司已对你不满	5分
10	工作情绪始终无法高涨，虽然无名的火气很大，但又没有精力发作	5分
11	饭量大大减少，排除天气因素，即使口味非常适合自己的菜，近来也经常味同嚼蜡	5分
12	性能力下降，妻子（或丈夫）对你明显地表示了性要求，但你却经常感到疲惫不堪，没有什么欲望。妻子（或丈夫）甚至怀疑你有外遇了	10分
13	晚上经常睡不着，即使睡着了，又老是在做梦的状态中，睡眠质量很糟糕	10分
14	工作1小时后，身体倦怠，胸闷气短	10分
15	体重有明显的下降趋势，早上起来，发现眼眶深陷，下巴突出	10分
16	昨天想好的事，今天怎么也记不起来，而且在近段时间经常出现这种情况	10分

增强体质、摆脱亚健康

多做一点运动

只要心里时刻保持运动意识，无论在哪里都能运动，比如办公室。其实，在办公桌旁有多种简单的健身运动可以尝试，稍微做几分钟就可以缓解疲劳、恢复体力。如可以做几个瑜伽动作，注意力会更集中，情绪也会缓和不少。

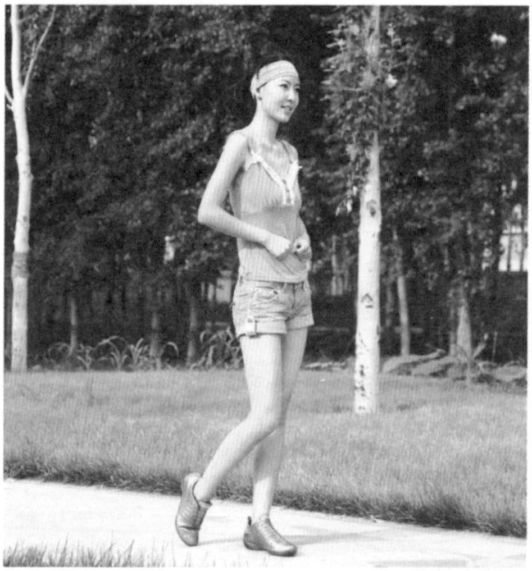

多减一点压力

我们可用以下3种方法来缓解压力：

（1）精神放松法。比如通过听轻音乐、默数数字等，使紧张心理松弛下来。

（2）培养业余爱好法。将精力投入到某些如种花、养鱼、垂钓、弹琴、下棋、书法、绘画等业余活动中，以消除现存的负性情绪。

（3）环境转移法。远离压力大的环境，在平静的环境中放松心情，让心情愉快。让自己离开给自己太多压力的环境，放松心情，在平静的环境中缓解，使心情愉快。

多养成一点良好的生活习惯

保证按时、充足的睡眠，不滥用镇静剂、安眠药等；戒烟、忌酒，不饮浓茶、咖啡和兴奋性饮料，不吃刺激性食物；晨起、睡前饮温开水1杯；睡前用热水泡脚；每天按时到室外锻炼身体，沐浴阳光，呼吸新鲜空气。

多注意一点膳食平衡

坚持高蛋白、高维生素、高纤维素、高钙和低脂肪、低糖、低总能量、低盐饮食；适当多食用一些碱性食物，少食酸性食物；节制饮食，不暴饮暴食。

多改善周围的环境

改善周围环境，也是防治亚健康的重要手段。日常工作中的电脑、电话和噪音是常见的污染源，除了尽量防辐射外，还可养一些健康的绿色植物。

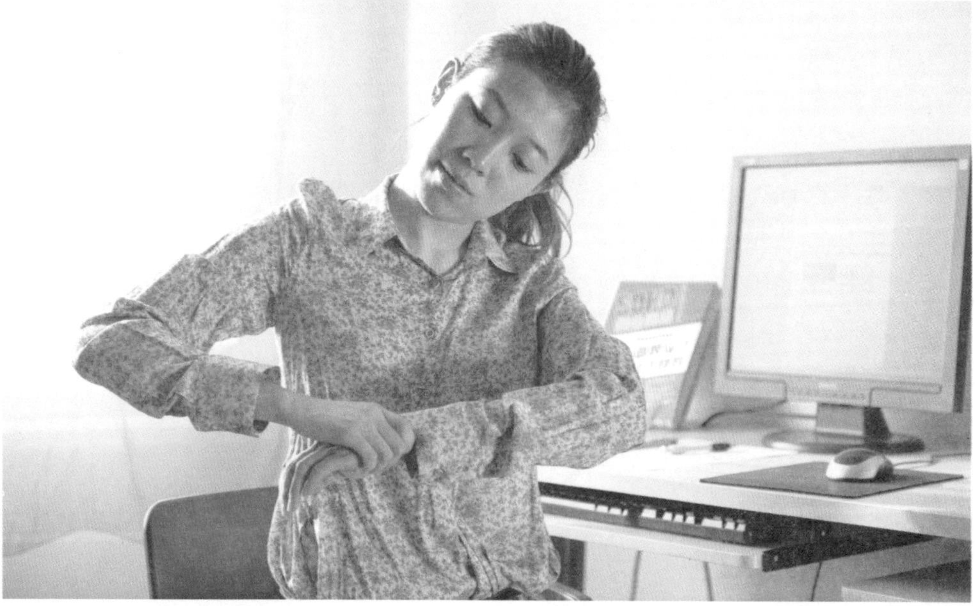

你的健康只有你自己才能做主

常做有氧运动

有氧运动是指人体在充足的氧气供应的情况下，进行的不太剧烈的运动。人在进行有氧运动时，吸入的氧气是安静状态下的8倍。长期坚持有氧运动，能增加体内血红蛋白的数量，提高机体免疫功能，抗衰老，增强大脑皮层的工作效率和心肺功能，增加脂肪消耗，防止动脉硬化，降低心脑血管疾病的发病率，而这些对人的健康又是至关重要的。

长期进行有氧运动，比如散步、慢跑、骑自行车、游泳、练健身操、打球、仰卧起坐等，一定会获得理想的健身效果。尤其是对于那些上班族来说，平常很少有时间进行锻炼，如果每天抽几十分钟的时间运动一下，不是件很惬意的事情吗？

饮食要合理

人要想身体好，饮食一定要好。对于工作繁忙的现代人更是如此。美国幽默作家马克·吐温说过："保持健康的唯一办法是吃你所不愿吃的东西，喝你所不爱喝的饮料，做你所不想做的事情。"

从营养学角度来讲，没有不好的食物，只有合不合理的问题。一个人每天摄取的不同食物至少应达到15个品种。首先是新鲜水果和蔬菜，它们含有相当丰富的维生素和高效物质。其次是粮食，如米、面或玉米(或豆类及其他杂粮)，它能够提供人体所需的淀粉。再次是动物油、植物油之类的油脂类食品，它们能提供身体所需的氨基酸等营养物质。最后，就是能够提供蛋白质的食品，如瘦肉、鱼、豆制品、奶制品等。也许我们一天内难以进食这么多样的食物，但我们要尽可能的多样化。

人体健康也与饮食习惯息息相关。饮食不规律，饮食不洁或偏食等都会给健康带来负面影响。因此，我们需要改掉这些不良的饮食习惯。

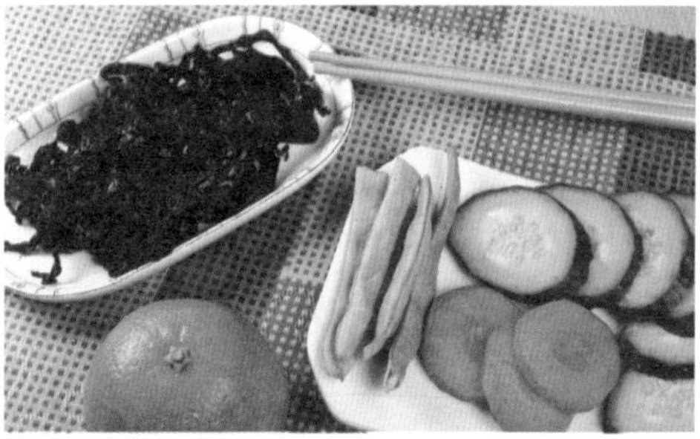

定期进行体检

体检是为了发现一些健康中的隐患，使产生疾病的危险因素被及时排除。定期进行全面的健康体检，是我们自我保健的重要方式之一。对于我们每一个人来说，每年至少要做一次全身体检，包括测量血压、化验胆固醇、甲状腺激素、血糖、肝功能，每半年到一年做一次牙科检查。对女性来说，应由专科医生每三年检查一次乳房。对男性来说，如果是烟民，当出现刺激性咳嗽或咳嗽时经常痰中有血丝或出现声音嘶哑时，应及时就诊，避免转化为肺癌。

要懂得忙里偷闲

人体生物钟的正常运行是健康的基础，人体的活动必须用休息来平衡。忙碌是证明我们聪明能干的一个手段，是体现我们存在价值的一种方式。可是过度忙碌却会损害我们的健康。

所以，为了我们的身体健康，不妨放轻松一点，学会忙中偷闲，懂得享受工作的过程以及休息的过程。比如这一段时间太累了，我们可以尝试一下旅行生活，将多日来于身心的紧张、疲惫释放出来；如果这一段时间压力太大了，我们可以蒸一蒸桑拿、到野外去烧烤，享受一下垂钓之乐，或者练习一下书画技艺。如今，各种各样的减压智力玩具层出不穷，在工作的闲暇时间摆弄一下，也能够放松心情。

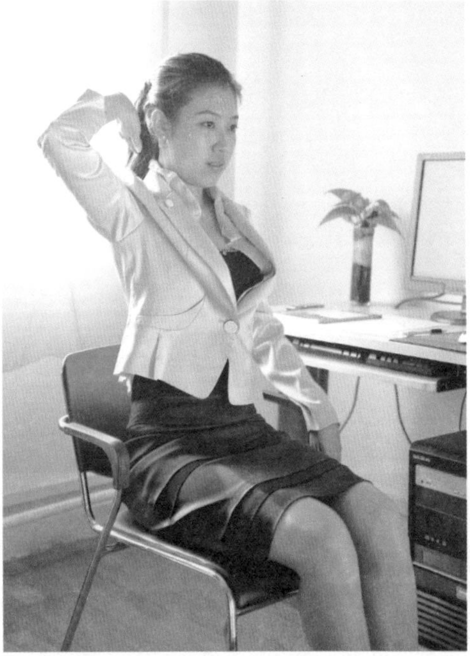

要懂得弹性用脑

养生之道，贵在健脑。要想健脑，首先就要学会“弹性用脑”。脑子用好了，既能提高用脑的效率，又能劳逸结合保护好自己的大脑。大脑疲劳是脑细胞过度劳累、脑神经过度紧张引起的。比如无节制地加班加点，大脑超负荷地持久运转时，它就会出现“罢工”不听使唤，这时大脑就需要休息了。

我们可做些简单轻松的运动，使大脑的兴奋中心及时转移，促进新陈代谢，消除疲劳；还可以转换学习、工作的内容，轮流休息大脑的功能区。最常用的方法是睡一觉，哪怕是打一会儿盹，也可以使大脑得到放松和休息。当然，外出旅游、适当的假日休闲生活，也是不错的缓解大脑疲劳的方法。

给自己买一份健康保险

很多人认为，我还年轻，买健康保险是老年人的事儿。事实上，人在步入40岁以后，由于生理方面的变化，再加上工作与生活上的压力，人的整个身体都在走下坡路。患某些重大疾病的概率甚至比老年人还要高。“30岁以前人找病，30岁以后病找人”。疾病和意外是我们无法预料和控制的，所以，如果家庭条件允许，我们应尽早为自己的健康投下一份保障。

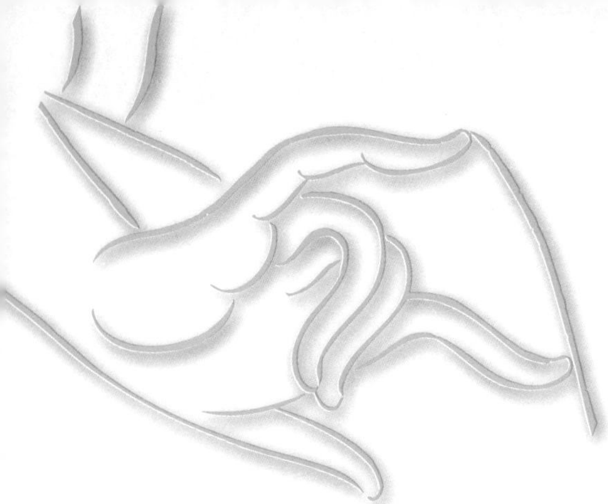

【第二章】人不动就生病

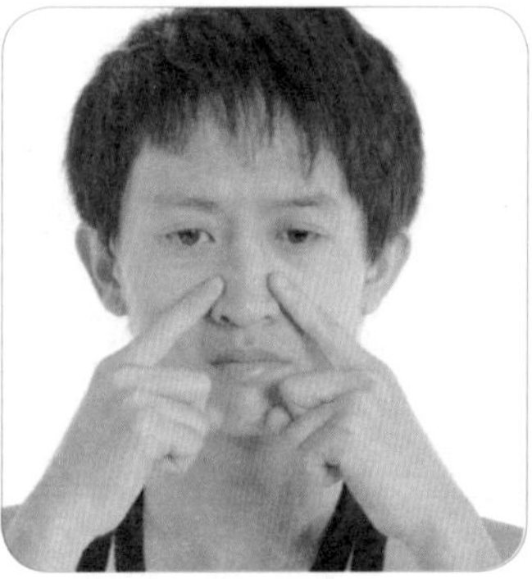

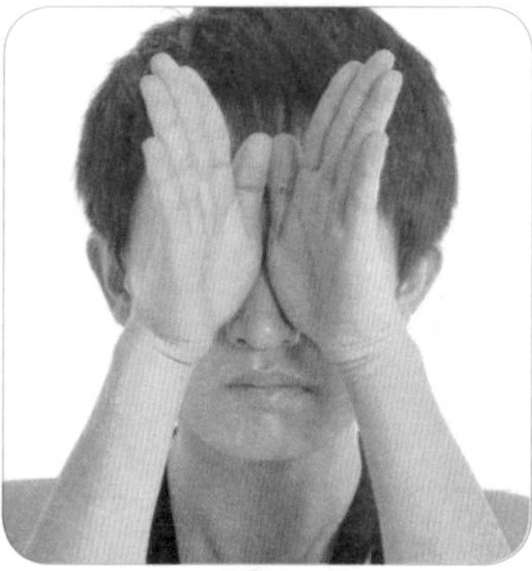

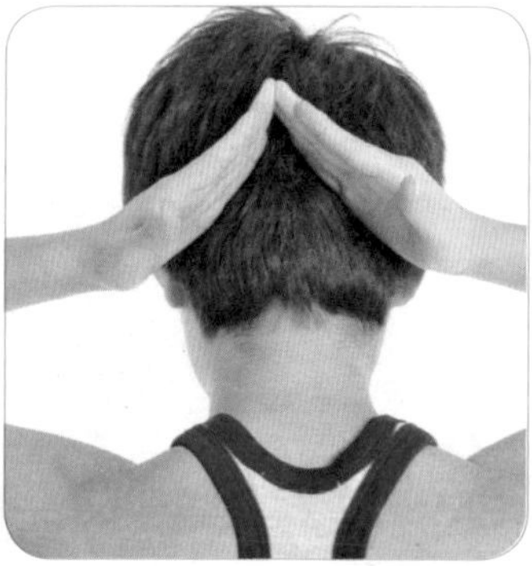

愈动愈健康

动则不衰是中华民族养生、健身的传统观点。早在几千年前，体育运动就被作为健身、防病的重要手段之一。俗言道："流水不腐，户枢不蠹。"人的身体也是这样，越是进行有规律地锻炼，保持适当的体力活动，越有利于健康。

由于生活节奏紧张，工作忙碌，现代人可能缺乏持久地运动，那么，从现在开始，我们就要锻炼身体了。可以说，在所有的方法中，坚持锻炼是保证健康最简单并且最有效的方法，它将会对我们的身体健康产生意想不到的效果。

没时间运动，一定会有时间生病

随着现代社会的发展，现代人运动的机会越来越少了。冬天有暖气，夏天有冷气；出门坐汽车，回家坐沙发；上楼有电梯，登山有缆车……在享受现代科技之余，不知你是否想过，这种"静态"的生活方式对于我们的身体健康到底有多少负面影响。

世界卫生组织曾发表的一份报告显示，全球每年有200多万人因工作紧张、生活节奏快和缺少运动而死亡。世界卫生组织还指出，在发达国家中，超过50%的成年人几乎不运动。上海某著名医院也曾针对我国20～50岁的白领阶层进行过调查，结果发现，有高达70%的白领几乎从来不锻炼，而极度缺乏体育锻炼是白领健康"十大杀手"之首。

健康面前人人平等，不管你是白领、金领，还是灰领、蓝领，不运动就没有活力，没有活力就不会有健康。人体的生理结构需要一定的运动量来维持平衡，当生活模式改变，而人体的生理结构却没有及时跟进，人体肯定很难适应低运动量的生活。时间一久，便会引发多种疾病，如肥胖、高血压、糖尿病、高脂血症、冠心病、骨质疏松等慢性病。缺乏运动，还会造成颈、肩、背、腰等处局部肌肉、韧带组织的过度劳损，久而久之，就很容易演变、转化为颈椎病、肩周炎、腰椎间盘突出症等骨关节疾病。

运不运动根本不是时间问题，而是观念问题，只要有时间吃饭、睡觉，就应该有时间运动。西方有句名言：

“腾不出时间运动的人，早晚会被迫腾出时间生病。”这话是有道理的。

其实，有种运动方法不需要我们专门找时间，也无须穿戴运动装到专门场地锻炼。那就是见缝插针式地运动，对忙得挤不出专门运动时间的人来说，最适合不过了。

每天走路上班

随着交通工具的发达，走路上班的人越来越少了，结果错失了上下班途中锻炼的大好机会。许多人都认为只有每天流汗运动，才能增强体能，才是有效的运动。最新的研究结果显示，如果你开始练习走路训练，即使每天只有10分钟，都可以增强体能，保护身体健康。所以，对于离工作单位比较近的人来说，每天不妨走路上下班。

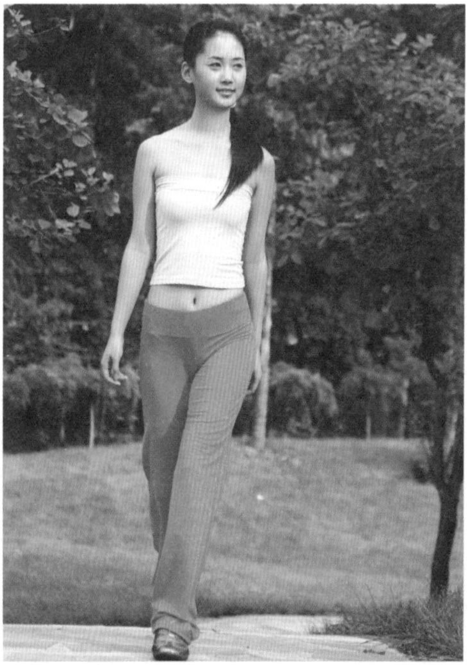

床上伸展操

在每天早上醒来即将起床之际，或者在每天睡觉之前，先平躺在床上做10～15个腹部伸展运动，活动一下筋骨；然后，每天增加1个，直到我们一次可以做100个为止。做做简单的伸展运动，就可以让我们拥有一个完美的小腹！

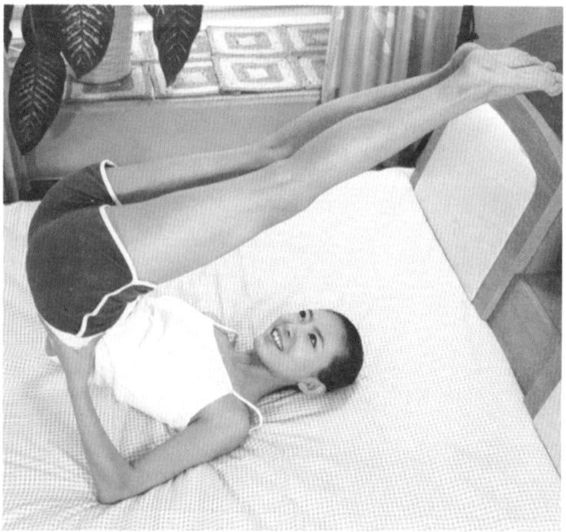

爬楼梯

每天需要上下楼梯被许多人认为是负担，殊不知，爬楼梯却是一项理想的室内健身锻炼，对促进身体健康大有好处。每个星期爬楼梯3～4次，每次连续30分钟，可消耗约400卡路里的能量，还可强健小腿、大腿和股部肌肉。

原地步行和跑步

在室内或过道挑选一块空地，原地坚持每天步行和跑步10～15分钟。室内原地步行基本上与户外步行锻炼一样，可增强心脏功能，改善血管功能，促进新陈代谢，改善关节功能。

每天动一动，活到80不衰老

为什么野生动物会比家养动物的寿命长？很重要的一条是，野生动物为了觅食、自卫、避敌，经常要东奔西跑，身体得到了很好的锻炼，寿命当然比家养动物长。同样，人也是如此。经常运动的人，寿命一般都比疏于运动的人长。这说明一个道理：运动是健康长寿之本。

文坛巨匠托尔斯泰，一生耕耘不息，比较著名的小说就创作了60多部。他健壮的体魄和旺盛的精力全靠舍得健康投资。他会耕田、铲地、种菜、割谷，也会植树、剪枝、养蜂，对家务劳动也很在行。此外，他还喜爱散步、登山、滑雪、游泳、打棒球、体操、摔跤等。体力劳动和体育运动，让他的脑力经久不衰，80岁以后仍然思维敏捷，文思泉涌。

长期坚持运动，可使各脏腑器官的功能增强，由于机体充满活力，从而可延缓衰老，健康长寿。

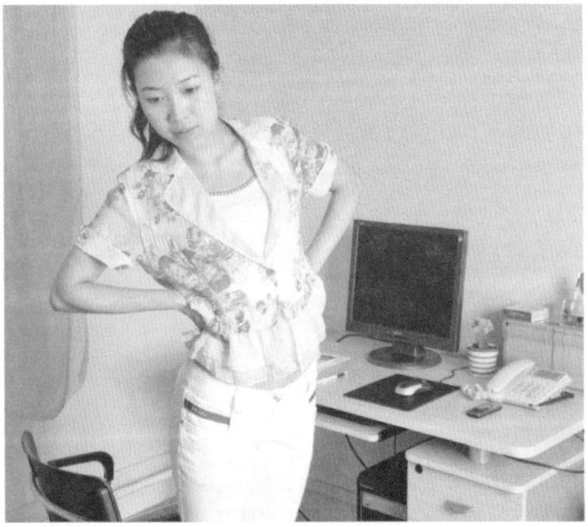

运动的好处

运动能防止肌肉老化

人的一切运动都是由于肌肉的收缩而进行的。如果坚持运动就可以使肌肉纤维逐步变粗且坚韧有力，还可以使肌肉的动作耐力、速度、灵活性和准确性得到提高，从而防止肌肉的老化。

运动可以促进血液循环

心脏和血管，是人体通过血液输送氧气和营养物质供给全身，然后又把二氧化碳和其他废物排出体外的动力源泉，对人的生命活动具有十分重要的作用。坚持运动，可以提高心血管的功能，从而促进心脏和全身的血管血液循环，对健康长寿极为有利。

运动可以增加肺活量

正常成年男性肺活量为3500～4000毫升，女性为2500～3000毫升。经常运动，可使呼吸肌强壮有力，使肺活量增加，呼吸深度加深。由于呼吸器官功能的提高，使肺内气体得到了充分的交换，血液含氧量增多，能量物质的氧化过程完善，从而促进了全身新陈代谢。对人体维持旺盛的精力，推迟衰老极为有利。

运动可以延缓脑力的衰退

中年以后记忆力不如以前，这是由于脑细胞功能的降低，加上压力重、琐事多，导致衰老加速。而运动可改善大脑血液循环，提高脑细胞工作能力，有助于心理上推迟衰老，保持年轻。

运动可以改善皮肤防御功能

皮肤有保护机体，感受刺激，调节体温，分泌排泄，渗透和吸收、储存营养，参与代谢免疫等功能，而运动可使皮肤血液循环加强，新陈代谢旺盛，使人体对冷热的耐受力增强，皮肤防御功能加强，有利机体健康长寿。

运动可以使人摆脱抑郁

一个人心理上的忧郁颓丧，悲观恐惧，同样会加速生理老化过程，而运动却能使人心情愉快、豁达乐观，充满活力，因此运动也是从心理上抗衰老的良药。一项来自纽约大学医学部的研究发现，调理抑郁，运动比药物还要有效。他们把经常运动的人和服用抗抑郁类药物的人相比，发现运动的人显然比服药的人更容易好转。这是因为，运动可以加快心跳的速度，可以自然提高大脑血液中复合胺的含量，而这种复合胺具有驱除抑郁的作用。

不同情况适合不同运动方式

肺活量差的人

一个肺活量大的人，心肺功能一般比较好。能提高人体肺活量的运动项目有很多，如游泳、跑步、双杠双臂屈伸、跳绳、骑自行车、引体向上、长距离健步走、武术、爬山、爬楼梯、有氧操等。一般而言，提高肺活量的项目的运动心率应始终控制在每分钟120～135次之间。

脂肪多、肌肉少、骨骼弱的人

这类人在生活中爬几步楼梯就会“气喘如牛”，所以应该多做一些有氧运动，比如游泳、散步、骑自行车、练健身操、打球、仰卧起坐等，这样可以消耗脂肪。此类人还应该经常做一些静态的伸展运动，以强化肌肉和骨骼。不过要注意的是，肥胖者一般都有高血压的倾向，所以，在运动之前要先量一量血压，并注意动作的准确性，不要做过度激烈地运动，如感到身体状况不佳时应立即停止运动。

脂肪多、体重轻、较瘦弱的人

这类人肌肉力量和内脏器官的功能往往都比较弱，所以要经常做一做如步行、爬楼梯、跳绳、游泳等运动，这些运动能促进脂肪燃烧。

肌肉力量差、体力差、瘦弱的人

这类人内脏器官的功能往往都不太强健。运动时，应先慢慢练好体力，可进行散步、快步走、慢跑等运

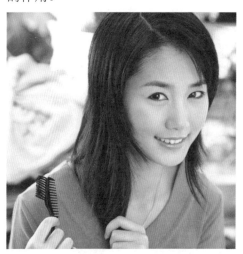

动，逐渐强化肌肉力量、持久力及身体柔韧度，然后再进行力量练习。具体可以选择跳绳、做俯卧撑、仰卧起坐等运动。

体重标准，肢体脂肪超标的人

这类人如果肌肉和关节没有毛病，可以进行任何运动，如游泳、打球、骑马、跑步、打拳等。但如果平时很少运动，就不能突然参加剧烈的运动。在运动前，也要先做一下热身运动，以免造成其他损伤。

不同体质选择不同运动

平和体质

平和体质的人，在运动上，年轻人可选择一些强度大的运动比如跑步、打球，老年人则应选择比较舒缓的运动，如散步、打太极拳等。

气郁体质

气郁体质的人，一般比较瘦，经常闷闷不乐，容易心慌、失眠。这类人可坚持较大量的运动，如登山、游泳、跑步、武术，以及篮球、足球、羽毛球之类的球类活动。

血瘀体质

血瘀体质的人，刷牙时牙龈容易出血，眼睛经常有红丝，皮肤常干燥、粗糙，常常出现疼痛，容易烦躁，健忘，性情急躁。这类人可进行一些有助于促进气血运行的运动项目，如太极拳、太极剑、舞蹈、健步走等。

阳虚体质

阳虚体质的人，一般容易手脚发凉，不敢吃凉的东西。这类人可做一些舒缓柔和的运动，如散步、慢跑、打太极拳、做广播操等。

气虚体质

气虚体质的人，一般表现为说话没劲，容易呼吸短促，经常出虚汗、疲乏无力。这类人运动宜采用低强度、多次数方式；不宜做大负荷运动和出大汗的运动，尽量避免做猛力和长久憋气动作，以免“耗损元气”。可做一些柔缓的运动，如在公园、广场等空气清新之处散步、打太极拳等。

阴虚体质

阴虚体质的人，一般比较怕热，经常手脚心发热、皮肤干燥、口干舌燥、面颊潮红或偏红、容易失眠、经常大便干结、性情急躁。适合做中小强度、间断性的运动，如太极拳、太极剑等。

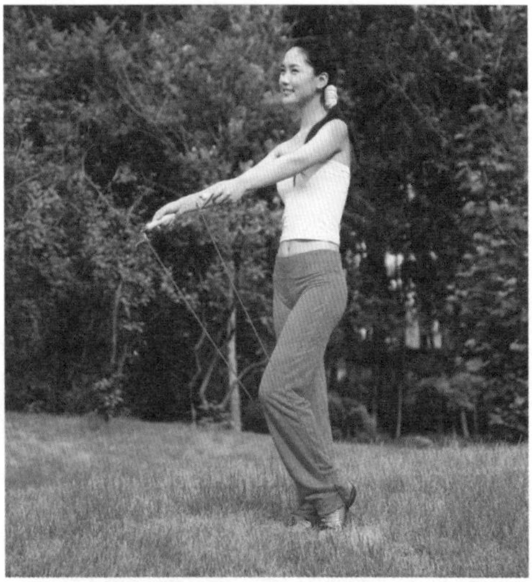

湿热体质

湿热体质的人，脸部和鼻尖总是油光发亮，爱生粉刺、疮疖，还容易大便黏滞不爽，小便发黄，性格多急躁易怒。适合做大强度、大运动量的锻炼，如爬山、游泳、中长跑、各种球类等。但此类体质的人不适合在高温环境下运动，如现在流行的高温瑜伽就不适合。

痰湿体质

痰湿体质的人，一般腹部松软肥胖、皮肤出油、汗多、眼睛水肿、容易困倦。这类人最好长期坚持中小强度全身运动，如散步、慢跑、游泳等，也就是有氧运动最适合这类体质。

特禀体质

特禀体质其实就是过敏体质，比如对花粉或某食物过敏等。这类人什么运动都可以，适合自己的就好。

总之，不论进行什么运动，都要循序渐进，持之以恒，才能拥有一个健康的体质。

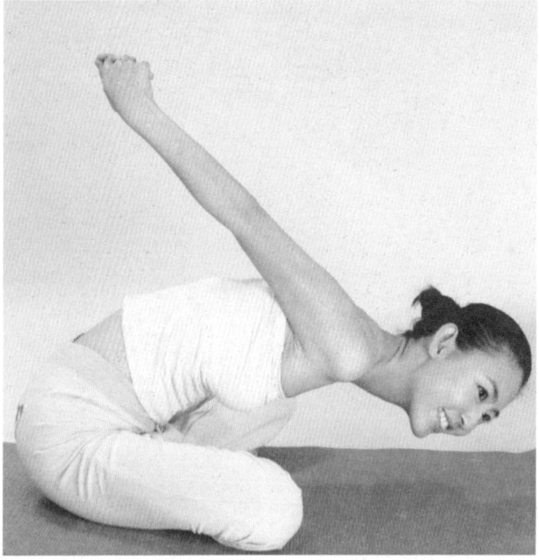

运动有误区，健身需注意

以下是一些我们平时很“流行”的关于运动的误区，让我们看一看，自己是否也一直在“犯错”。

运动前不热身

相信很多人都会犯这个错误，一到运动场地，马上撂开膀子就开始运动，其实这对身体非常不利，很容易造成肌肉扭伤。不论进行任何运动，在开始前都需要一段时间来疏通经络。当人的身体变热，血液循环加速时，肌肉才会在锻炼中达到更大的扩张界限，这也可以使我们减少受伤的机会。其实，每次你只需做5分钟的原地跑步，跑到身体微微出汗就合乎热身要求了。

运动后不舒缓一下

正如身体需要在健身前做预热一样，运动过后它也需要一段时间恢复正常稳定的状态。人在运动之后，身上的肌肉经过一番训练，会因亢奋而绷紧，甚至抽筋。因此，运动做完后做做伸展动作尤为重要，它能让肌肉在渐次状态下和缓压力，避免第二天的关节肿痛。舒展筋骨最好是趁着身体血液循环仍旺盛时进行，刚运动完毕就是最适宜舒展的状态，最好能让我们的每个舒展动作尽量维持20～30秒，这样才能达到更好的复原效果。

运动越吃力越有效

有些人为了尽快达到运动效果，一到健身房就拼命运动，可是不到几分钟，就不得不停下来喘气。这时还暗自得意，认为自己锻炼了心脏，消耗了大量的能量。其实这是大错特错的。就能量消耗来说，运动的时间比强度重要。从长远来看，坚持如走路之类的有氧代谢运动，就能达到锻炼心脏和消耗能量的效果。

经常在运动过程中停下来

有的人经常在运动过程中停下来休息一会儿，久而久之，人在潜意识里都会容许自己这种得过且过的惰性。然而这样做却根本起不到锻炼的效果。当然，运动过程中肯定会感到劳累，但一分劳累，一分收获。假如你真下定决心要通过健身来提高免疫功能，那最好能够一直坚持下来。

运动量越大越有效

有些人认为运动应该“多多益善”，于是多方位投资，全面出击，造成运动时间过长。其实，这对身体也是非常不利的。运动过量只会对身体造成不良影响，比如肌肉痉挛、僵硬、劳损，严重的还可造成骨折、运动性贫血，甚至导致猝死。所以，运动过程中，从自己的身体条件、体质情况出发，不同年龄、不同的体质基础，应采用什么方式、方法，多大的量和强度，都因人而异，绝不能盲目地为追求运动、健身的“全面效果”而强求自己。

运动过程中不补水

运动过程中，人的身体需要不断

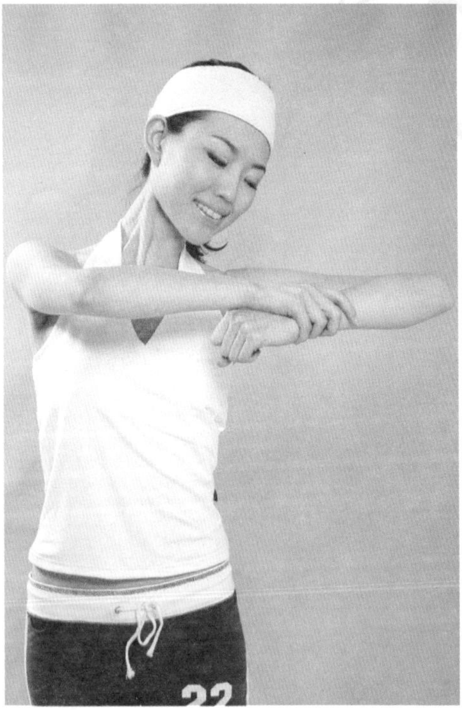

地补充水分，这样才能使产生的能量变成汗，从而帮助排除体内的毒素。如果我们不能够给身体及时补水，很快就会觉得口干舌燥，其实这时候人体已经进入了脱水状态。所以，不论在运动前，还是在运动过程中以及运动完毕，都要及时给身体补充水分。

运动时喝运动饮料来补充能量

运动饮料没什么不好，但如果我们能用白开水代替它们，效果反而更好。也别小瞧了那几块饼干，它们可都是一些果仁葡萄糖和麦芽糖。如果把这两者加在一块儿，那可就成了严重的杀伤性武器。饼干是专给那些在运动前来不及吃点东西的人准备的，假如我们想吃的话，最好在运动前1小时就把它吃完。

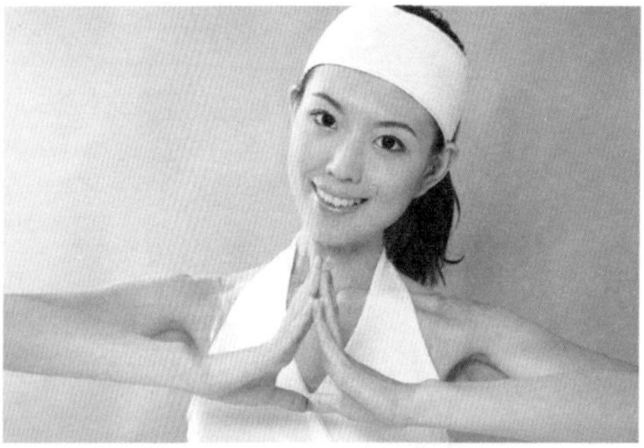

如果某种运动有用，做得越多越好

有用的运动做得太多会产生相反的效果。事实上，我们希望从运动中获得积极的效果，但运动到了某一程度后就会发生效果递减的现象。我们1个星期锻炼2次已经获得成功，那么，即使我们1个星期锻炼6次，也不会获得双倍的好处。适可而止是最好的办法，无论吃东西或是运动都是一样。

不敢尝试更高难度的运动方式

周而复始地重复一种或几种运动，是一件令人感到枯燥的事。我们不妨勇敢一点，接受一些具有挑战性的高难度运动，或者延长自己的运动时间，例如由原来的20分钟增加至30分钟，或者由2千克的哑铃升级为4千克的哑铃。还可以试试对同样一处肌肉换一个新的锻炼方式，给它也来个惊喜。

哪个部位肥胖就集中锻炼哪里

运动是改变整个身体代谢的过程，运动首先消耗内脏脂肪，然后才是皮下脂肪。皮下脂肪是血流多的地方先消耗，如四肢、脸颊部位等。运动减肥后若想看出身体外形的变化，要相对滞后一段时间才可以，尤其是腹部脂肪的减少，必须坚持运动较长的一段时间后，才能看出明显效果。局部运动只能使局部肌纤维增粗，增强局部肌肉的力量，但无法达到局部减肥的作用。

除了以上这些运动误区需要记住外，我们在运动时还要注意一些细节：运动中不要吸烟，因为尼古丁会使毛细血管收缩硬化，降低运动效果，消耗人体内维生素的储备；运动中不要闲谈，因为说话破坏了运动节律，使动作质量、数量难以保证，锻炼效果大打折扣；运动后不要立即入浴，应提倡运动后休息30～60分钟，适当补充水分后，再以温水冲淋，时间不要过长。

总而言之，运动有一定的误区，我们在健身时应时刻留心、注意，以防不当运动伤害身体！

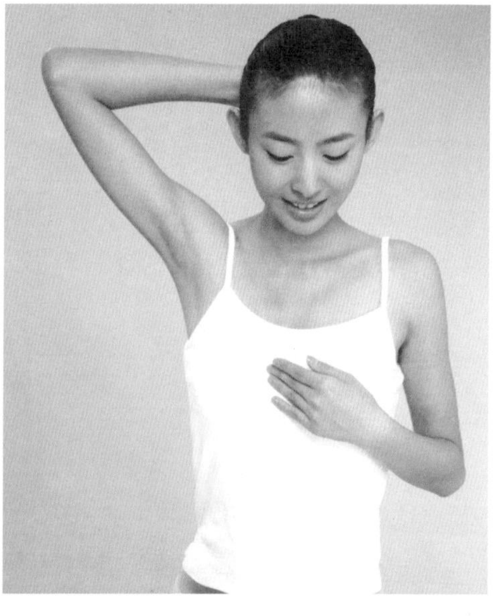

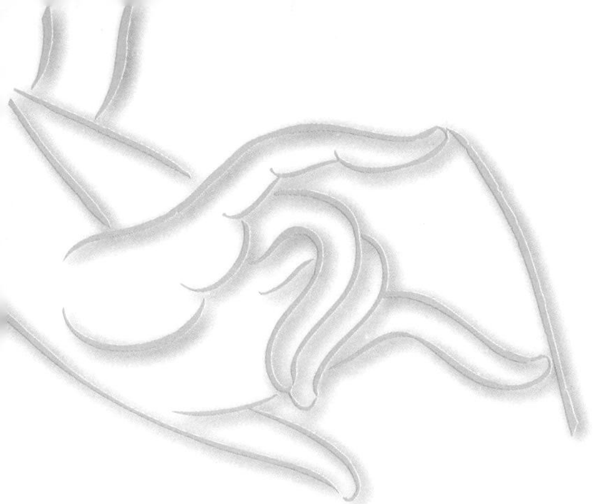

【第三章】呼吸系统疾病的疗法

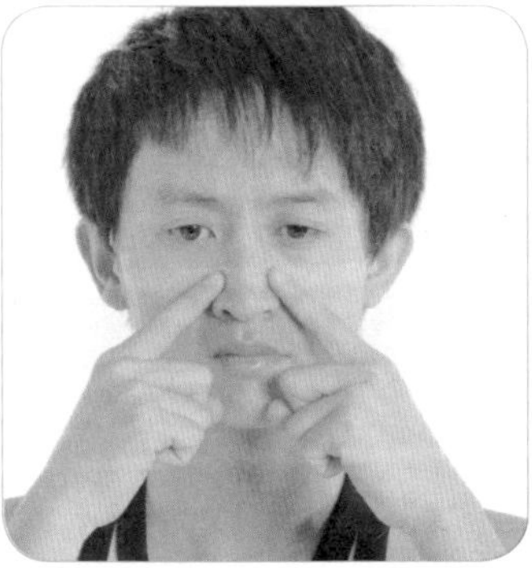

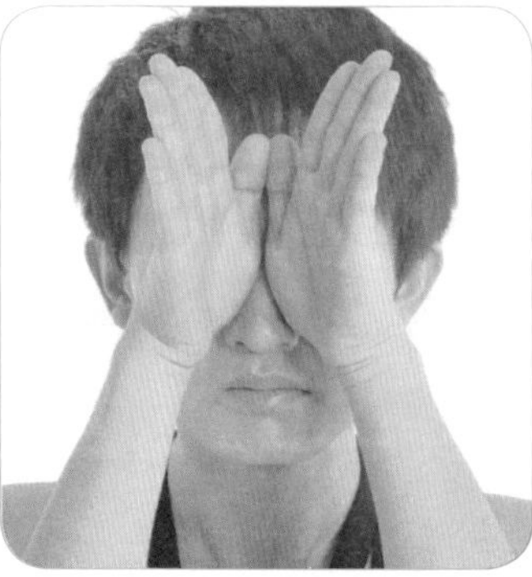

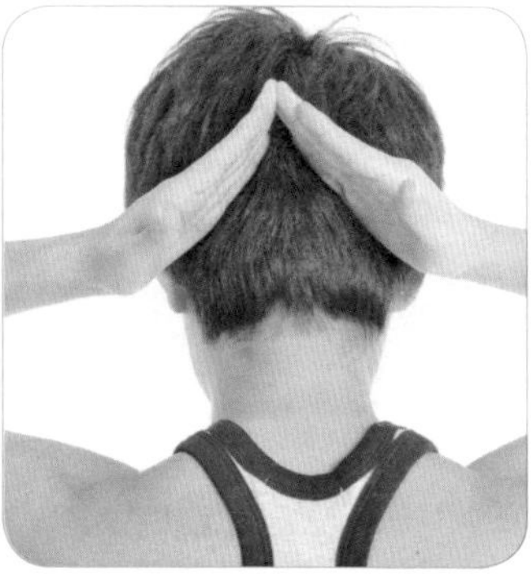

感冒

多做运动让感冒去无踪

感冒可以说是最常见的疾病了。一年到头，难免有个头疼脑热的时候。感冒虽然不是什么大病，但一旦染上，就会影响工作、学习和生活，还可能导致其他疾病的发生。感冒分为普通感冒与流行性感冒。如果广泛流行，症状较重，则称为流行性感冒。流行性感冒的传染性大，易引起暴发及大流行。

感冒的诱因一般认为是受凉引起的，其实，如果没有感冒病毒的感染，即便受凉也不会患感冒，也就是说，

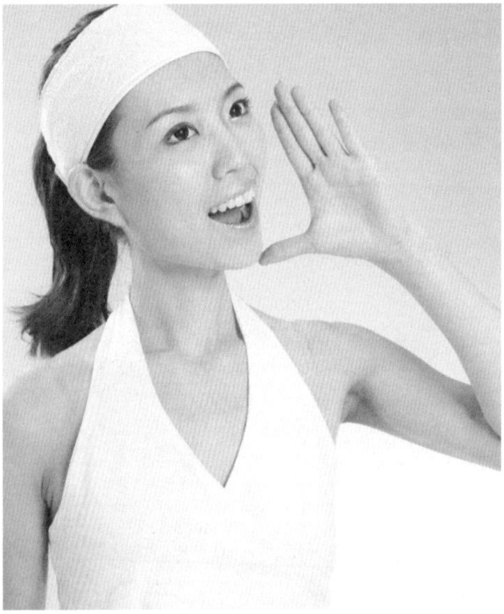

受凉本身并不能引起感冒。例如，冬泳的人并不一定都患感冒。那为什么很多人都在受凉后患感冒呢？这是因为感冒病毒在自然界散布很广，除了通过飞沫传播外，健康人的呼吸道里也带有感冒病毒。当人受凉后，机体对病毒、细菌的抵抗力有所下降，使全身免疫功能降低。上呼吸道局部受凉，引起血管收缩，发生血液循环障碍，使局部的抵抗力也进一步降低。这时存留在呼吸道中的病毒便乘虚而入，引发感冒。

因此说，受凉只不过是感冒的一个诱因。当然，可引起感冒的诱因还有很多，如营养不良、过度疲劳、年老体衰等一切引起身体抵抗力降低的因素，都可以成为感冒的诱因。但在这些因素中，受凉还是占了很大的比重。

感冒作为一种常见的多发病，至今尚无特效疗法，目前只能对症处理，让其逐渐自愈。对于那些体质弱、容易感冒的人来说，要经常参加体育锻炼，增强体质，如坚持冷水浴，可以改善血液循环，增强抵抗力，即便有病菌侵入机体，身体也会把它们统统歼灭掉。

按摩迎香合谷穴

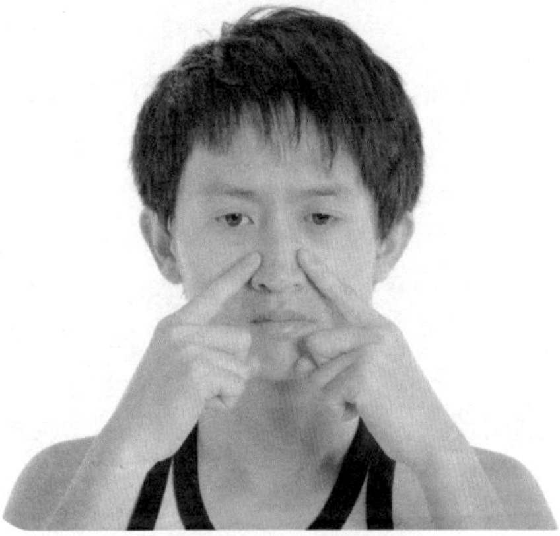

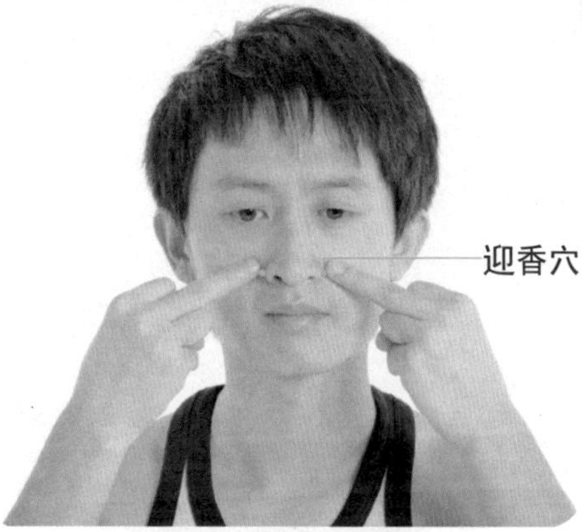

1 将两手示指放在两侧鼻翼上，由上到下摩擦36次。

2 再用双手中指同时揉擦两个鼻孔旁的迎香穴，由外向里旋转按揉18次。

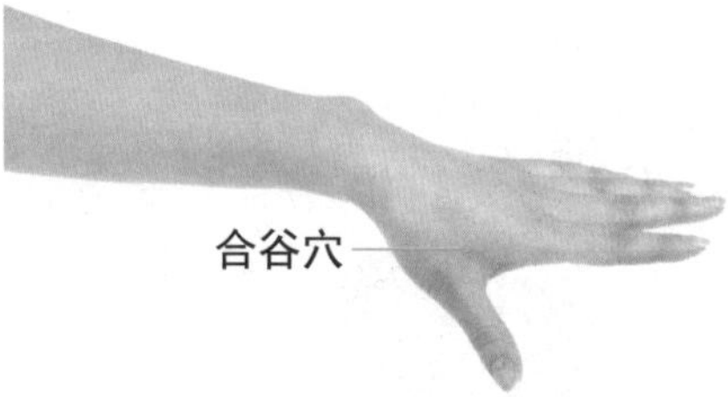

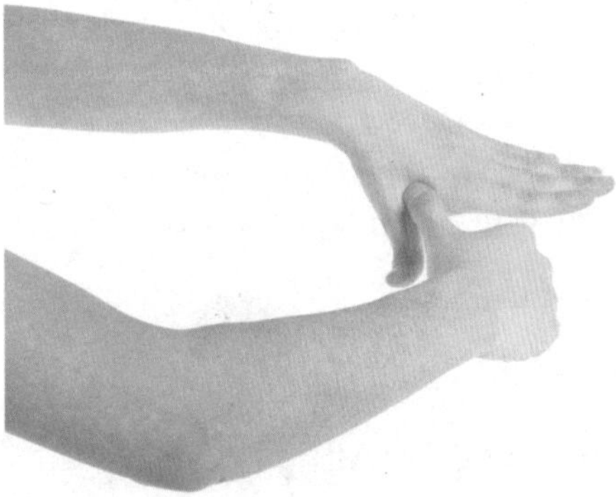

3 用一手拇指点按另一手的合谷穴，两手轮流，各18次。

温馨提示

在鼻翼上摩擦，能加快鼻部血液循环，尤其在感冒初起时有良好的治疗作用。按摩迎香穴可舒筋活血、清火散风、健鼻通窍。刺激合谷穴有祛邪解表、调气和血的作用，强刺激可使人发汗，故对感冒有一定的防治作用。

呼吸保健操

1 早晨起床后，用凉水洗脸或敷鼻(视体质而定)。用盐水漱口，以清除口腔余痰及微生物。两手掌相搓20～25次。两手拇指屈曲，用其第一指关节按摩迎香穴30～35次。

2 伸开手掌，分别用小指关节的侧面或小鱼际处推按同侧枕后风池穴30～35次。

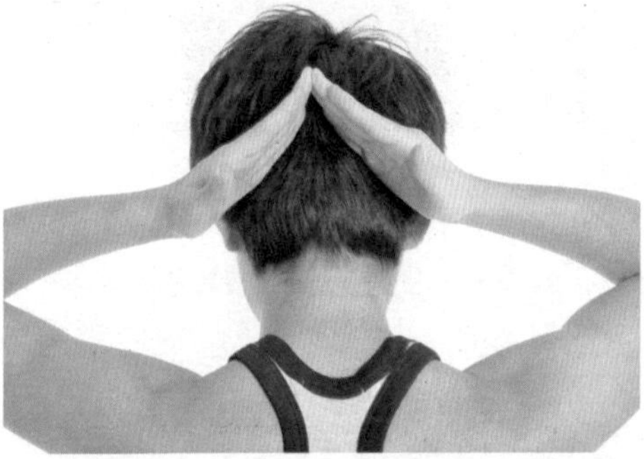

3 两手伸开，交叉轮流拍胸20～25次。然后再伸直两臂，向前向上慢慢高举过头，尽力向上伸展，同时深吸气。

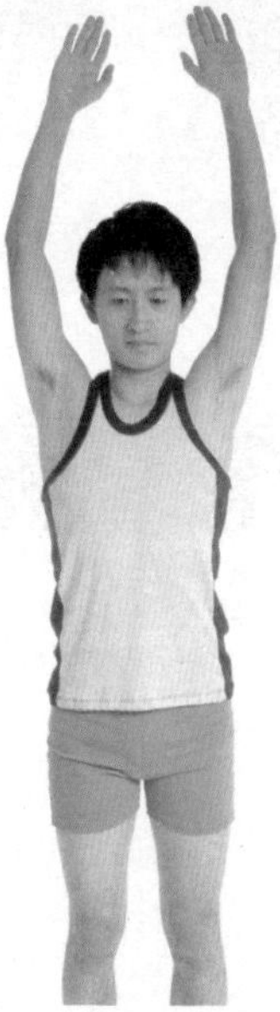

4 两臂向两侧分开平举，挺胸收腹，手臂至手指尽力向外伸展。坚持2分钟，然后再向下慢慢靠拢体侧，同时深呼气(尽量用腹式呼吸)，重复做10～15次。

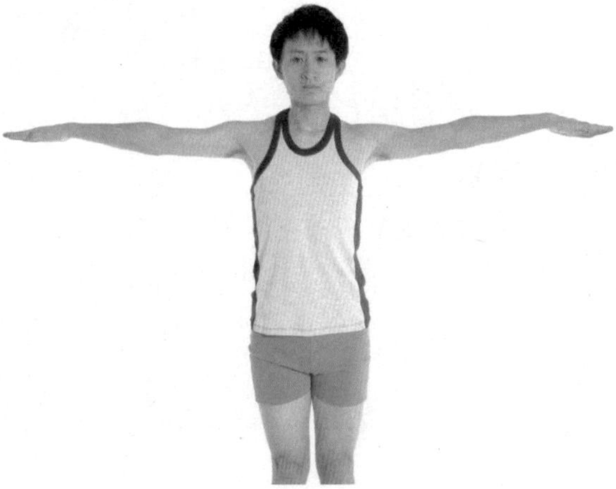

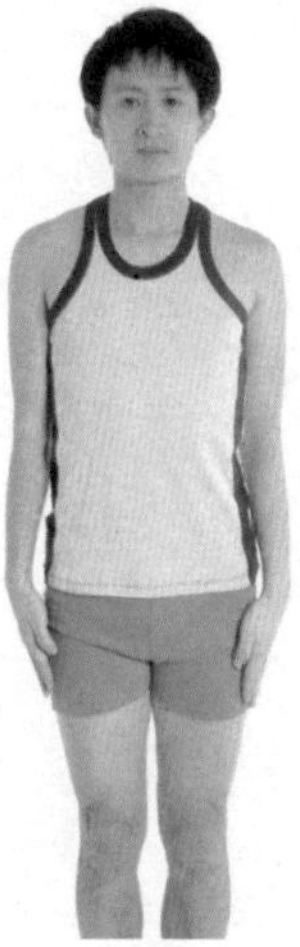

温馨提示

此呼吸保健操方法简便，对预防感冒的效果很好。

对搓大鱼际

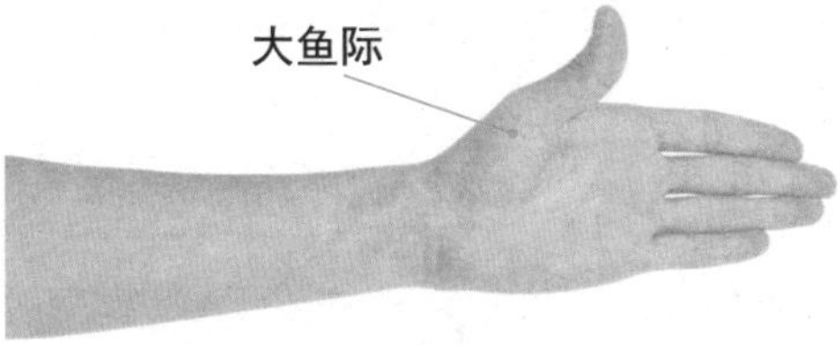

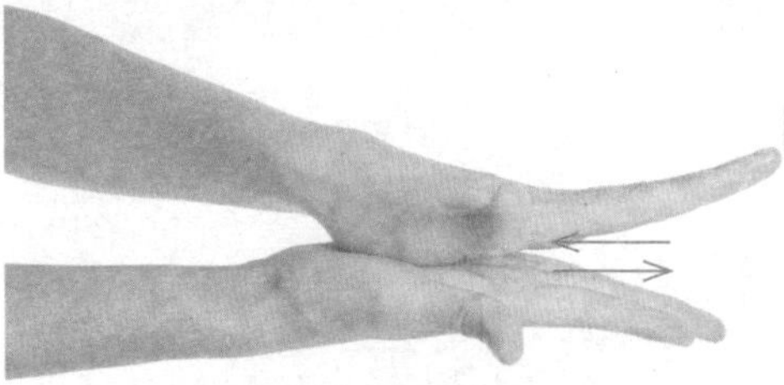

1 手拇指根部（大鱼际）肌肉丰富，伸开手掌时，明显突起，占手掌很大面积。大鱼际与呼吸器官关系密切。

2 搓法恰似用双掌搓花生米的皮一样。一只手固定，另一只手的大鱼际来回搓动，两手上下交替。

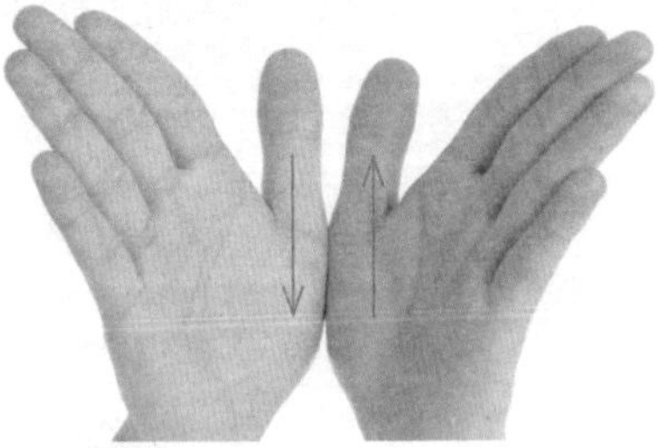

3 两个大鱼际向相反方向对搓，搓1～2分钟，整个手掌便会发热。

温馨提示

每日搓搓大鱼际，可促进血液循环，强化身体新陈代谢，对于改善易感冒的体质大有益处。

防寒操

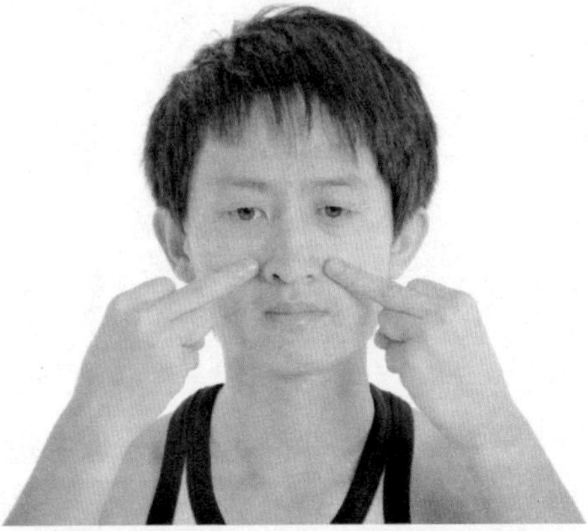

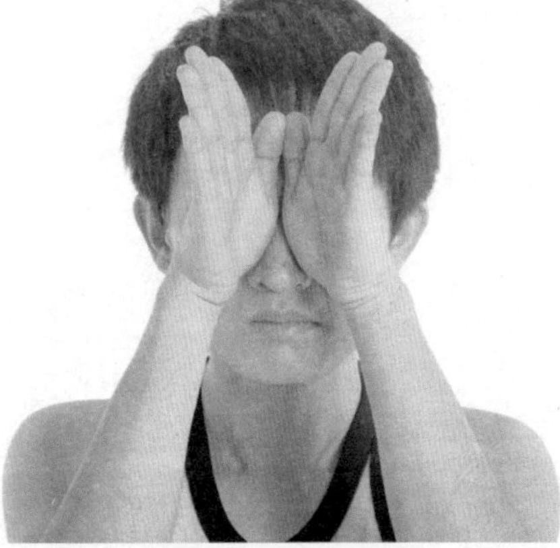

1 用双手拇指、示指、中指指端（任用一指）按摩鼻道、迎香、鼻通穴20～30次。

2 用大鱼际周围的肌肉发达区，揉搓鼻腔两侧，由迎香穴至印堂穴的感冒敏感区20～30次。

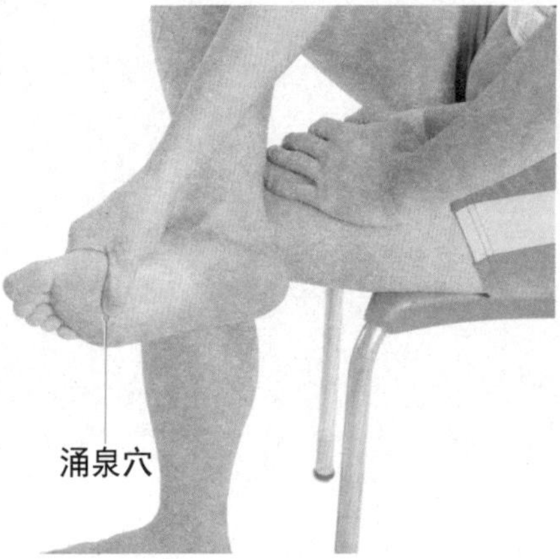

3 按摩涌泉穴和足心，直至发热，使这两个区域的经络通畅，气血运行正常。

咳嗽气喘呼吸操

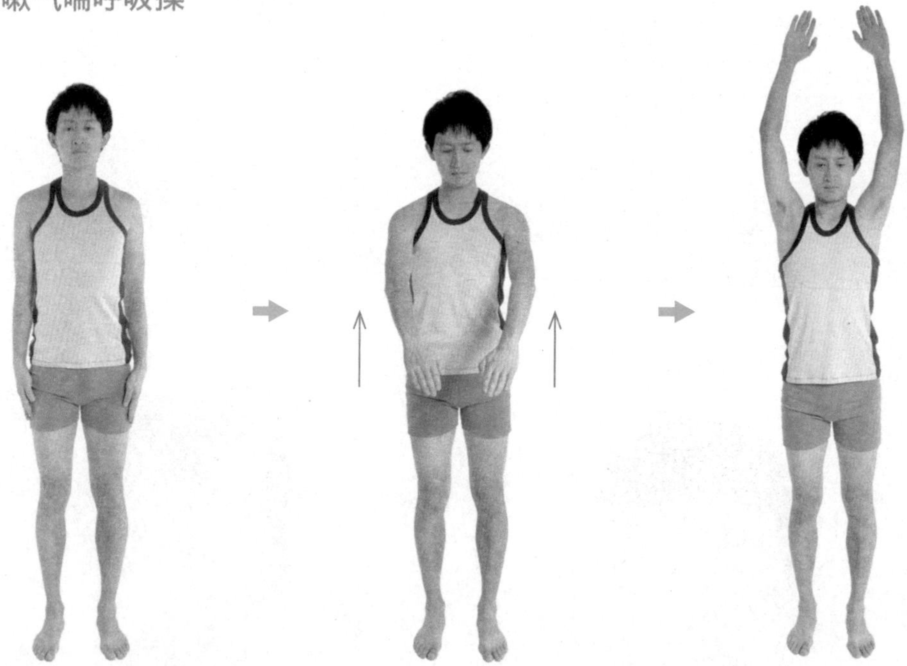

1 站立，两脚分开，与肩同宽，全身放松，两臂自然下垂，自然呼吸。两臂微屈，两手手指自然张开，经前方上举到头上方，开始上举的同时开始吸气，待上举到头上方时，完成吸气。

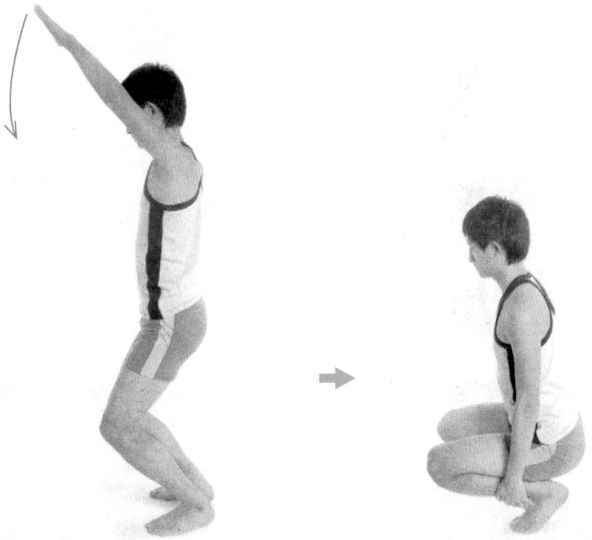

2 两腿开始慢慢下蹲，下蹲时，上身要保持正直，两臂同时由上到下，沿头、胸前方落到腿侧，成自然下垂姿势，两腿下蹲时同时开始呼气，待两臂落到腿侧时，完成呼气。注意，手臂和腿的动作协调一致。

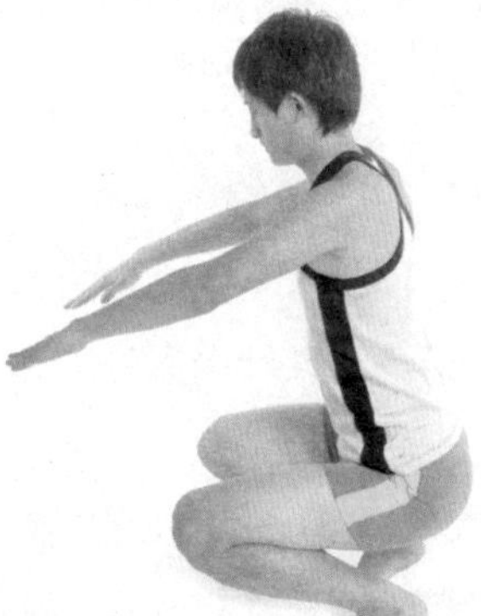

3 两腿起立，两臂也同时随着起立动作经前方举到头上方，同时吸气。这样一起一蹲为一次，可做10～20次。待上述动作熟练后，可在蹲立时加做左右转体动作。

温馨提示

这套操的特点是全身运动与呼吸相结合。一方面可强身健体，另一方面可防治眩晕、咳嗽、气喘等肺部疾病。

旋转按摩操

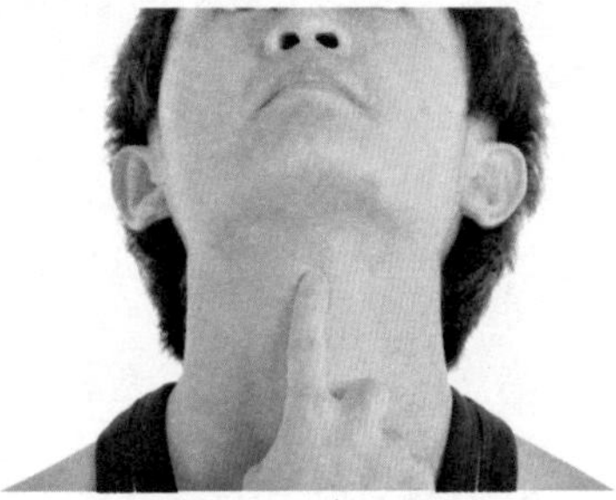

1 咳嗽时，将示指放于喉部正中，顺时针方向和逆时针方向各旋转按摩10圈，动作要轻柔缓慢，这样我们会感觉到声带舒服。

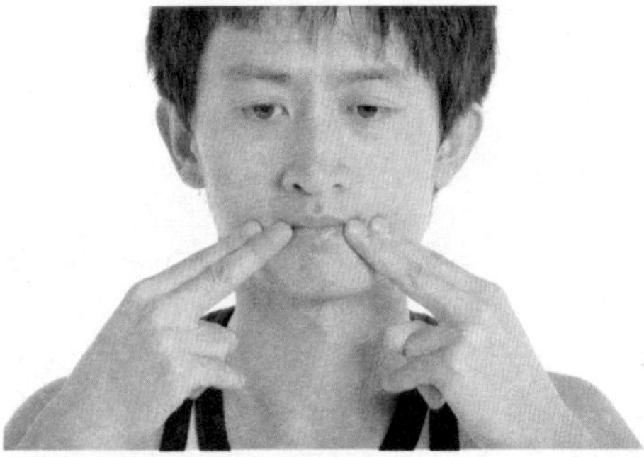

2 将示指和中指放于嘴角按摩，按顺时针和逆时针方向旋转各10圈。

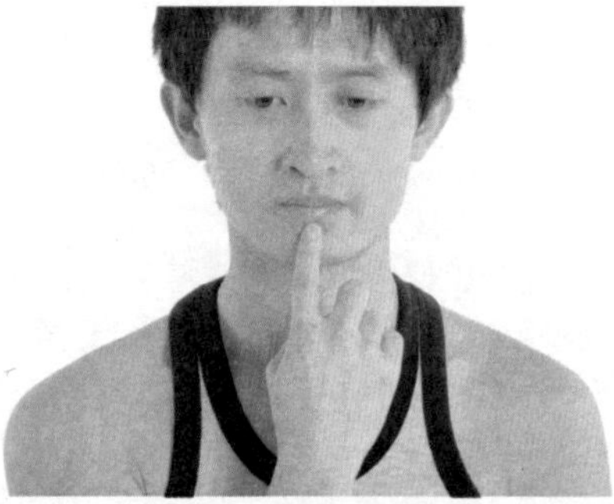

3 将示指放在下唇和下巴中间的小窝处，按顺时针和逆时针方向旋转各10圈。

摇指操

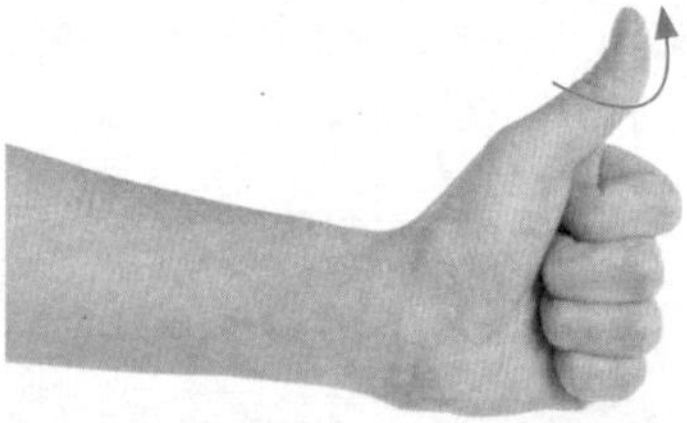

将左手拇指竖起，并尽量伸直，其余四指合拢，如握拳状。再将拇指按顺时针方向旋转，转动时尽量增大旋转幅度，连续转100～200次。再换右手做。

温馨提示

此法的作用是增强呼吸系统和消化系统功能，有助于减少咳嗽的次数。

不可忽视的日常保健

（1）食用清淡、易消化的食物，宜多饮水或菜汤、果汁等以补充体液的丢失。

（2）食醋熏蒸也可治疗感冒，即将100克食醋放在火炉上熏蒸，醋分子飘散在空气中可以杀灭室内的感冒病毒，从而有效防治感冒发生。感冒流行期间，每日最好熏蒸食醋1～2次。

咳嗽患者在日常生活中，还要多加强体育锻炼，增加呼吸系统的锻炼。在新鲜空气的场所多进行活动，如慢跑、散步等。特别是游泳、长跑等耐力性锻炼对提高肺功能具有重要作用。

过敏性鼻炎

鼻部按摩操让呼吸变得顺畅

过敏性鼻炎根据发病时间分为季节性、常年性。季节性过敏性鼻炎，发病有显著的季节性，每到春季3～4月份或者秋季9～10月份花粉播散季节便开始发病。所以季节性过敏性鼻炎，又叫做“花粉症”或者“花粉热”。常年性过敏性鼻炎，发病无明显季节性差异，每年症状持续在9个月以上，多为室内变应原（引起变态反应的抗原物质），如尘螨或其粪便所致。

过敏性鼻炎不但发病率高，而且还会并发一系列鼻周围器官的疾病，如鼻窦炎、中耳炎；嗅觉区的功能紊乱，嗅觉减退等多种疾病。下面的几种鼻部按摩操也是防治过敏性鼻炎的好方法。

摩搓面部操

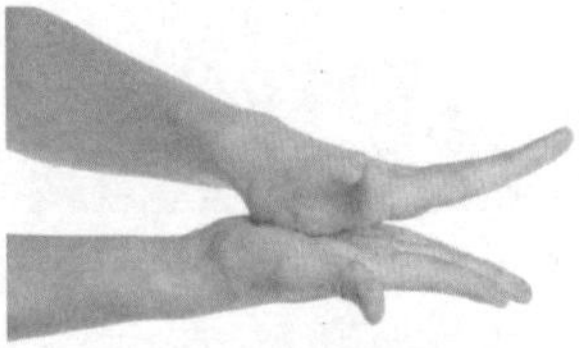

1 掌心相对，来回搓30秒至手心发热，才能在按摩时疏通穴道、促进血液循环和代谢。

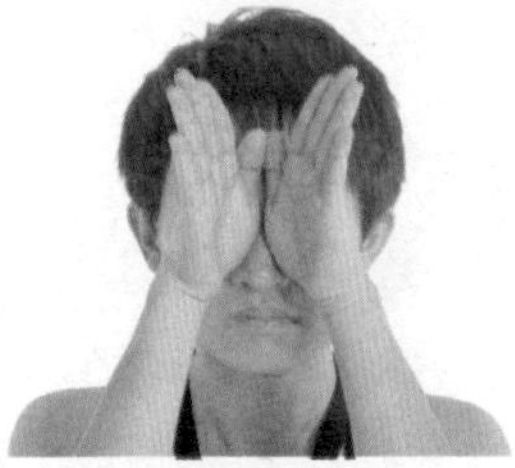

2 用两手大鱼际部位在鼻梁两侧上下摩搓1分钟，使鼻子周围温暖。

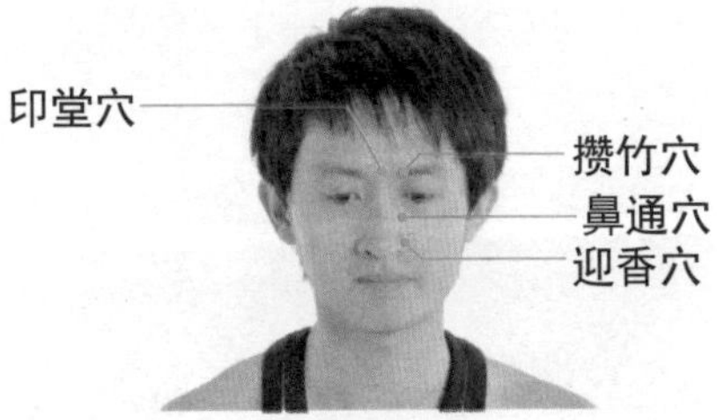

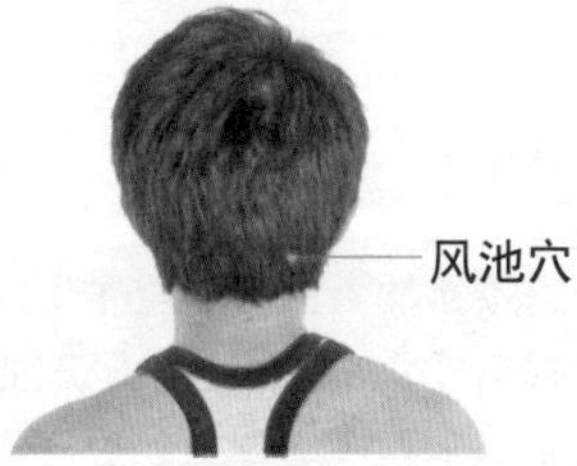

3 以双手指腹对风池、迎香、鼻通、印堂、攒竹穴及眼鼻周围进行指压按摩，按到轻微酸胀但不疼痛，每个穴位90秒。

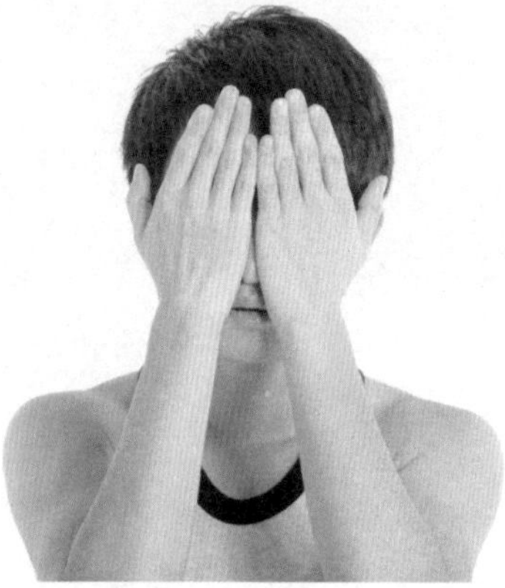

4 再以手掌互搓30秒至掌心温热，闭上眼睛，以掌心上下轻轻摩搓面部30秒。

温馨提示

此保健操可以改善脸部血液循环，放松神经，缓解过敏性鼻炎症状。

鼻塞疏通操

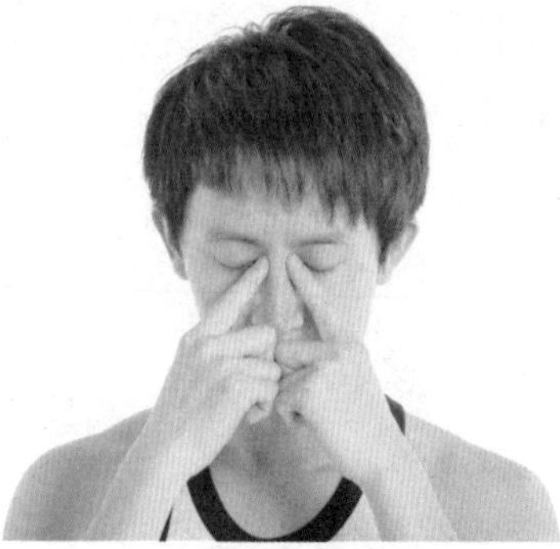

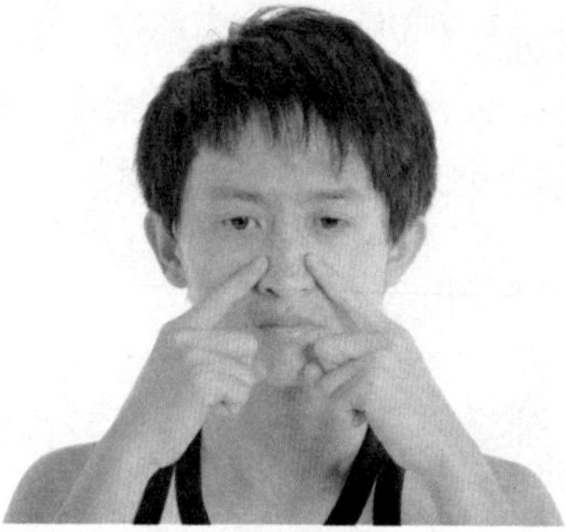

1 双手按于鼻两侧，沿鼻根至迎香穴，来回摩搓至鼻子发热。对百会、晴明两穴位进行指压。按压力道应以按压处有轻微酸胀感，却不至于疼痛为主，每一个穴位约按压90秒。

2 以左手示指按右手合谷穴、右手拇指按左手合谷穴的方式，或者双手拇指分别按压两臂曲池穴各按2分钟。然后再将两手的合谷穴摩擦生热，可起到疏通经络、缓解症状的作用。

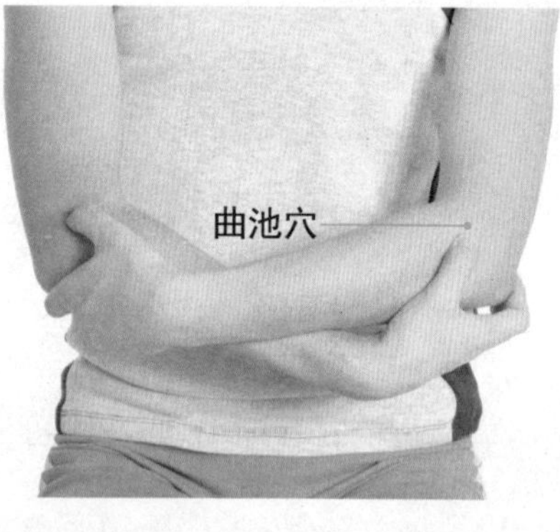

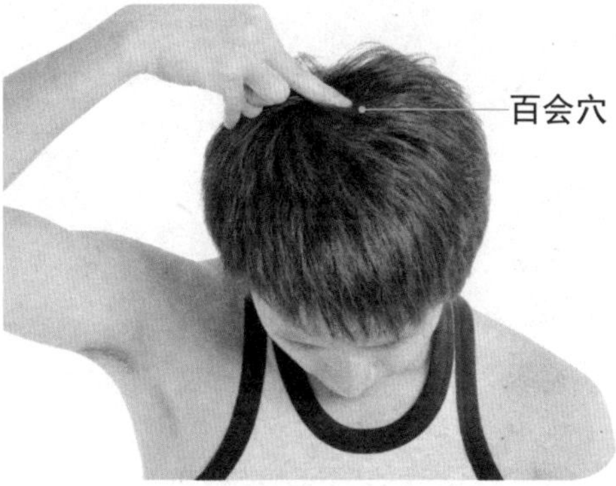

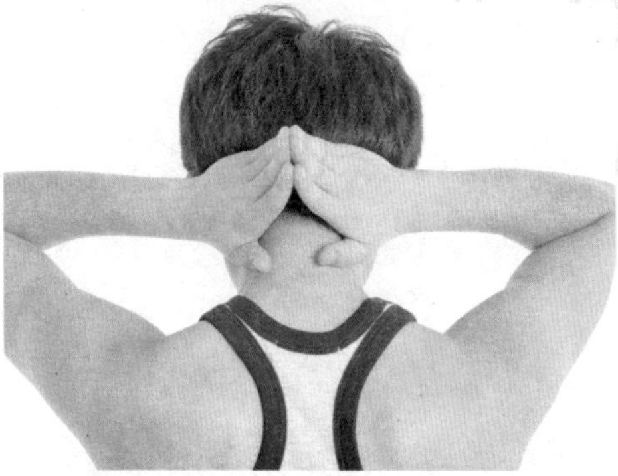

3 用手指按压百会、印堂两穴各约30秒。

4 用两手掌心摩搓风池穴约30秒。

温馨提示

上述穴位按摩主要针对鼻塞问题。通过穴位按摩，可以疏通头部、面部和颈部的经络，促进气血通畅，达到疏通鼻的问题。

不可忽视的日常保健

（1）远离过敏源。如在花粉或者灰尘较多的季节，关闭汽车或者房间的窗户，外出时应戴上口罩；排除过敏源，包括宠物、毛毯、烟，甚至可疑的花草或家具；卧室内使用无致敏作用的床单及被褥，如使用密闭良好的床垫、枕头及柔韧性较好的床单和枕巾等，并每周用热水清洗床单枕巾，并注意不要在户外晒被和床单，因为霉菌和花粉可以粘到被子上；收拾好自己的小物件，控制室内霉菌和霉变的发生；彻底杀灭蟑螂等害虫。

（2）加强体育锻炼。如步行、慢跑、游泳、打太极拳、练五禽戏、练八段锦、打乒乓球、舞剑等，以增强体质，提高机体的抗病能力。常做鼻部按摩，如长期用冷水洗脸者更佳。

（3）饮食要合理。平时应避免或减少进食冰凉食品，或较寒性食物，如冰品、可乐、苦瓜、大白菜、芥菜、西瓜、哈密瓜等。饮食宜清淡，少食甜腻之品。

（4）发作期间，要注意保暖。过敏性鼻炎患者经常自觉背部怕寒，保暖可防止发病。天冷时口罩、帽子、围巾、毛背心、手套、袜子是最好的防寒装备；夏天少吹冷气，电扇不要直接吹，早晨起床前先穿好衣服。

（5）注意用鼻卫生。鼻塞时不可强行擤鼻，以免引起鼻腔毛细血管破裂而发生鼻出血，亦可防止带菌黏液逆入鼻咽部并发中耳炎。

慢性支气管炎

学会呼吸操，搞定讨厌的“慢支”

慢性支气管炎是一种常见病，人群患病率4%，多发于中老年人，50岁以人群患病率可高达13%。主要症状为咳嗽、咳痰、喘息或气短，尤以清晨或夜间为重，痰量增多。当并发肺气肿时，除有咳、痰、喘等症状外，逐渐出现呼吸困难。起初仅在劳作时气促，随着病情发展，静息时也会感到气短。

慢性支气管炎常起病于感冒、急性支气管炎后，患者往往在受凉、淋雨、涉水之后发生咳嗽，疾病常迁延不愈，反复发作，或继发于其他疾病。慢性支气管炎主要病因有细菌感染、刺激性烟雾、粉尘、大气污染、寒冷刺激、花粉过敏等，尤其是长期吸烟者，发病率较不吸烟者高2～8倍，吸烟时间越长、量越大，患病率越高。

腹式呼吸操

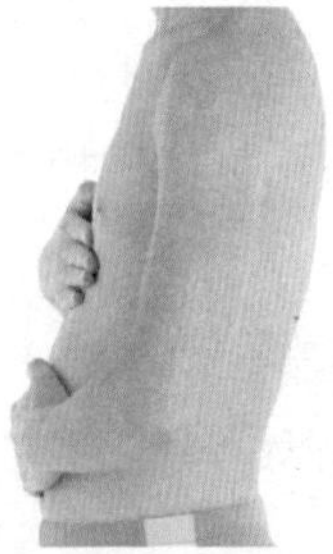

1 站立，一手放于胸前，一手放于腹部。吸气时，腹肌放松，腹部向外隆起，使膈肌下沉，扩大胸腔容积。

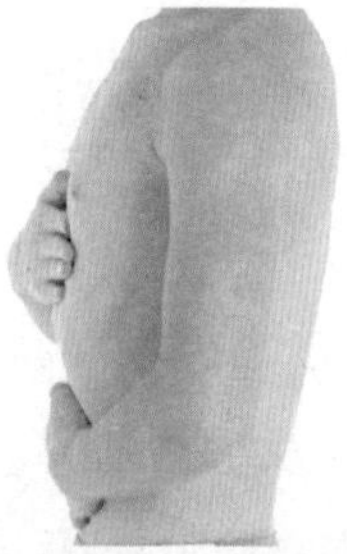

2 呼气时，腹肌收缩，腹部向内凹陷，使膈肌上抬，挤压肺脏，排出肺里空气。上述方法每天锻炼2～3次，每次10～20分钟。

温馨提示

腹式呼吸能保持呼吸道通畅，增加肺活量，减少慢性支气管炎的发作次数，预防肺气肿、肺源性心脏病的发生。并能在精神上解除病人的紧张或烦躁情绪，具有生理和心理的双重治疗作用。

缩唇呼吸操

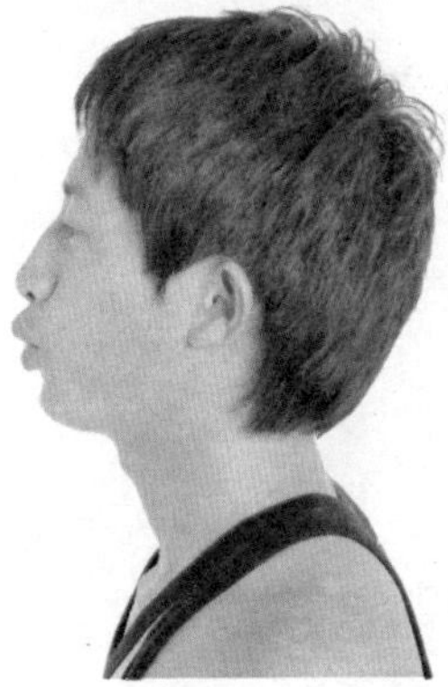

用鼻吸气，空气经鼻腔的吸附、过滤、湿润、加温后，可以减少对气管的刺激。将嘴唇收缩成吹口哨状，用力呼气，使气体通过缩窄口形徐徐呼出。做6～10次。

温馨提示

支气管壁受到慢性炎症的侵袭腐蚀，抵抗压力的能力降低，再加上病人往往呼气深长而用力，胸膜腔内压较高，从而使支气管壁过早塌陷闭塞。而常做缩唇呼吸法，可使支气管腔内压增高5厘米水柱左右，从而延缓支气管壁的闭塞。

缩唇呼吸操

1 站立，全身放松，用鼻吸气，用口呼气。呼气深长，直至把气呼尽，然后自然吸气。呼与吸时间之比为2：1或3：1，以不头昏为度。为了增加通气量，宜取慢而深的呼吸方法，一般以每分钟16次左右为宜。

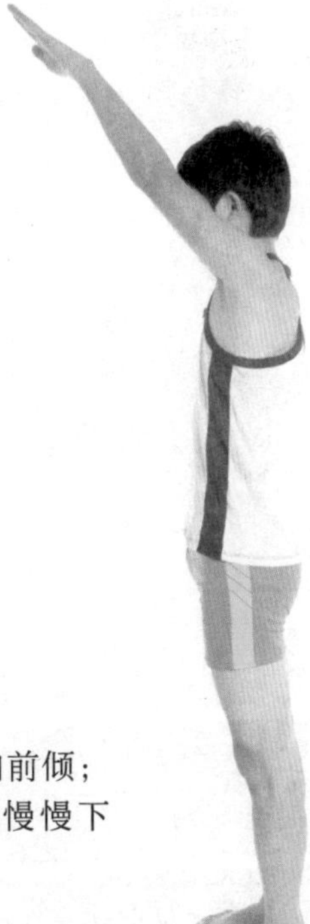

2 双臂放于身体两侧，身体稍向前倾；两臂慢慢上举，吸气；两臂慢慢下沉，呼气。练习10～20次。

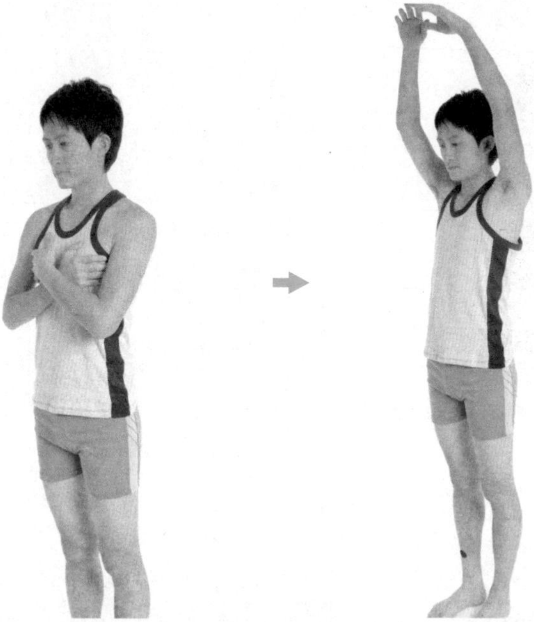

3 两臂胸前交叉，缩胸部，身体向前倾，两臂慢慢上举，扩张胸部，吸气；两臂慢慢回收于胸前，呼气。练习10～20次。

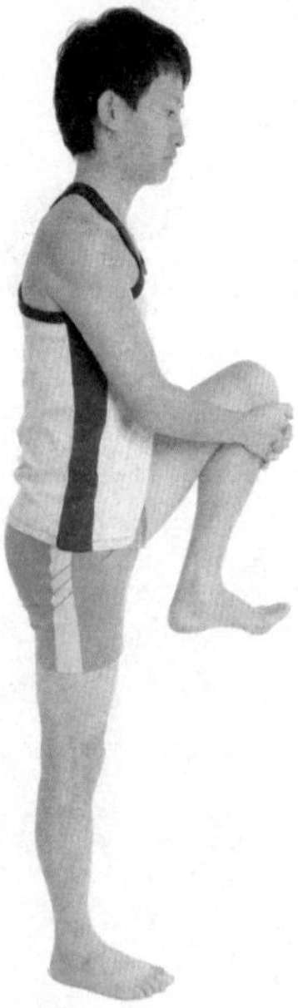

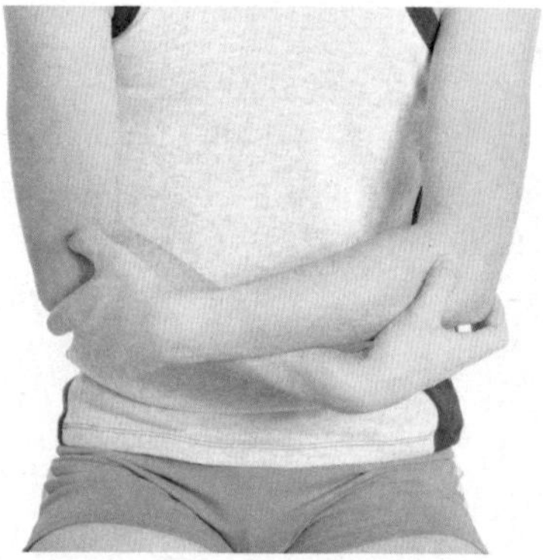

4 一腿弯曲向腹部靠拢，用双手抱住小腿前面，以膝压腹时呼气，还原时吸气，换另一腿重复。练习10～20次。

5 双手叉腰，拇指朝后，其余四指压住上腹部，身体向前倾，两臂慢慢上举，吸气，两臂还原时呼气。练习10～20次。

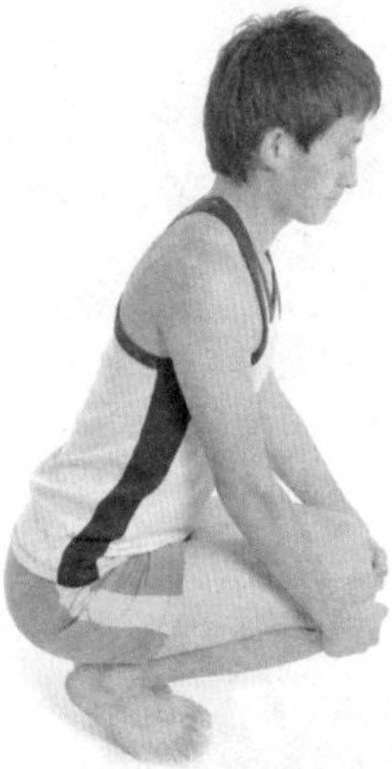

6 两足并拢，身体前倾下蹲，双手抱膝呼气，还原时吸气。练习10～20次。

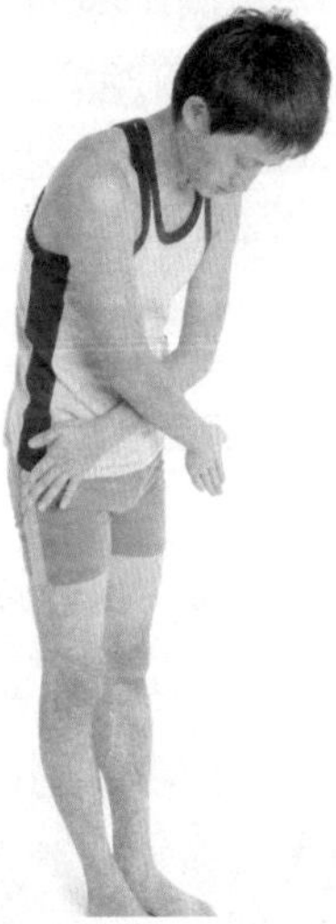

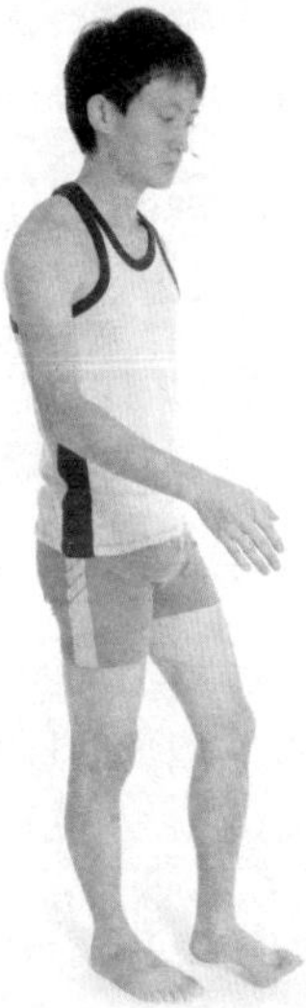

7 两臂腹前交叉，向前屈腰时呼气，上身还原两臂向双侧分开时吸气。练习10～20次。

8 每组运动中间可穿插自然呼吸30秒，全部结束后原地踏步数分钟，前后摆动双手、踢腿，放松四肢关节。

温馨提示

助力呼吸是借助于手或躯体的活动，有针对性地使胸廓或肺的某一部分扩张和收缩，以增加肺活动的幅度。

不可忽视的日常保健

（1）饮食调养要合理。

（2）保持良好的环境卫生。

（3）注意保暖，劳逸结合。

（4）进行耐寒训练。

肺结核

“动静疗法”让肺结核无处藏身

结核病是由结核杆菌入侵人体引起的感染，是青年人群易感冒发的一种慢性和缓发性的传染病。一年四季都可以发病。其中80％发生在肺部，称之为肺结核。肺结核主要经呼吸道传播，传染源是正在排菌的肺结核患者。肺结核的典型表现是咳嗽，痰中带血丝、低热、疲倦、乏力、盗汗、精神不佳、食欲减退、消瘦、胸部隐痛等，女性可见月经不调。

肺结核病人可以在生活中运用“动静疗法”，这是根据肺结核病人的具体情况，安排适当的活动与休息的一种积极的治疗方法。

其实，除了急性活动期病人需要安静外，病变已趋向静止与好转者，或者病变本来很轻，则应让患者进行适当的活动，比如可以选择气功、保健功、太极拳等，以防止病势再度恶化，使病人通过锻炼逐渐的恢复健康与劳动能力。

对于处于进行期或急性期的各型肺结核患者，以及有咯血症状或合并有活动性淋巴结核、肠结核、肾结核、腹膜结核的患者都不宜进行体育锻炼，应卧床休息。

白猿献果健肺操

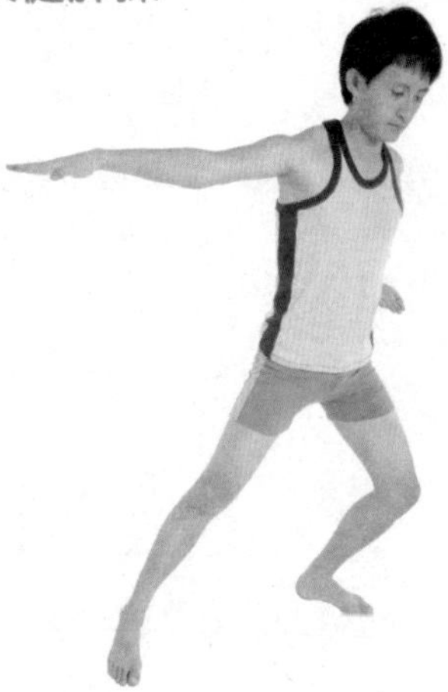

1 两腿侧分，宽于肩，左腿屈膝，右腿伸直呈侧弓步。左掌位于体侧，掌心向上，右臂伸直位于右腿外侧，上体微向前倾，重心偏向左腿。

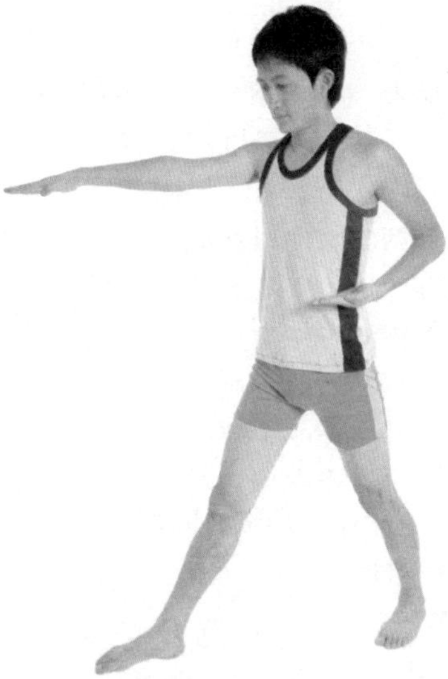

2 右脚尖右转，向右侧撇出，上体随之向右转身，左脚随即向右侧作弧形摆向右脚，动作要保持宽圆、轻快。

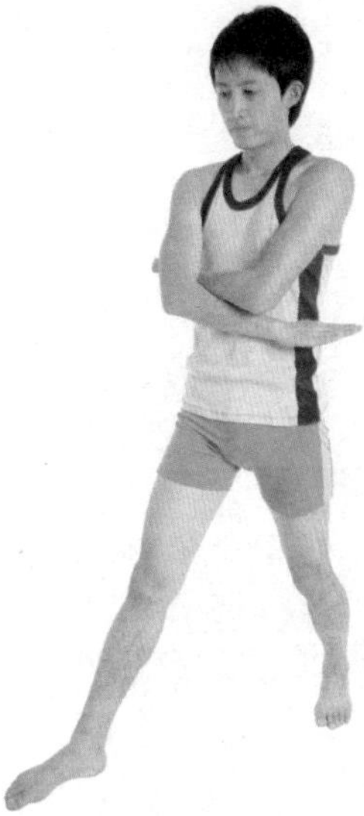

3 左手掌经右腋下向右方穿进，右臂屈肘，右掌位于左肋旁，两臂交叉于胸前。

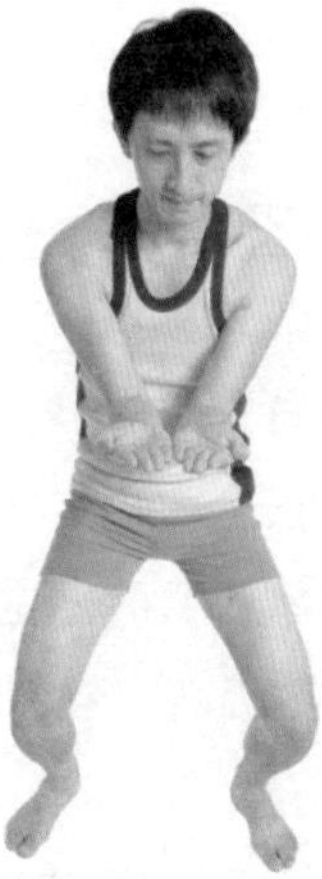

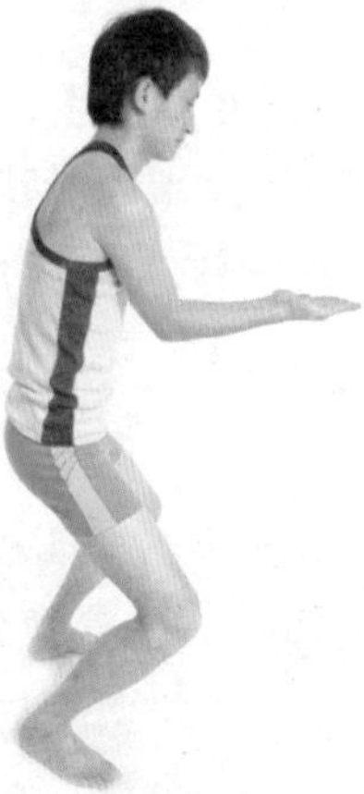

4 上体向左侧转身，左脚随同前移半步，两腿屈膝半蹲，重心偏向右脚，同时随着上体向左转动时，左手掌随向左旋，右手掌也同时向右侧旋动，两前臂缓缓向两侧移开，使两臂相靠，两手腕相对，两掌心均翻转向上，与胸部齐高，好似“白猿献果”，双眼注视左掌指尖。上述动作每次重复活动20～30分钟。

温馨提示

肺结核病人经过初期治疗后，如果病情稳定，适合进行运动疗法，若运动过程中无不良生理反应，便可选练以上疗法。

意念呼吸操

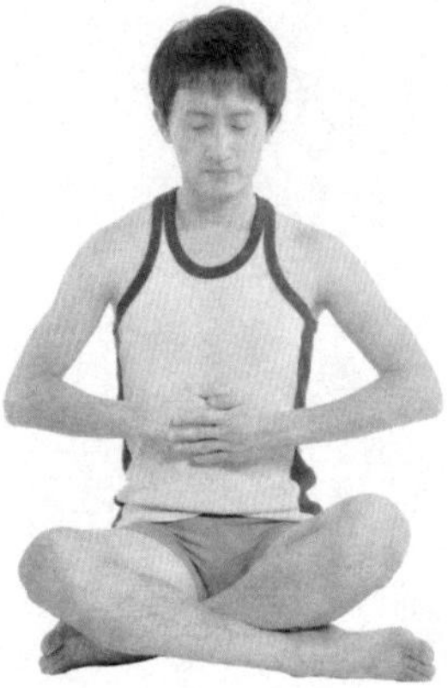

两腿交叉坐于地上，两脚位于大腿下的中部，两手重叠（左上右下）置于腹前。头颈部保持正直，口眼微闭，舌抵上颚，肩、胸、腹部自然放松。精神高度集中，排除一切杂念。用意念逐步把呼吸运动调理得深、柔、缓、匀，意气相随。默想身体丹田穴和涌泉穴。将气缓缓引至丹田，稍停。腹部随即隆凸、吸气，然后将气缓缓呼出，用意念使腹肌松缩，腹部缓向内凹。练习8～10次，间歇1分钟左右，再重复一遍。

温馨提示

肺结核病人病情好转临近1个半月，体温基本正常，体疗后有轻度气喘，可以选用此法。练功前，应先排出二便，服饰宽松舒适，松解腰带和衣领；练功时，应坚持意守身体意念部位；练功后，缓缓睁开两眼，两手搓热轻擦面颊，随后缓慢起身，放松缓步行走。

不可忽视的日常保健

①饮食建议。由于肺结核患者脾胃虚弱，消化吸收能力低下，故饮食的选择宜清淡而有营养。除了主食之外，肺结核患者可常吃的有鸡蛋、牛肉、羊肉、猪肉、鸡肉、鱼肉、土豆、菠菜、豆类以及豆类制品如豆芽、豆腐、豆浆等。此外，还有海菜、蘑菇等食物。选择肉类，以嫩而新鲜为宜；餐后要多吃水果。对于肺结核患者来说，要注意很多忌口的问题，如忌食刺激性食物；忌食诱发哮喘的食物如鱼虾等；忌食肥腻、生湿食物如肥肉等；忌食产气食物如韭菜、地瓜等。肺结核患者还应忌浓茶和浓咖啡，戒烟禁酒。

②生活规律。肺结核患者生活要有规律，睡眠充足，合理安排生活、工作、学习，不过劳。要密切注意气候的变化，随着气候改变及时增、减衣裤以防感冒、咳嗽。

③定期复查。为了及时掌握病情的变化，肺结核患者一定要定期进行复查。有些病人在服药1～2月后，因症状好转就不遵照医嘱服药，往往造成治疗不彻底，致使疾病复发。因此，定期复查，以防结核病复发，是十分必要的。

打 鼾

运动中止你的鼾声

有的人睡觉时常常打鼾，自己并不在意，认为没多大事，还有人把打鼾看成是睡得香的表现。其实打鼾不但影响他人休息，对自己的健康也是有害的。

打鼾是一种大众性疾病，近年来发病人数越来越多，发病年龄越来越小，十几岁的青少年患有打鼾病症的人数显现增多趋势。全世界大约有19.5亿人饱受打鼾折磨；其中，又有3%～4%的人会因此而闭气，甚至停止呼吸。如果打鼾比较轻且均匀不伴有呼吸暂停，或偶尔在饮酒或感冒后打鼾，一般对人体无明显不良影响。若鼾声响而不规则，且伴有呼吸暂停，不但会影响他人休息，而且还妨碍自己正常呼吸的气体交换，对人体产生有害影响。

低头工作体位是导致打鼾的原因之一，如果每次低头持续时间30～60分钟以上，每天低头体位的积累时间2～3小时以上，连续一个月时间后则极有可能出现打鼾病症，低头体位情况越严重，出现打鼾的概率越高，打鼾病症也越严重。另外，缺少全身性运动锻炼和局部的预防性运动锻炼以及肥胖、遗传因素、长期饮酒及吸烟，也是导致病人打鼾的重要原因。

一旦形成打鼾病状，很难自然恢复。除了医学上的治疗外，运用运动锻炼的方法如慢跑、太极拳、太极剑等，也可以中止或最大限度地减轻打鼾症状。

鼓腮运动

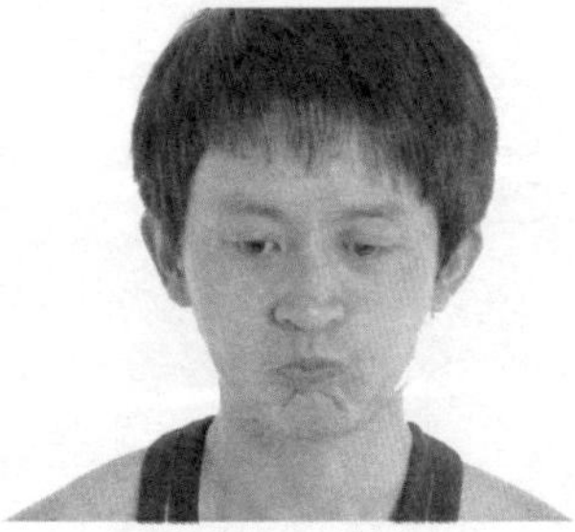

取坐位或站位，身体直立，头与身体呈一条直线。闭紧嘴巴，腮外侧膨胀，同时舌尖向后上方卷起，持续5～10秒钟。

温馨提示

此操有助于减轻打鼾症状。做此运动时要缓慢，呼吸呈自然状态。每天1～2次，每次5～10遍，晨起和睡觉前进行锻炼效果最佳，其他时间也可以。

头部后仰操

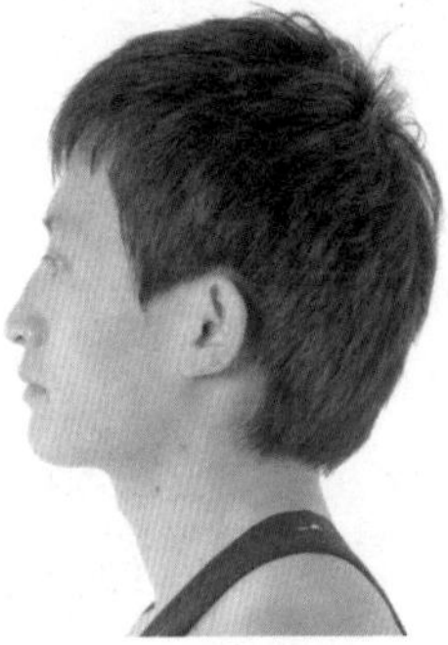

1 取坐位或站位，身体直立，头与身体呈一条直线。

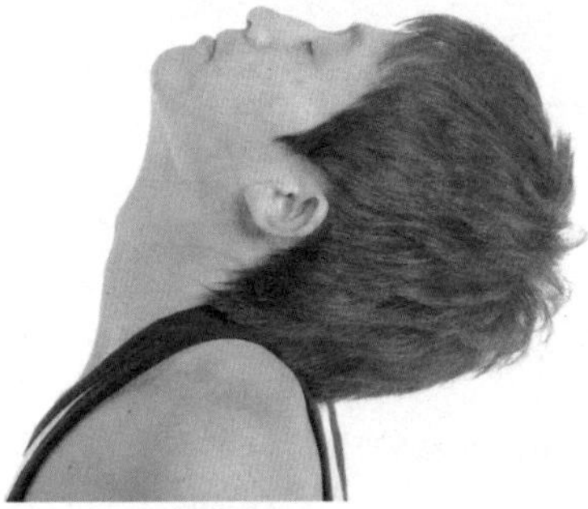

2 将头部尽量后仰到最大限度，然后移动回到原位。头后仰时，配合吸气。头恢复原位时，配合呼气。

温馨提示

此操有助于减轻打鼾症状。整个组合动作要缓慢进行，头部动作要到位，呼吸深度要达到最大。每天1～2次，每次10遍，最好在晨起和睡前进行锻炼。

颈部点压操

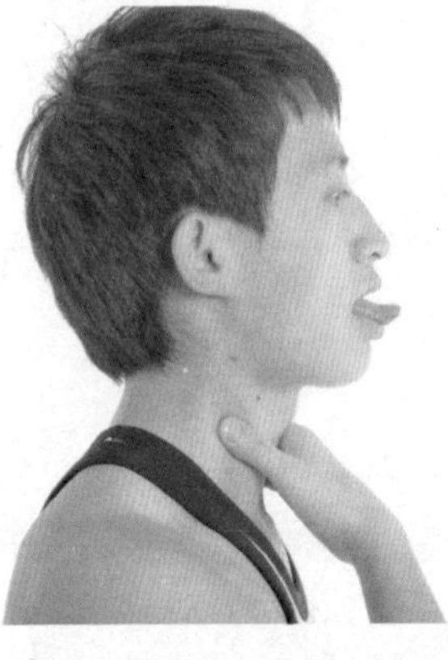

1 取坐位或站位，身体直立，头与身体呈一条直线。用拇指尖和示指尖按压前颈部两侧，在压迫时舌尖尽力伸出口外，持续5秒。

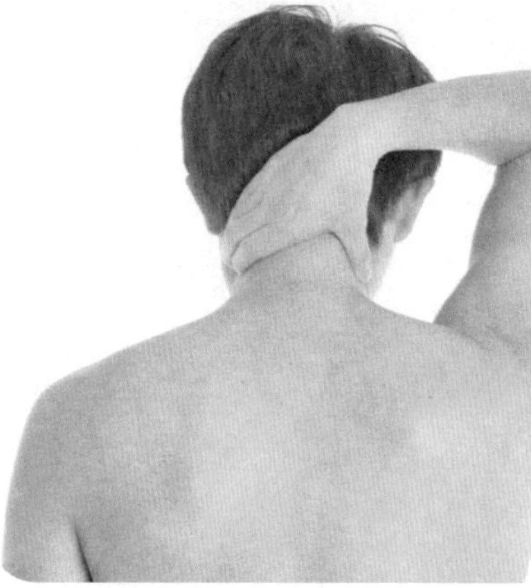

2 用拇指、示指指腹按压或按揉后颈部颈椎两侧。

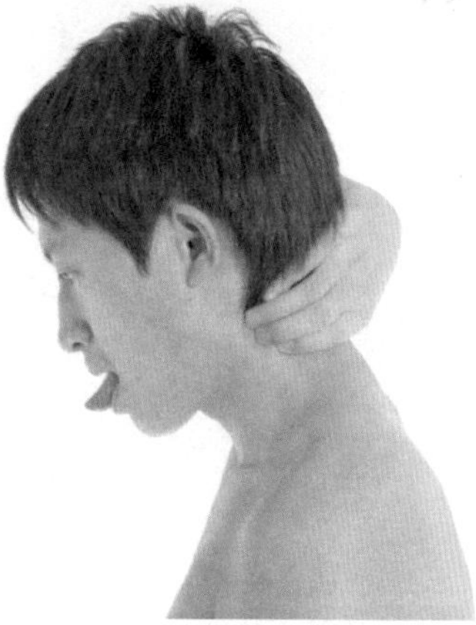

3 用拇指、示指按压后颈部两侧风池穴。

温馨提示

此操有助于减轻打鼾症状。每天1～2次，每次5～10遍，运动锻炼的时机不限，可以随时随地进行。

不可忽视的日常保健

①注意睡姿和睡具。改变习惯的仰卧位睡眠姿势，采取侧卧位睡眠姿势，尤以右侧卧位为宜，避免在睡眠时舌、软腭、悬雍垂松弛后坠，加重上呼吸道堵塞。可以在睡衣的背部缝制一小口袋，内装少量硬物，使仰卧时感到不舒服，以防止仰卧。枕头的高度要适中，不要太高，否则咽喉与气管形成的角度不利于通气。

②改变睡前不良习惯。睡前尽量不要饮酒，不要喝浓茶、咖啡，也不要服用镇静、安眠药物，因为酒精、镇静剂、安眠药以及抗过敏药物都会使呼吸变得浅而慢，并使肌肉比平时更加松弛，导致咽部软组织更容易堵塞气道。打鼾者如有吸烟的习惯则需立即戒烟。因为只有保持鼻咽部的通畅，才能减轻鼾声，而吸烟对鼻腔黏膜的刺激只会让已经堵塞的鼻腔和呼吸道变得更加糟糕。

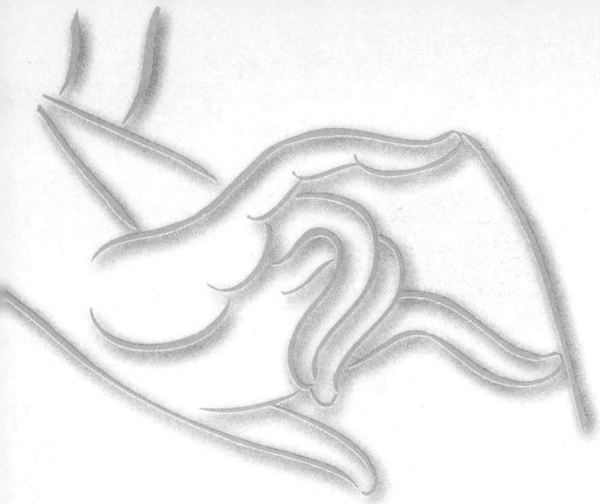

第四章 循环系统疾病的疗法

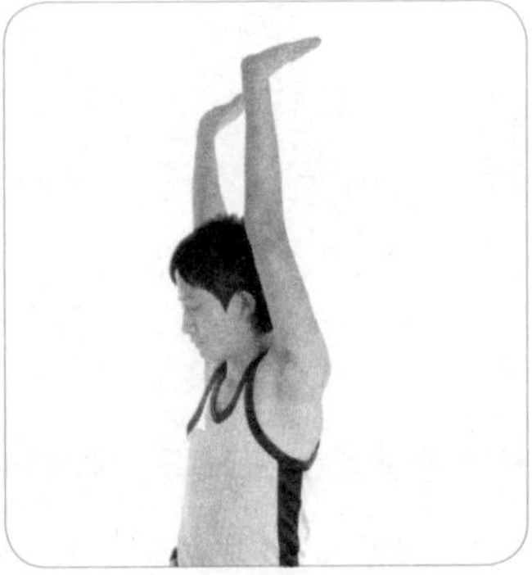
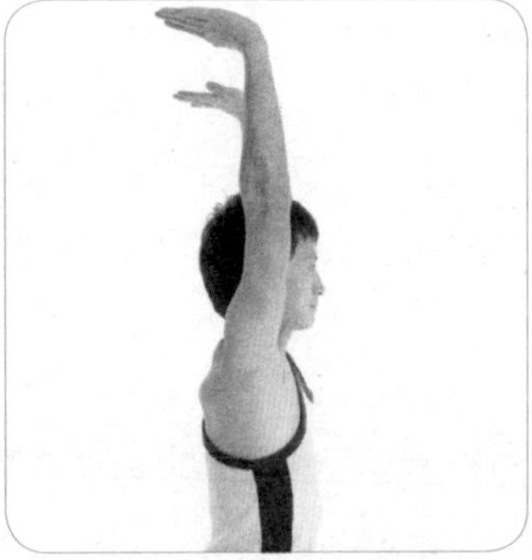
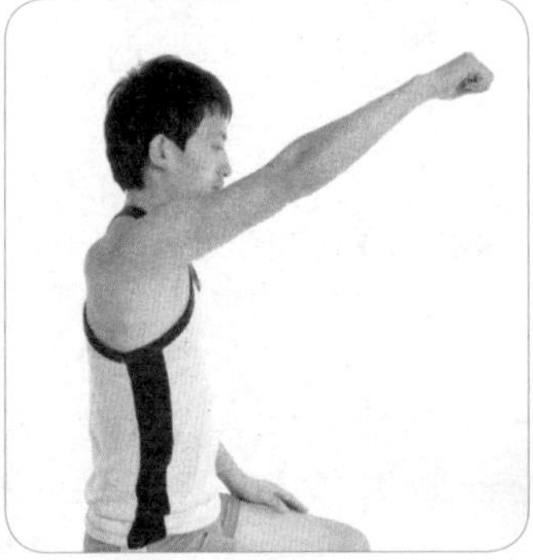

冠心病

床上运动可防治冠心病

在日常生活或工作中，你是否出现过以下症状：

（1）体力活动时出现胸闷、心悸、气短，休息时自行缓解；

（2）劳累或精神紧张时出现胸骨后或心前区闷痛，或紧缩样疼痛，并向左肩、左上臂放射，持续3～5分钟，休息后自行缓解；饱餐、寒冷或看惊险影片时出现胸痛、心悸；

（3）反复出现脉律不齐、不明原因心跳过速或过缓，听到周围的锣鼓声或其他噪声便引起心慌、胸闷；

（4）夜晚睡眠枕头低时，感到胸闷憋气，需要高枕卧位方感舒适；

（5）熟睡或白天平卧时突然胸痛、心悸、呼吸困难，需立即坐起或站立方能缓解；

（6）性生活或用力排便时出现心慌、胸闷、气急或胸痛不适；

（7）出现与运动有关的头痛、牙痛、肩痛等。

如果你经常出现以上各种症状，就应该引起注意了，这可能是你患上冠心病的预兆。

冠心病的常见表现形式有心绞痛、心肌梗死、心律失常等,它的发病率会随年龄的增长而增高，程度也随年龄的增长而加重。从40岁开始，每增加10岁，患病率将会增加1倍。如果冠心病早期发现并及时治疗会使病变减轻，否则病变发展会产生心绞痛或心肌梗死。个别病人可能会突然出现严重心律失常、心力衰竭等。

运动锻炼曾长期被认为是心血管内科的“禁区”，心脏内科专家主张病人延长休息。但如今，很多专家认为，运动不但可预防缺血性心脏病，而且是心肌梗死、先天性心脏病和充血性心力衰竭的主要治疗措施之一。适合冠心病患者的运动有步行及慢跑、骑自行车、游泳、体操、太极拳、气功等。

椅上运动操

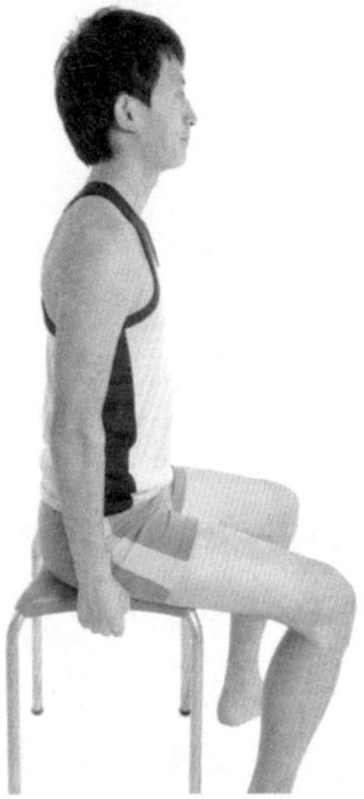

1 端坐椅上，目视前方，两脚分开，略宽于肩，双手握拳放于身体两侧。

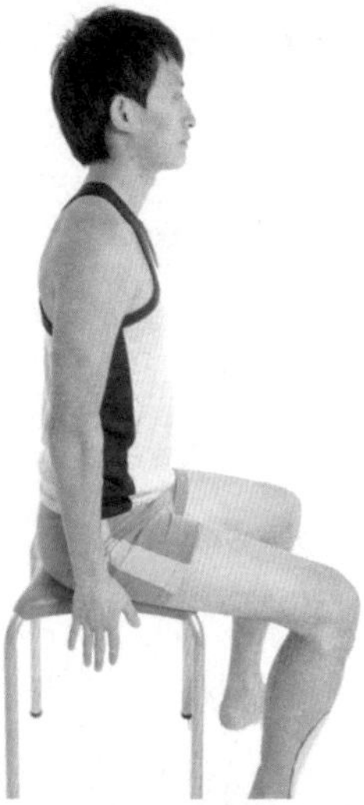

2 双手由握拳状突然快速伸开，反复练习3～5次，然后伸掌于身体两侧。

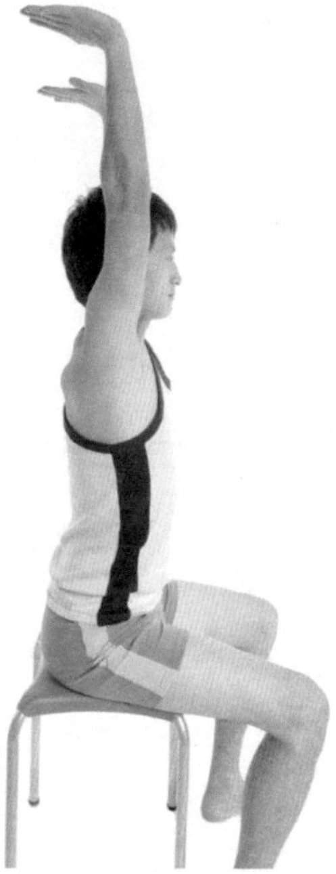

3 双手慢慢向上举过头顶，掌心向上。停留10～20秒，反复此套动作10～20次，每天早晚练习。

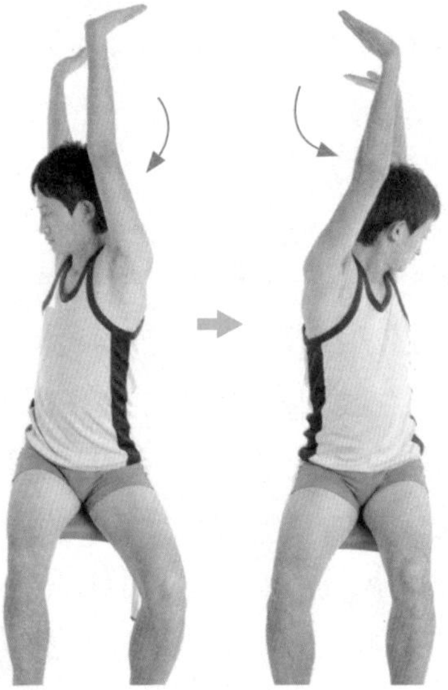

4 上半身向反、正方向拧转，力度要适中，每次10～15次。

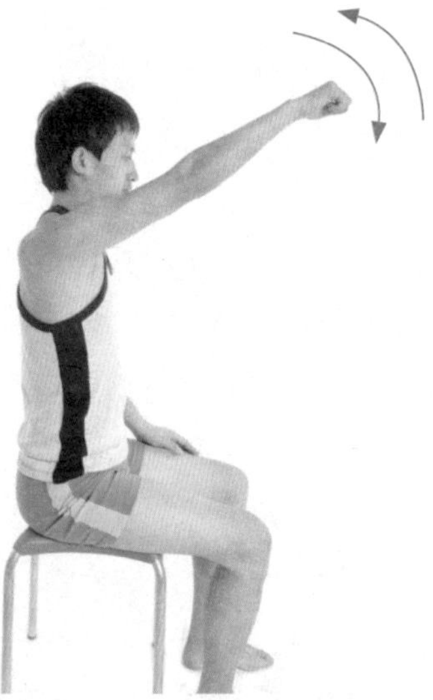

5 双臂做前后绕环各10～15次，幅度尽量大一些，但速度不宜过快。

床上运动操

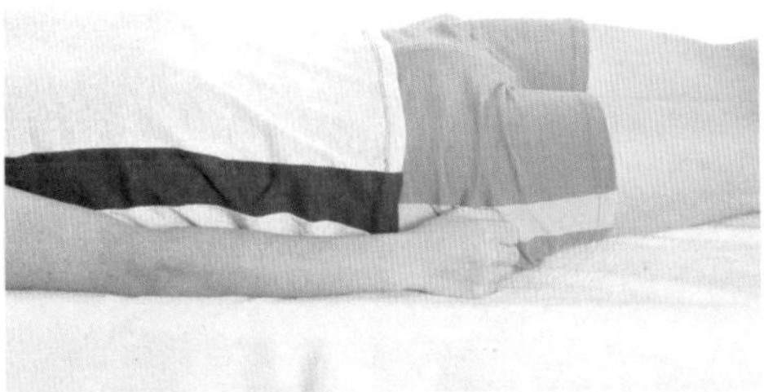
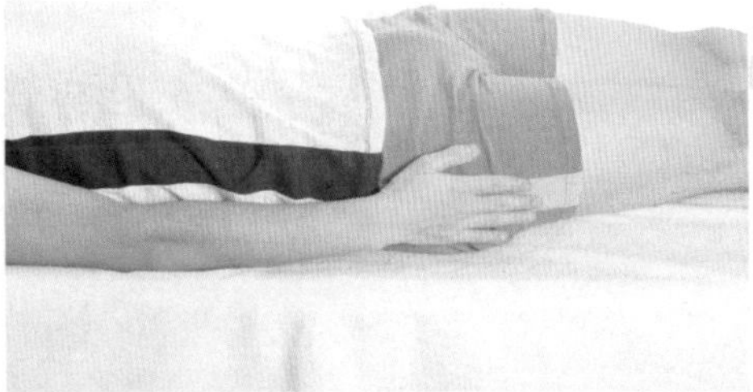

1 取仰卧、侧卧均可。深呼吸。呼吸的深度、时间长短因人而异，循序渐进。每次15～25次。双手缓慢握紧，不要太用力，要适度，再慢慢松开，变成掌，向重复做10～15次。

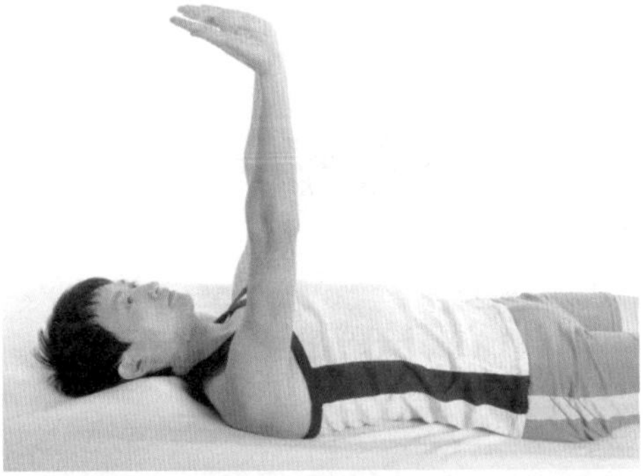

2 双手举至胸前上方，尽力向上伸展，掌心向上，停留10秒钟，收回体侧，重复做10～15次。

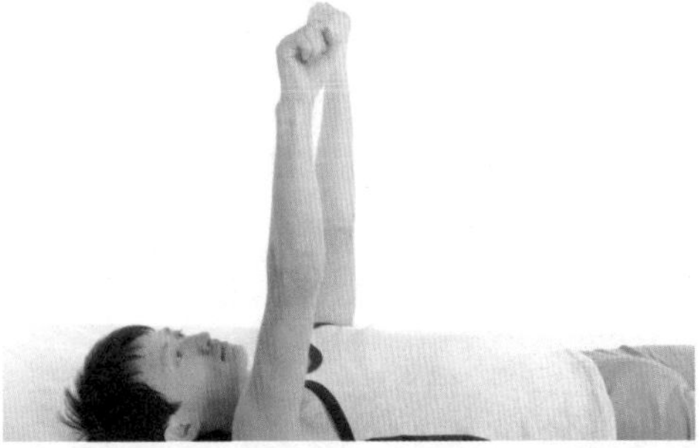

3 然后双手推掌向上用力伸展，停留10秒钟，再变掌为拳，慢慢收回到身体两侧，每天早晚各1遍，每遍10～15次。

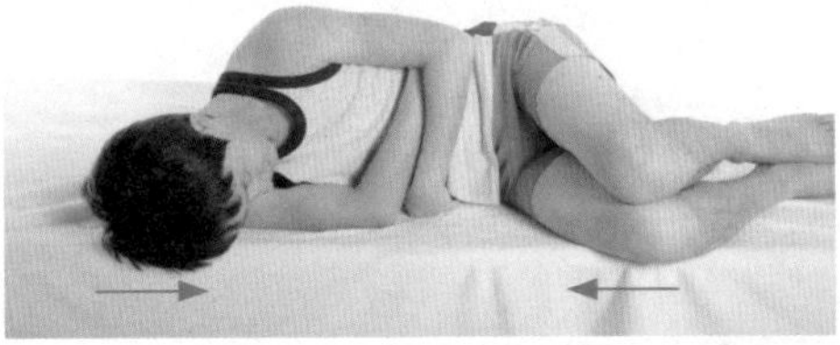
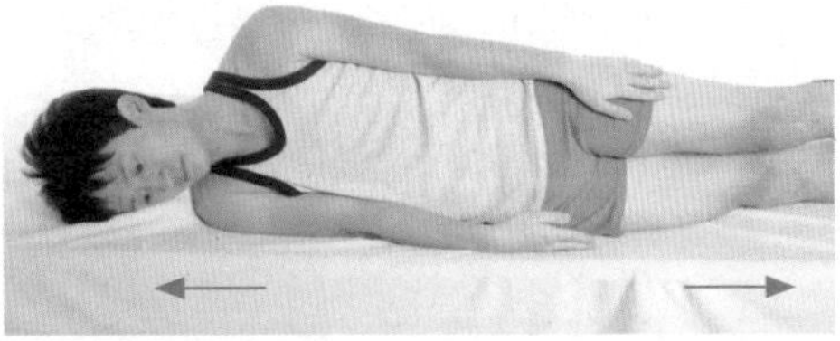

4 取侧卧位，双腿随呼吸缓慢的屈伸，次数因人而异。

温馨提示

这套床上和椅子上运动操适合重症患者、不能下床者。深呼吸可以增强肺活量，增加全身血液的含氧量，对心脏自身的营养有很好的调节补充作用。活动上肢能有效的调节心肺功能。

自我按摩操

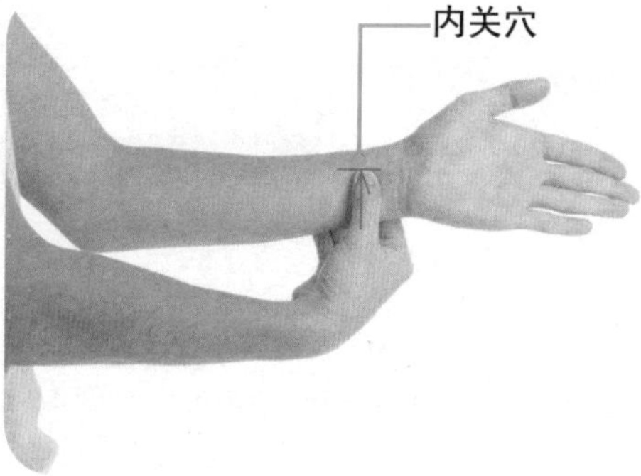

1 按压内关穴：用一手拇指指腹紧按另一前臂内侧的内关穴，先向下按，再做向心性按压，两手交替进行。心动过速者，手法宜由轻渐重，同时可配合震颤及轻揉；心动过缓者，可用强刺激手法，按住穴位后，左右旋转各10次，然后紧压1分钟。

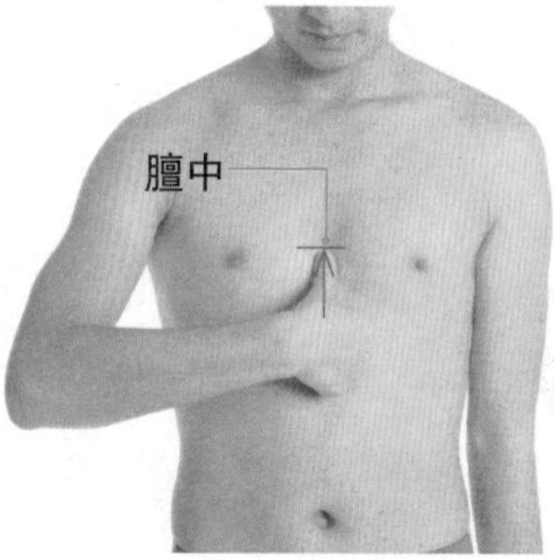

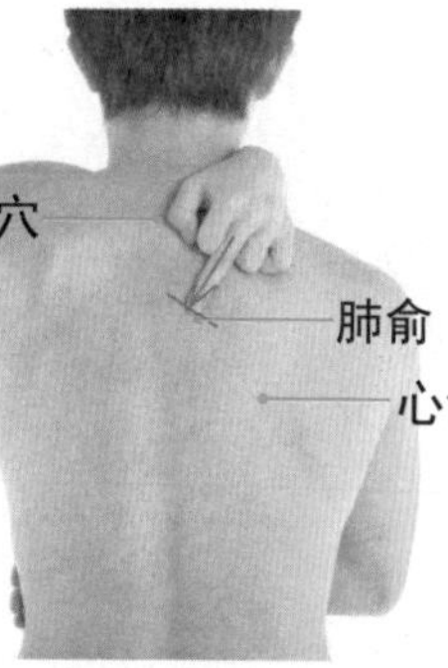

2 心绞痛甚者，可加按心俞、膻中二穴，以宽胸理气止痛。气急、胸闷者，可加按肺俞、定喘二穴，以宣肺降气。脉微沉细或慢性心衰水肿者，可加按复溜、阴陵泉二穴，以利水消肿。阳亢者，可加按合谷、太冲二穴，以平肝潜阳。

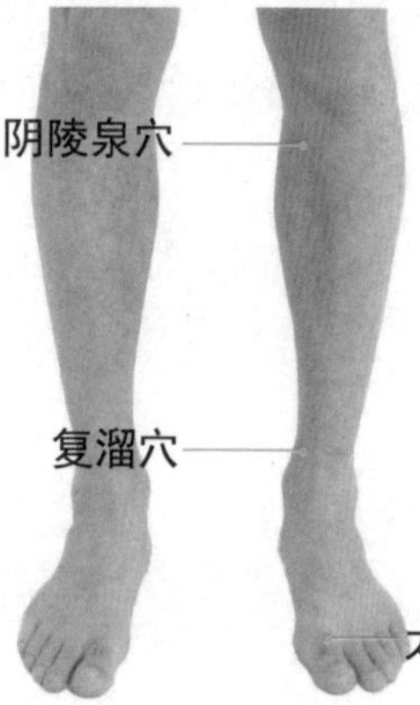

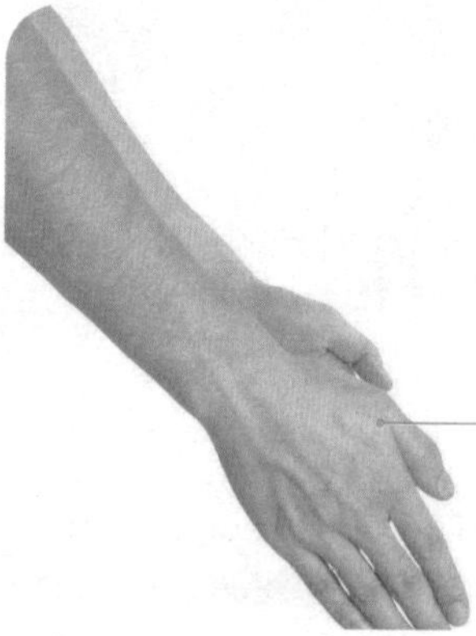

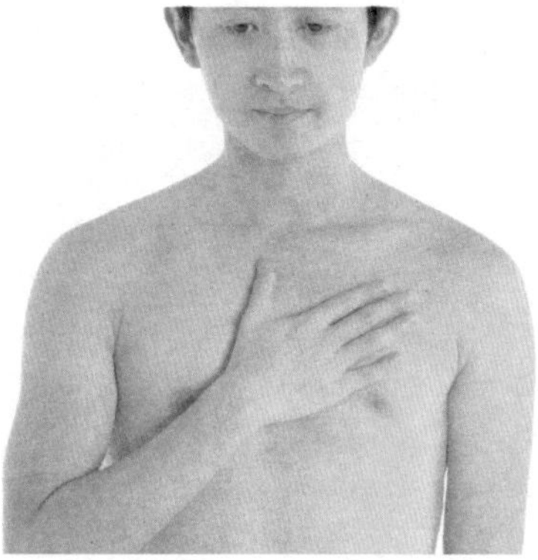

3 按摩胸部：用一手掌紧贴胸部，由上至下进行按摩，两手交替进行，按摩20～30次，按摩时不宜隔衣。

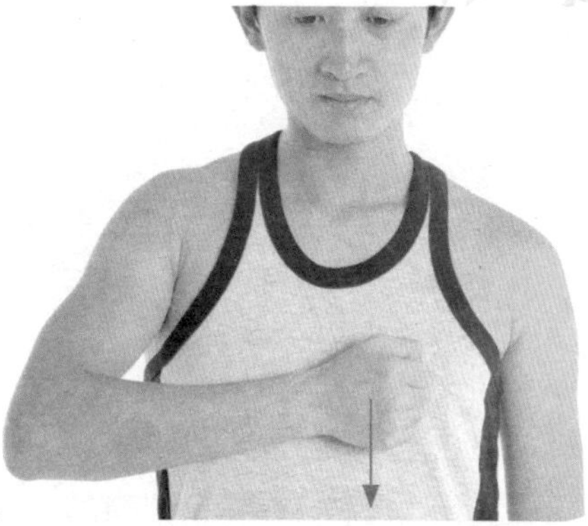

4 拍打心区：用右手掌或半握拳拍打心前区40～50次，拍打力度以自己舒适能耐受为度。

5 按摩时，要求腹式呼吸，思想集中。每天按摩一次，1月为1疗程，连续3个月。

温馨提示

这套按摩康复操对防治冠心病有一定的疗效。压内关可以减轻胸闷、心前区不适和调整心律，摩胸和拍心可以消除胸闷、胸痛。腹式呼吸时，横膈上下移动可以帮助改善胸腹腔血液循环，对心脏起到按摩作用。

不可忽视的日常保健

（1）冠心病患者应多吃蔬菜、瓜果、豆类食品，尤其要多吃深绿色、红色、黄色的蔬菜，如小白菜、胡萝卜、西红柿等；多食鱼及鱼制品。食用油应选用豆油、菜籽油等。

（2）少吃动物油(如猪油、奶油等)及肥肉，减少食用富含饱和脂肪酸的肉类。动物内脏含胆固醇很高，不宜多吃。要吃低盐饮食，每天吃的食盐应在5克以下。应少食含糖类较高的食物，每天总量不超过300克为宜，身体肥胖的人最好控制在250克以下。

（3）冠心病患者还要远离烟草，吸烟者的心脏病意外发生率比不吸烟者高3倍，冠心病患者中吸烟者较不吸烟者死亡率高5倍。

（4）高度的精神紧张和剧烈的情绪波动，会加重心脏负担。此外，紧张情绪还能产生高胆固醇血症，使人易于疲劳。这些均说明紧张情绪会在某种程度上影响血管壁的营养，促发冠心病的形成。

脑卒中

越早做运动，越有利于恢复

脑卒中往往是突然发生，难以预料的。但如果平时能够留意观察，也可以发现脑卒中发生的先兆：比如出现短暂的意识不清或嗜睡；出现难以忍受的头痛，头痛由间断性变为持续性，或伴有恶心呕吐；突然出现说话困难，或听不懂别人的话；突然感到眩晕，摇晃不稳；一侧面部或上下肢突然感到麻木、软弱无力、嘴歪、流口水。

脑卒中的诱因多样复杂，总的来说，气候变化、情绪激动、过度劳累、用力过猛、饮食不节以及服药不当等均可诱发脑卒中，还有各种疾病因素，如糖尿病、高血压、高脂血、心脏病、血管硬化都与脑卒中有着不可分割的关系。

对于脑卒中初愈或轻度脑卒中的病人，进行有计划的康复运动，能起到单纯靠药物治疗更好的作用。可以说，脑卒中患者活动得越早，越有助于恢复正常的生活。

摇头晃脑操

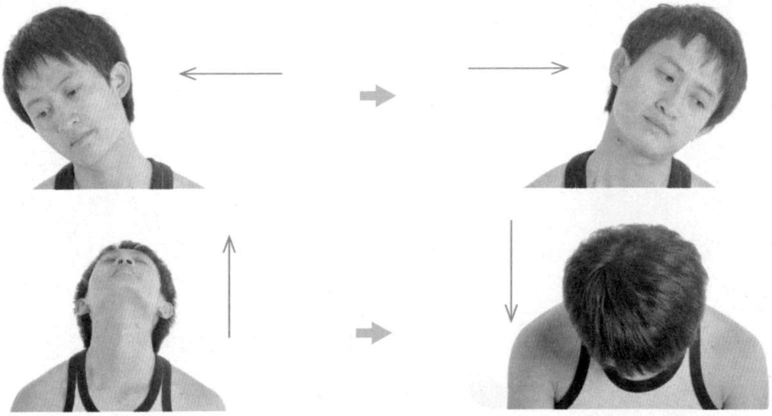

取站位或坐位均可，全身放松，呼吸顺畅。将头进行左右摆动及前后摆动10～15次。头部转圈运动。先让头顺时针转5～10圈，再让头逆时针转5～10圈。上述方法每日2～3次，运动时动作要舒缓柔和，不可过快过猛，颈椎不好的朋友尤其要注意慢慢来，幅度不宜过大。

关节活动操

将没有知觉和丧失运动能力的肢体放在舒适和自然的位置。臂膀用软的支撑物支撑，在轮椅上的患者要注意，不要让上肢自然下垂。

被动练习：家人可以帮助病人活动其不能主动活动的关节。首先活动健侧上下肢，病人习惯后再活动患侧肢体，注意如果病人疼痛过度，切勿勉强。主动练习：多做放松紧张肌肉的练习，先做简单动作，后做复杂动作。此方法每天都要进行。

温馨提示

在脑卒中后的数小时到数天内，因为肢体瘫痪和感觉缺失，肢体和关节很容易发生挛缩。通过伸展和牵拉肌肉可以促使肌肉功能的恢复，通过这些活动可以帮助病人重新获得运动的控制能力。

缩脖端肩操

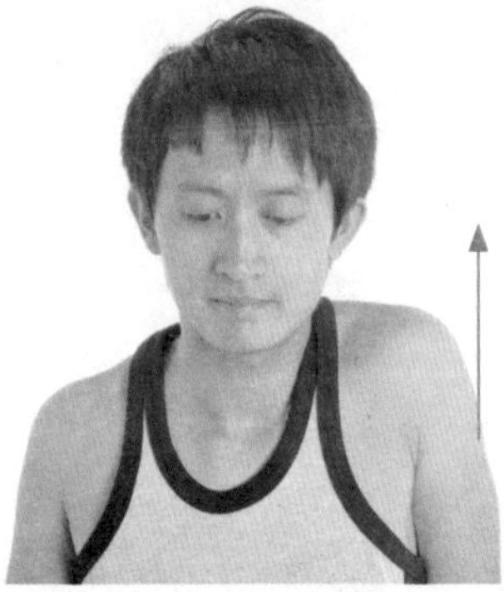

1 早晨醒来后，坐于床上，或站于床边，放松全身，呼吸顺畅。抬起左肩，尽量向上翘，然后放下，如此连续20～30次。

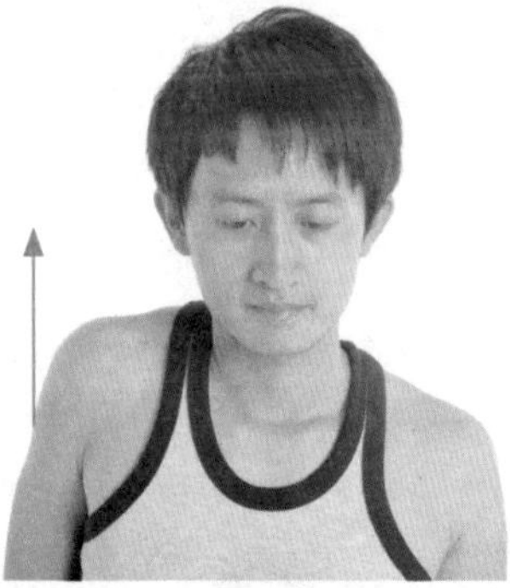

2 抬起右肩，尽量向上翘，然后放下，如此连续20～30次。

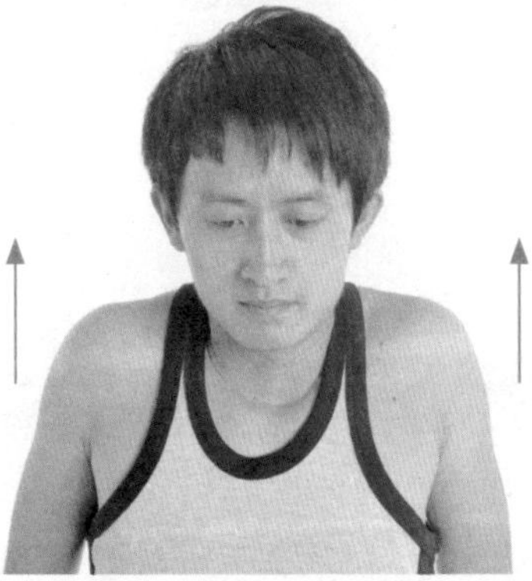

3 双肩同时抬起，一起向上翘，然后一起放下，如此连续20～30次。

不可忽视的日常保健

（1）饮食均衡。

（2）起居合理。

（3）心情舒畅。

（4）谨慎运动。

（5）药品应急。

高血压

降压操让高血压走“下坡路”

正常成年人的血压一般不超过19/12千帕，凡舒张压超过12千帕，不管收缩压如何，都认为是血压增高。高血压是常见的心血管疾病。大部分高血压病人没有任何不适症状，特别是早期多无症状或症状不明显。有些人血压不太高，症状却很多，而另一些病人血压虽然很高，但症状不明显，常见的症状有：头胀、头痛、眩晕、耳鸣、心悸、失眠、烦躁易怒、面赤、眼花、四肢麻木等。

适合高血压患者的运动项目有散步、慢跑、骑自行车、体操、打乒乓球、打羽毛球、爬山、游泳、打猎、打太极拳、气功等，高血压病患者可根据自己的病情、年龄、体力、爱好等情况进行选择。但对于有严重的高血压并伴有明显的头晕、目眩的患者，及已经发生心、脑、肾并发症的患者，则不宜参加体育锻炼。

站桩降压操

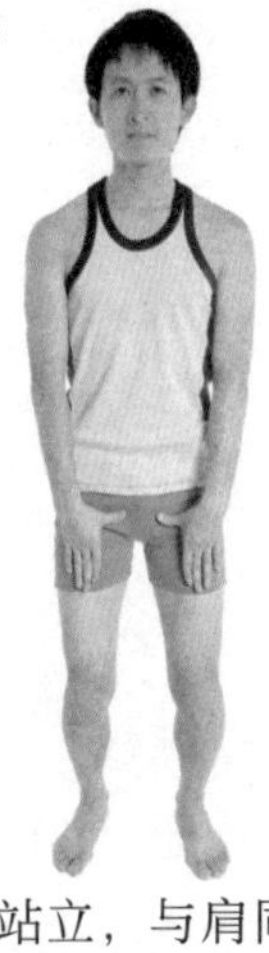

1 两脚平行站立，与肩同宽，膝盖略弯曲，双肩略微内收；双手置于大腿根部内侧，合谷穴遥对腹股沟，然后自然呼吸10次，眼睛正视前方。

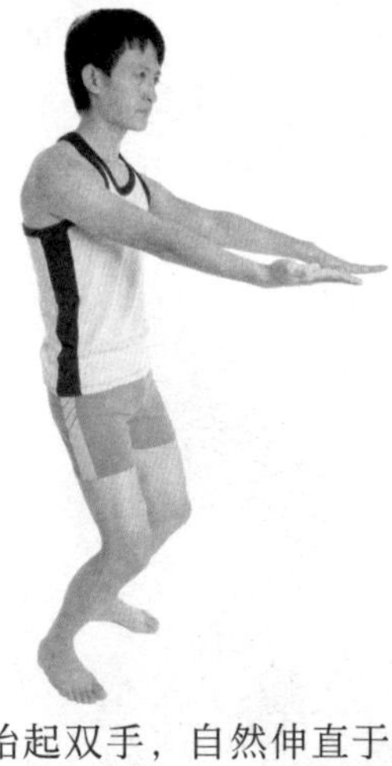

2 缓缓抬起双手，自然伸直于脐上胸下处，右手掌心朝上，左手掌心朝下，凝滞不动，静中含劲，逐渐感到手心及掌指间有麻、凉、触电的感觉，自然呼吸10次。

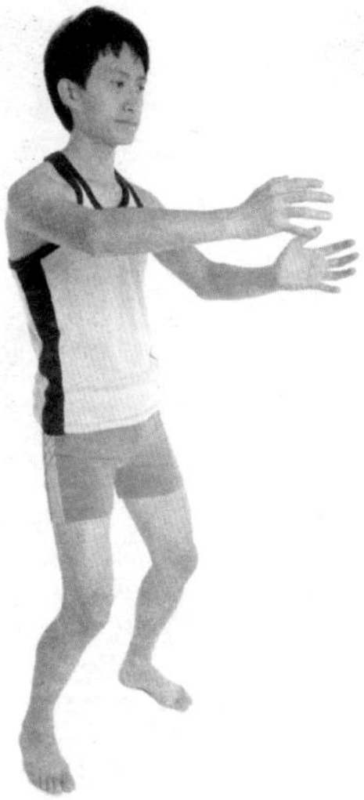

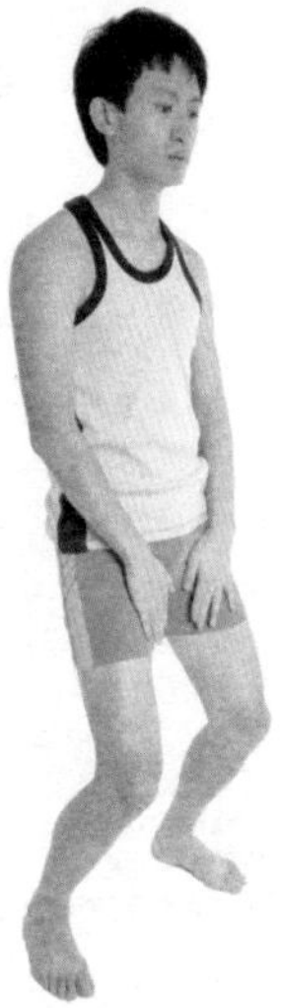

3 轻轻活动双手，上下反复运转，如玩球状，约2分钟。

4 双手掌心朝下，同时用鼻吸气，手缓缓下降，放在腹股沟处，口中缓缓吐气，此为1次，重复9次。

温馨提示

做此动作时，膝盖弯曲即是一般气功中的“站桩操”。“站桩操”属静功，练习时配合双手活动，可以调节气血，放松膝部经脉。并且“站桩操”还能够达到“上虚下实”的目的，经常练习，对防治高血压有奇效。

摇橹降压操

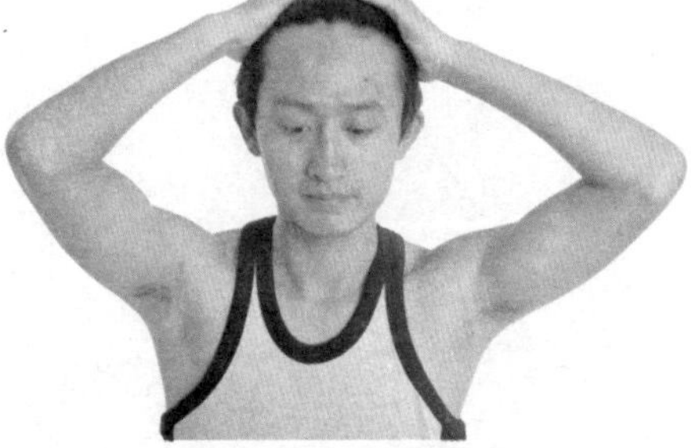

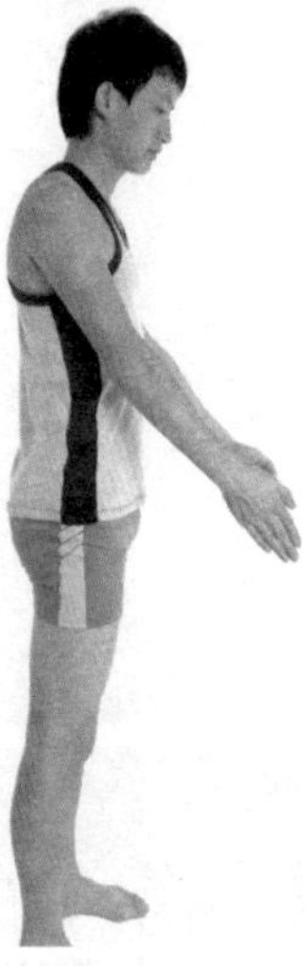

1 将两手搓至发热，擦面10～20次，然后自额前如梳头状向脑后按摩10～20次，再由前额两侧的颞部向后至枕部，然后沿颈后向下至颈前，再向下按摩至前胸，如此反复按摩10～20次。

2 取站立位，两手臂前后自然摆动80～100次。

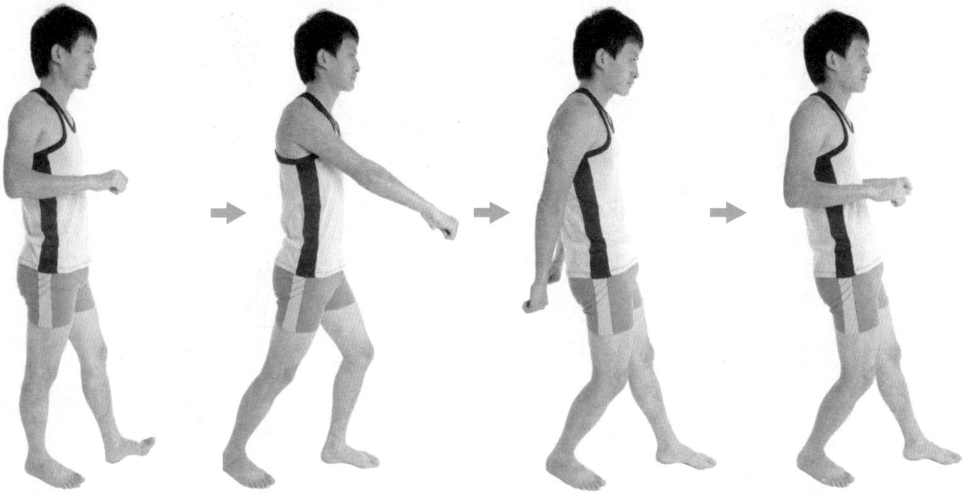

3 左脚向左前方迈出一步，脚跟着地，同时两手握半拳至胸前，重心前移成左弓步，同时两臂向前下方划出，眼看左手，身体重心再向后移，同时两臂收回胸前，再向后下方划出，重复此动作连做10～15次后，换右脚再做10～15次。

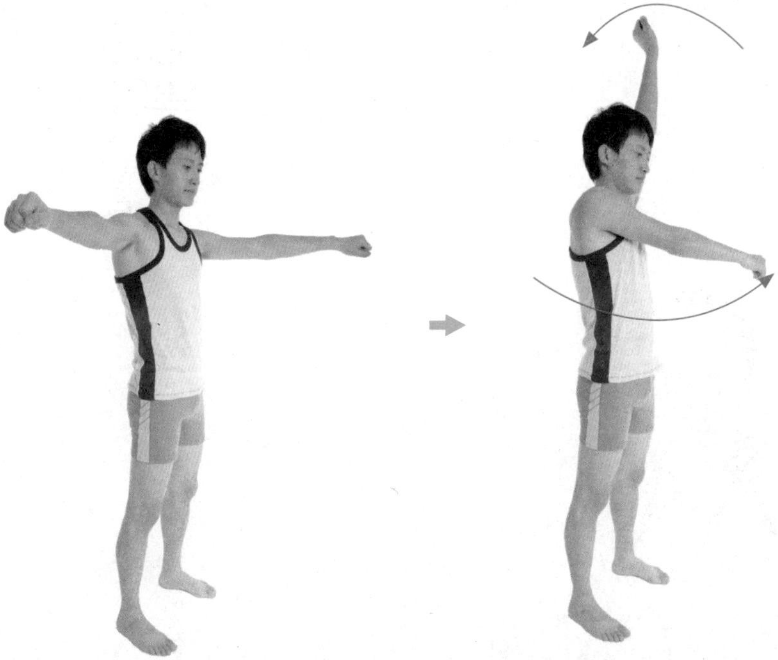

4 两脚开立，左臂前举，右臂侧举，左臂经下向外绕环至前举，右臂经下向内绕环至侧举，连做10～15次。两手臂互换姿势，再连续做10～15次。

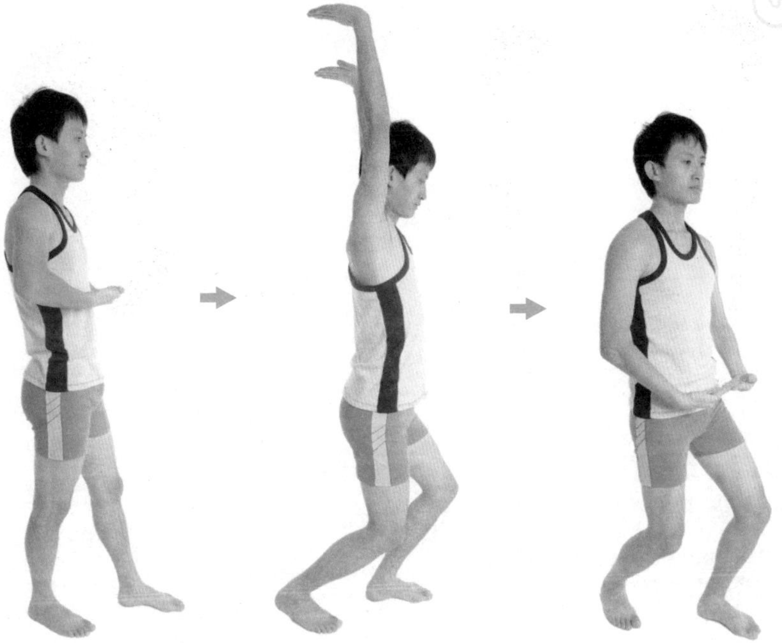

5 左脚前跨一步，两手上提至胸前，手指相对，掌心朝上，继续向上并翻掌成上举，两腿缓慢下蹲，同时两臂由体侧下落至体前，手指相对，掌心朝上。身体慢慢直立，两臂向上并翻掌成上举，反复做5～8次。换右脚再做5～8次。两手向上时吸气，向下时呼气。

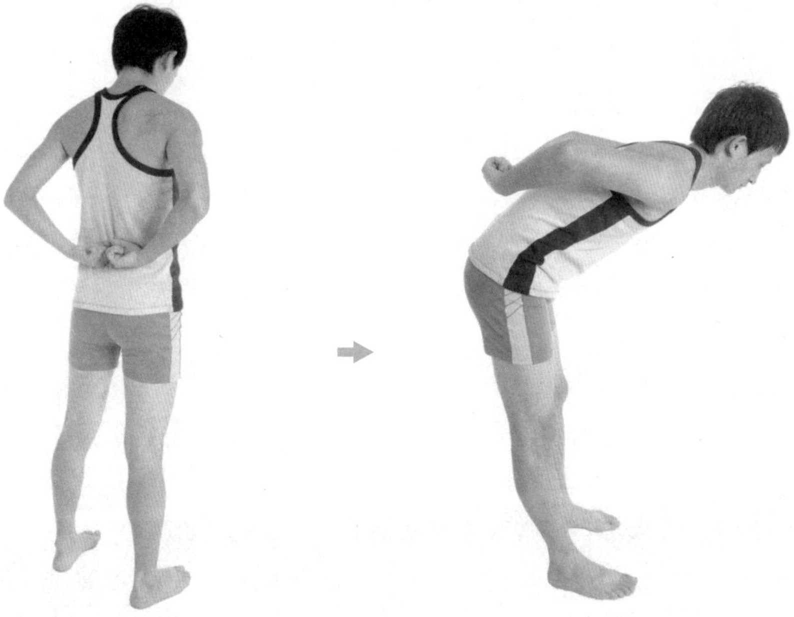

6 两脚开立，两手握半拳，从后由下向上同时捶击后腰背8～10次，边捶上体边向前倾约45°；两拳再由上到下捶击后腰背8～10次，边捶上体边向后仰。

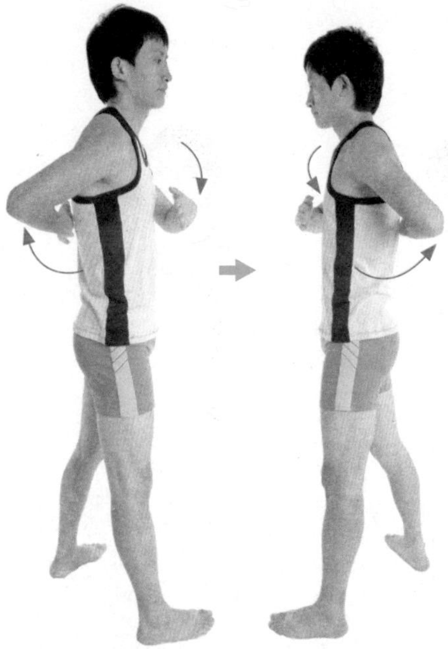

7 两脚开立，上体向右转，两臂抬起，左掌心在前心区拍打，右手背在后心区拍打，连续拍打10～15次；接着上体左转，右掌心在前心区，左手背在后心区拍打，也连续拍打10～15次。

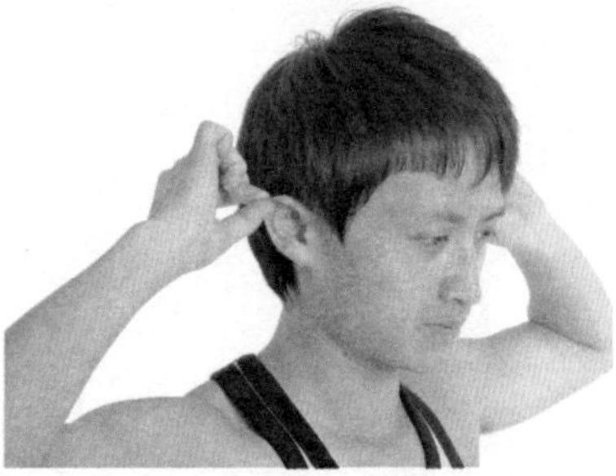

8 提摩耳尖防治高血压。以拇指和示指紧捏耳郭顶部尖端，边捏摩边向上提，手法由轻到重，共进行36次。

温馨提示

此套降压操能改善中枢神经对血管运动的调节，从而使血压逐渐恢复正常；并能调节机体血液循环，消除高血压引起的头痛头晕等症状，改善病人情绪。

不可忽视的日常保健

（1）高血压患者每天的食盐量以不超过5克为宜。要做到粗细搭配，荤素相宜，品种多样，保持膳食平衡。要供给充足的优质蛋白质、维生素、钙等物质。适当增加钾的摄入量，有利于钠和水的排出。像香蕉、橘子汁、花生、豆类及豆制品均为含钾丰富的食物，应适当的食用。高血压患者还应做到不酗酒、不吸烟，以免导致血压波动，发生意外。

（2）严格控制运动量。高血压患者锻炼的时间不宜过长，全身要放松，不要过分用力。如果在运动中出现心脏不适、气短、心率超过130次每分，一定要立即停止运动。

（3）控制情绪。不良情绪会影响高血压的变化。如情绪激动，或大喜，或大悲，都可能使血压暂时性升高。因此，注意控制情绪，对防止高血压的发生和治疗十分重要。

（4）自我管理。定期测量血压，1～2周至少测量一次；定时服用降压药。

动脉硬化

合理运动有助于“软化”动脉

动脉硬化又叫做动脉粥样硬化，是血液中含有的厚重脂肪等成分沉积在血管壁内侧，使血液运行恶化的一种病症，可使动脉管壁增厚、变硬，失去弹性和管腔狭小。动脉硬化在发生、发展的过程中一般没有自觉症状，有人把它称为“静悄悄的疾病”，因而很容易被人们忽视，结果酿成大祸。本病多见于老年人，大多数在40岁以上（女性多在更年期以后）。如今，壮年甚至青年人亦有患病。

动脉硬化的早期症状主要表现为：记忆力衰退、头晕头痛、手指哆嗦、遇事易激动、情绪不稳定、行动缓慢、思维反应迟钝，有时会感到局部的皮肤有蚁爬感。动脉硬化发生的原因，主要是由于人们过食（过量饮食）、饱食、美食以及饮食环境污染中的有害物质所造成的。其次，运动不足也是促成动脉硬化的重要因素。

适当加强运动锻炼，比如散步、慢跑、练操、跳绳、骑车、修花剪草、做家务或保健按摩等运动，可以帮助身体把多余胆固醇从胆道与肠道排出体外，避免过剩胆固醇沉积在血管内壁。运动可以促进血液循环，增加血管弹性，降低血压，消耗过剩能量，使身体脂肪比重减少，肌肉比重增加，从而减轻体重。

耳部按摩操

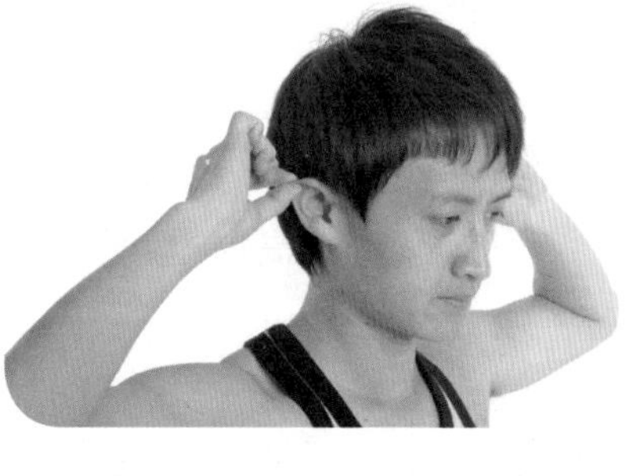

1 提拉耳尖：用两手拇指、示指分别揉捏耳朵上部，直至发热为止，然后再往上提拉15～20次。

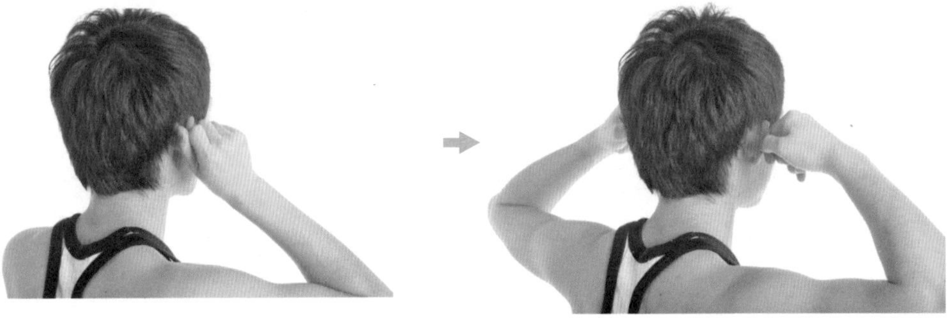

2 按揉耳轮：用两手拇指、示指分别沿耳轮上下来回摩擦按揉，直至发热发烫，然后向外拉扯耳朵15～20次。

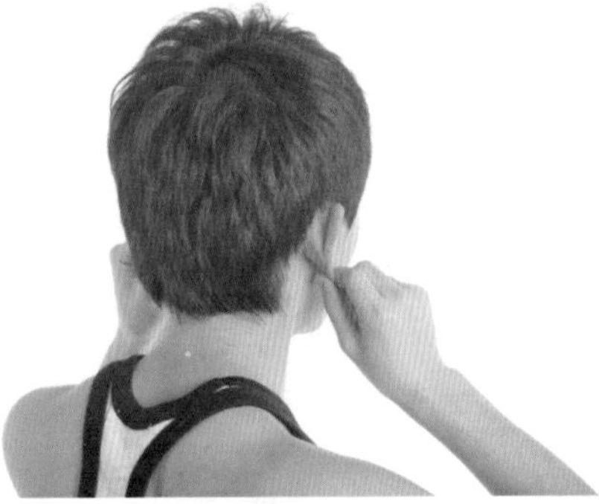

3 下拉耳垂：用两手拇指、示指分别揉捏摩擦耳垂，直至发热发烫，然后向下拉耳垂15～20次。

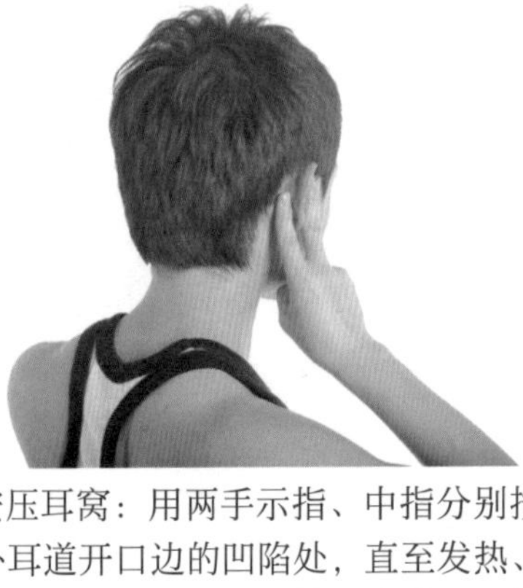

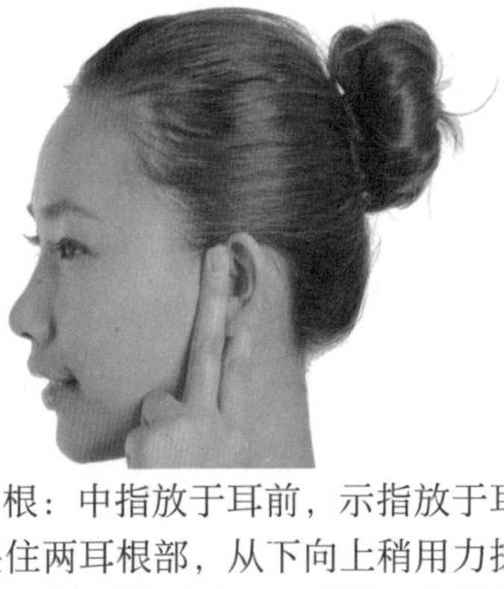

4 按压耳窝：用两手示指、中指分别按压外耳道开口边的凹陷处，直至发热、发烫。然后再按压上边的凹陷处，同样按压至发热、发烫为止。

5 推擦耳根：中指放于耳前，示指放于耳后，夹住两耳根部，从下向上稍用力搓摩40～50次，直到耳部、面部、头部都有明显的发热感觉。

温馨提示

此套耳部按摩操可以在晨起和睡前各做1次，能有效地防止动脉硬化、脑血栓的发生。

四肢运动操

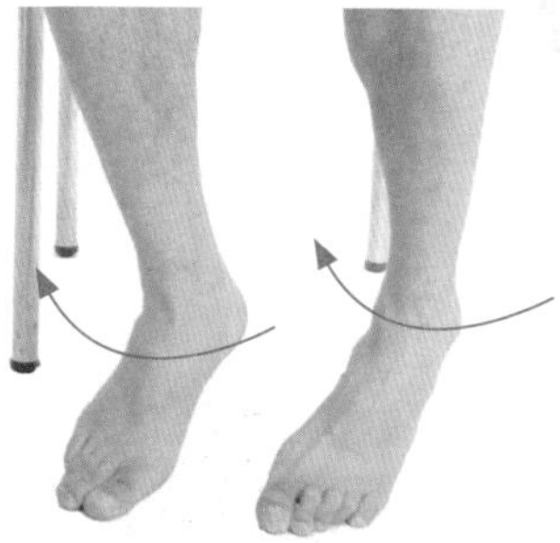

1 取坐位，两足踝依次按顺时针、逆时针绕旋，各进行20～30次。

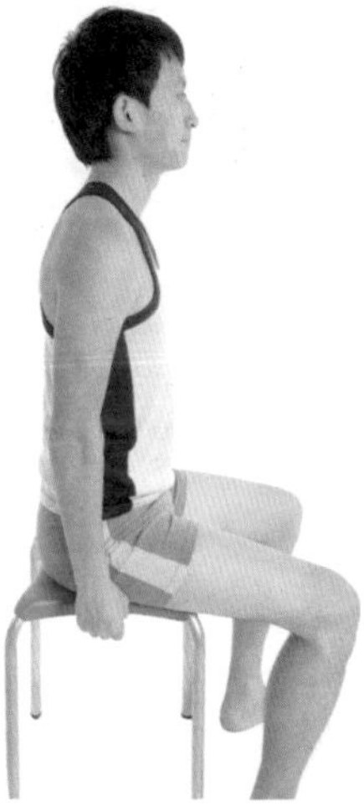

2 取坐位，两手握拳，然后张开，如此一握一张，连续进行20～30次。

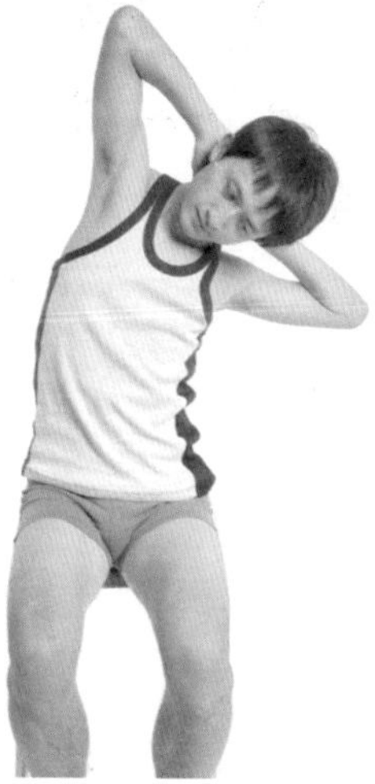

3 取坐位，两手交叉放于脑后，左右扭腰，再前后转体20～30次。

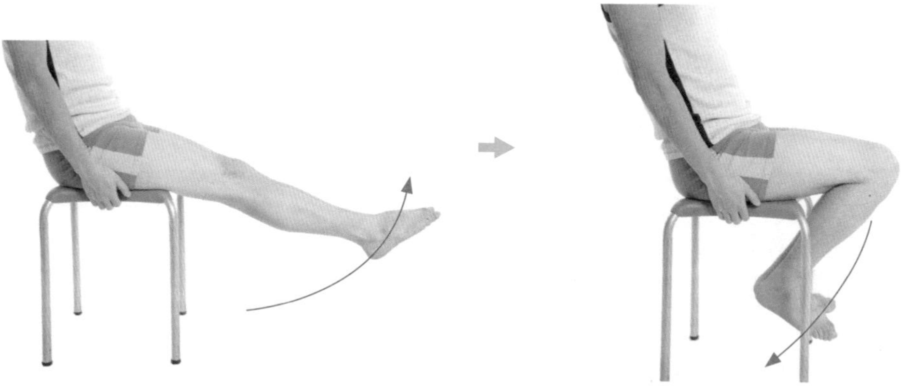

4 取坐位，两膝连续屈伸20～30次。

温馨提示

此操可改善全身，尤其是四肢的血液循环，对于防治动脉硬化有不错的疗效。

挠头皮操

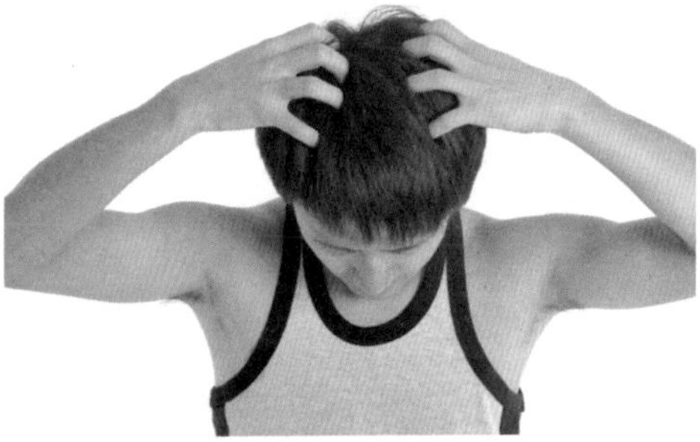

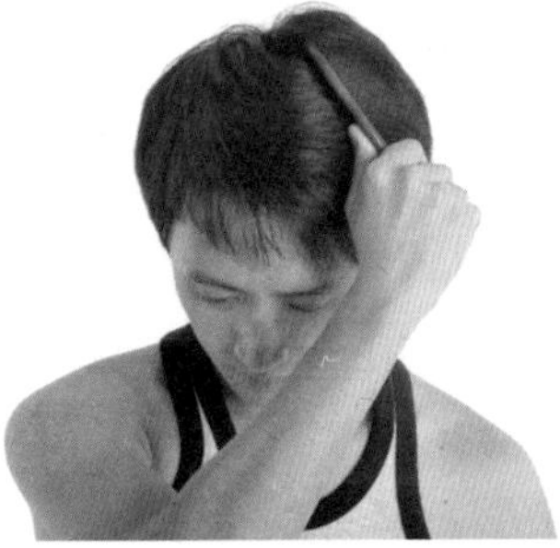

站或坐均可，两手五指分开，放于头部抓挠头皮，先前后，再左右，最后旋转抓挠，至头皮发热为止。也可用木梳梳头200～300次，用木梳时最好用牛角木梳或木制的，注意力度要适中。

温馨提示

挠头皮可以刺激头部末梢神经，扩张毛细血管，促进大脑血液循环，既能降低血压又可以防治脑动脉硬化。

不可忽视的日常保健

①防治动脉硬化的常见食物有牛奶、玉米、燕麦、大豆、蚕豆、豌豆、甘薯、生姜、大蒜、洋葱、茄子、胡萝卜、韭菜、芹菜、木耳、菇类、海带、甲鱼、海鱼、海蜇、淡菜、紫菜、山楂、桃子、梨、苹果、茶叶等。

②动脉硬化症患者应忌吃羊髓、肥肉、猪肝、猪肾、鸭蛋、鹅肉、虾、蛋黄、白酒、啤酒等。不食或少食甜食、奶油、糖果或酸味饮料。每日摄盐量控制在5克以内。不吸烟、少饮酒。

③只吃素不能防治动脉硬化。因为多吃肉类食物会促进动脉硬化，所以很多人便对肉类食物退避三舍，只吃素食。其实，这也是不对的。如果经常摄取超过人体能量需要的碳水化合物，如米面中的淀粉、水果中的果糖、甜食，它们照样会引起动脉硬化。

④保持良好的心情。经常忧郁或紧张，会刺激交感神经兴奋，易致心跳加速，血管收缩，血压上升，血流减少，从而导致动脉硬化。

贫 血

正确运动保住你的血源

贫血的症状一般表现为软弱无力、皮肤苍白、心悸、气急或呼吸困难、头晕、头痛、耳鸣、眼花、注意力不集中、嗜睡、食欲减退、腹部胀气、恶心、便秘等常见症状。女性患者中常有月经失调，如闭经或月经过多。贫血严重者可有轻度蛋白尿及尿浓缩功能减低。贫血的原因主要有胃酸缺乏、慢性失血、慢性腹泻、儿童生长期所摄入食物含铁不足，多次妊娠等。

贫血会导致血液输送氧的能力不足，组织细胞对氧的需要得不到满足，身体容易发生疲劳，身体虚弱，对运动锻炼要谨慎选择，严格控制运动量及运动时间。运动锻炼具有促进贫血康复的作用，但同时要结合食物营养和药物治疗。

倒立操

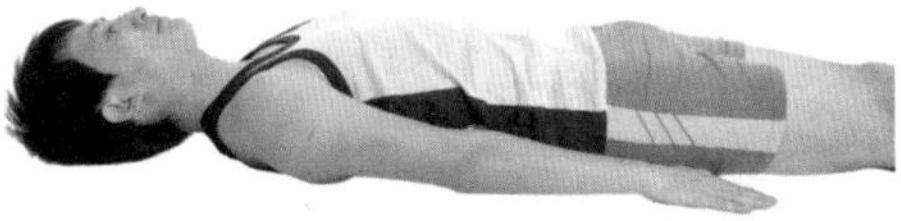

1 取仰卧位，两臂放于体侧，掌心朝下。

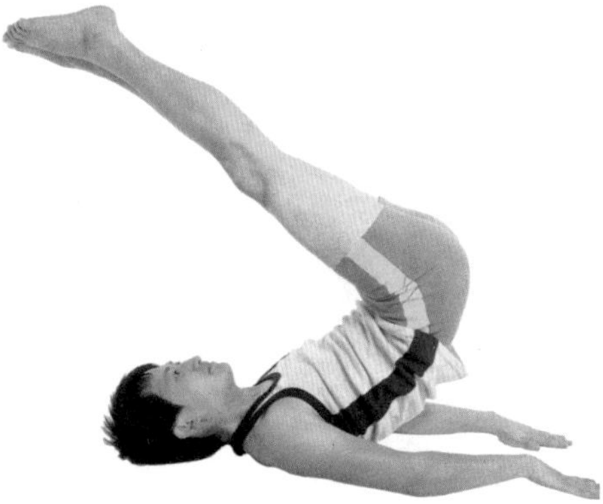

2 两臂下按，双腿慢慢抬起，并向头部方向移动，伸展在头部之上，超过头部。

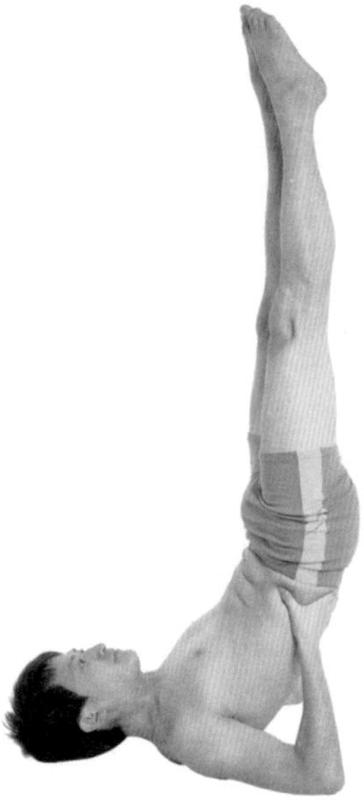

3 屈肘，双手用力托住下腰部，撑起上体，收下巴，顶住胸骨，两腿努力向上方伸直，调匀呼吸，保持1～2分钟。有条件者，可让上体与双腿成一条直线，并与头部成为90°角。依次放低双腿，放下双手，放下髋及腰背，伸直双腿，休息1～2分钟。

4 动作完成后，可放开双手，十指相交，手心向下，伸直手臂放于地上。坚持1～2分钟。

温馨提示

此倒立操可全面促进人体健康，补养大脑，补充活力，减轻贫血症状。

倒箭操

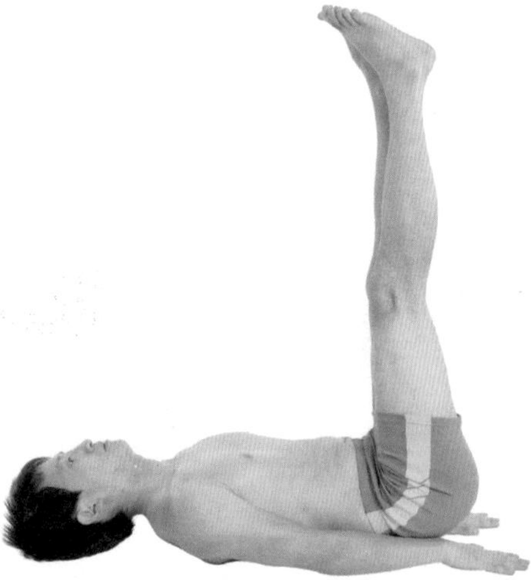

1 取仰卧位，两臂放于体侧，掌心朝下。将双腿抬起，直到与地面垂直。

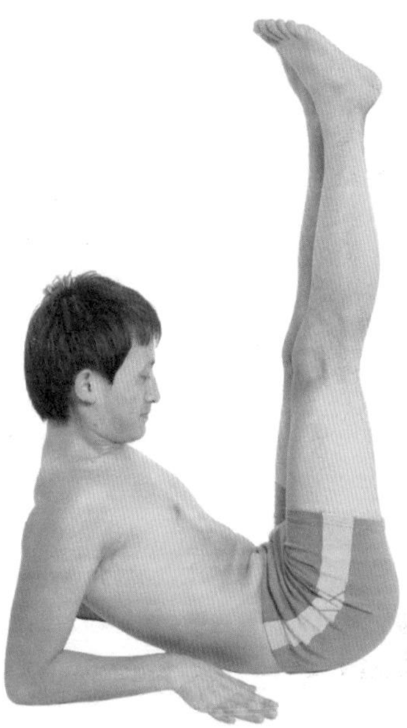

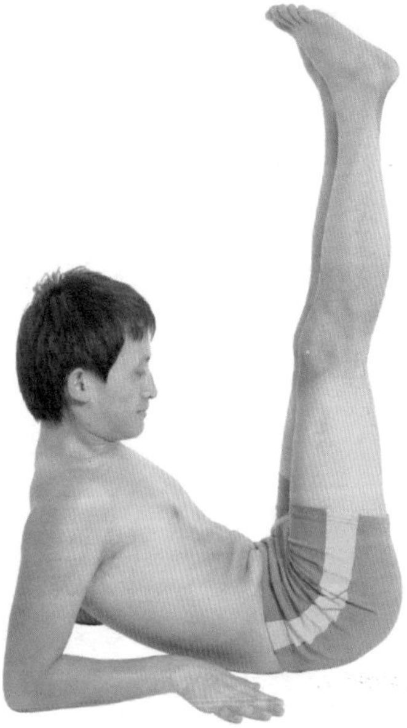

2 上身躯干慢慢升起，使其与地面成45度角，肘部撑地，两手放在两髋外用以支撑。放松，正常呼吸，保持1～2分钟。有能力者可抖动双腿和双脚。依次收腹，两脚放低略高于头，两掌放回地面，躯干也慢慢放松，回复到躺着的姿势。

温馨提示

此操可消除腿部肌肉的紧张，对于防治贫血有不错的效果。

按摩捏脊法

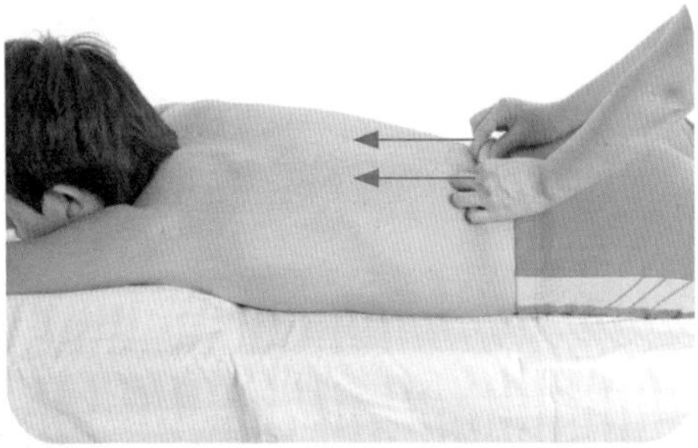

1 由尾椎两侧开始，沿脊椎向上，一直捏至大椎两旁，共捏8～10遍。

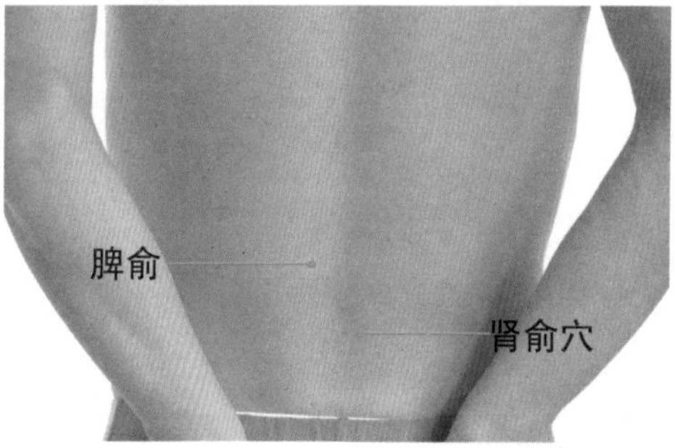

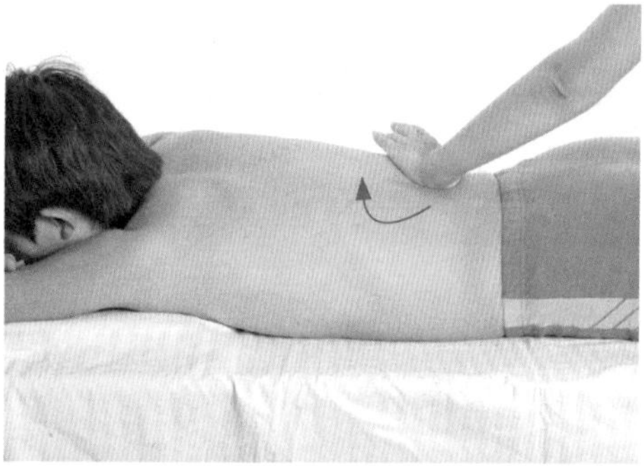

2 揉在脾俞、肾俞各60～80次。

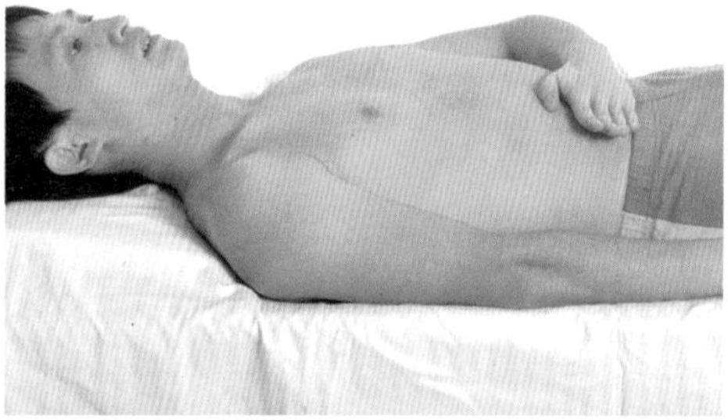

3 以脐为中心，由小到大顺时针揉腹60～80次。

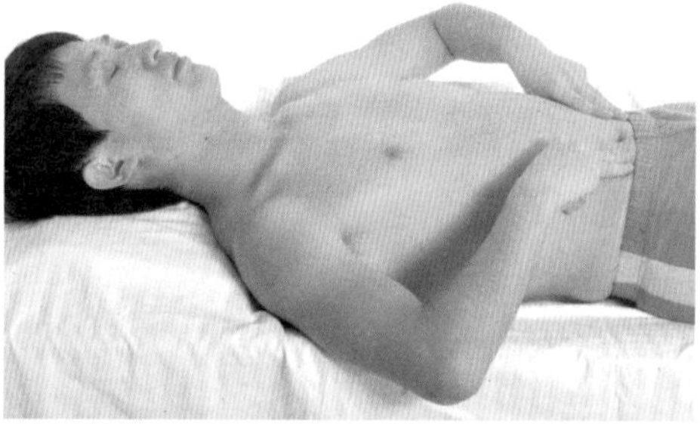

4 在双侧天枢穴揉压3～5分钟。手法要柔和、先轻后重。

温馨提示

此方法每日1次，每次15～20分钟。按摩捏脊法是通过对督脉、膀胱经、胃经穴位的捏拿、揉按及对腹部揉按刺激，使机体自我调整，通理经络，调和气血，恢复脾胃功能，从而提高从膳食中摄入铁的能力和肠道对铁的吸收能力而改善贫血。

蹲起运动

每次做蹲起动作10～20个，每天1次，如果体能跟不上，可以每周5～6次，间歇时间不要超过2天。

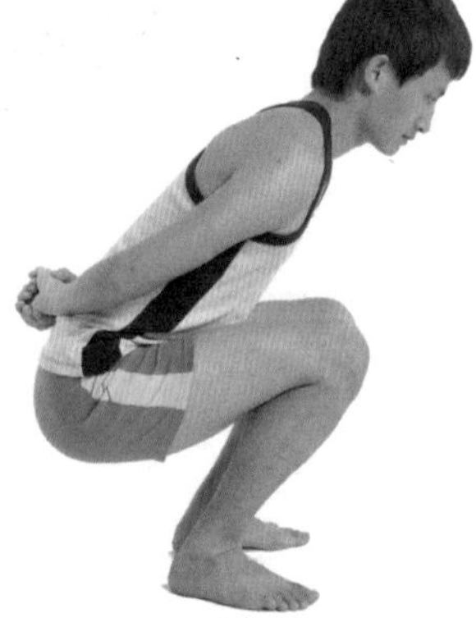

温馨提示

蹲起运动有助于改善腿部的血液循环，尤其是改善腿部骨骼部的血液循环，有利于提高骨髓造血功能。随着身体机能和素质的提高，运动量可以根据贫血的好转相应增加。

不可忽视的日常保健

（1）饮食营养丰富。对于贫血患者，在膳食中应多摄入一些含维生素C丰富的食物。维生素C有参与造血、促进铁吸收利用的功能；多进食含铁丰富的食物，铁是构成血液的主要成分；多食富含优质蛋白质的食物，蛋白质是合成血红蛋白的原料；多食富含铜的食物，铜的生理功能是参与造血，铜缺乏也能引起铁的吸收障碍和血红蛋白合成减少。

（2）贫血患者进餐时不要饮用含有咖啡因的茶或饮料，因为浓茶中含有鞣酸等物质，这些物质会导致铁的吸收障碍。忌食辛辣、生冷不易消化的食物。贫血患者还要避免过量饮酒，因为慢性酒精中毒会消耗一定量的营养物质，而且妨碍消化系统对叶酸的吸收，而叶酸是生成红细胞的主要物质。

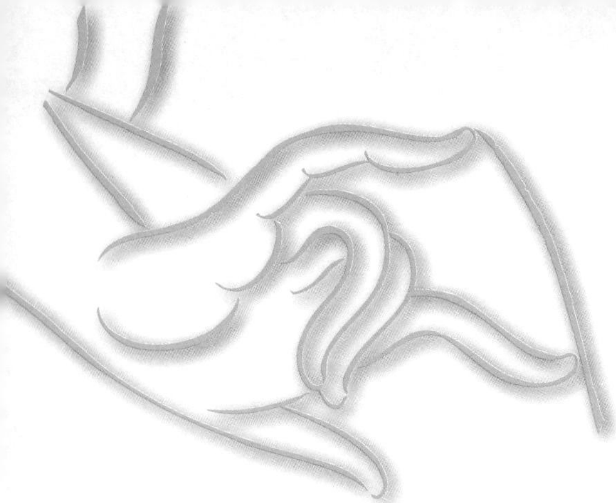

第五章

内分泌系统运动疗法

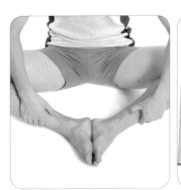

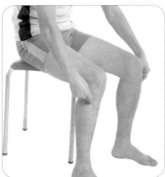

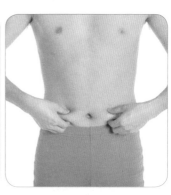

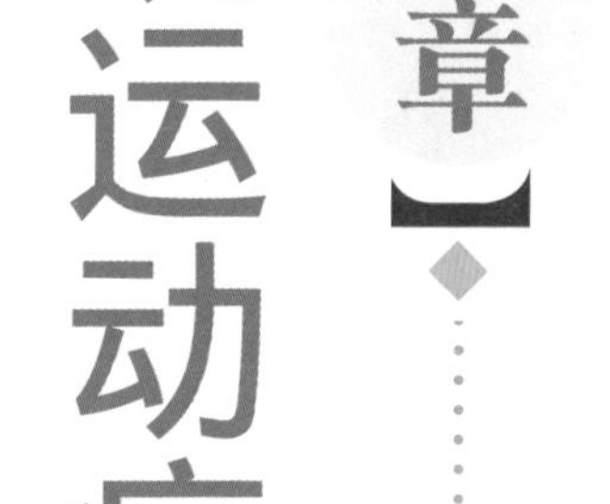

高脂血症

降脂的有效办法当属运动

高脂血症较重时会出现头晕目眩、头痛、胸闷、胸痛、心慌、气短、乏力、口角歪斜、不能说话、肢体麻木等症状。会导致冠心病、脑卒中等重病的发生。大多数患高脂血症者喜甜食、暴饮暴食、进食过多含脂肪和胆固醇的肉、蛋类食品，生活无规律，喜欢晚睡晚起，容易造成消化吸收功能亢进。

此外，体力活动减少也可以引起高脂血症。持之以恒、有规则的运动锻炼对高脂血症患者非常重要。运动方式可根据自己的情况及环境而定，可选择散步，慢跑、体操、太极拳、游泳、爬山、骑自行车、打网球及健身器锻炼等。

松紧降脂操

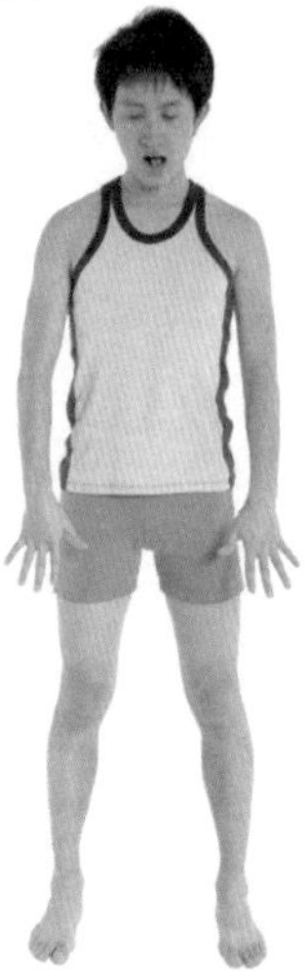

1 两脚开立，与肩同宽，两臂自然下垂，双目前视，放松全身，自然呼吸。手掌、脚趾和嘴逐渐张开；稍停，手掌、脚趾及全身都逐渐放松，嘴也逐渐放松闭合，如此一张一松5～8次。

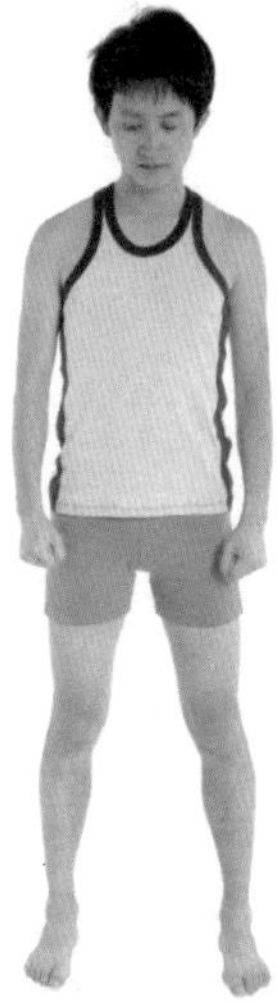

2 稍停，双掌变拳握固，逐渐握紧，同时脚趾抓地渐紧、牙渐咬紧；稍停，手指、脚趾、牙齿及全身都逐渐放松，如此一紧一松5～8次。

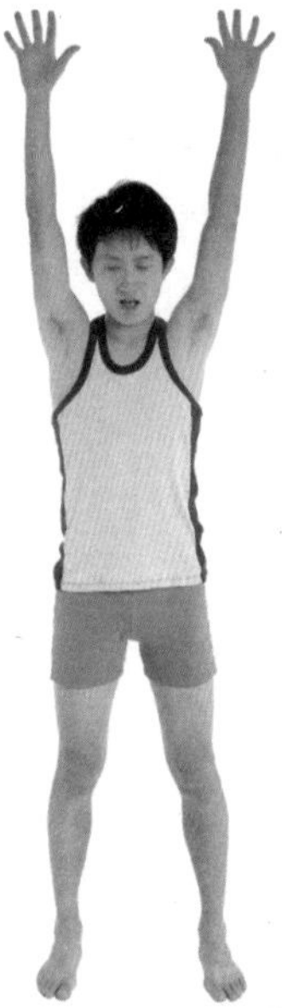

3 两臂向上伸直，然后进行步骤1、2中的松紧锻炼。然后两臂向两侧平伸，然后进行步骤1、2中的松紧锻炼。如此反复5～8次。

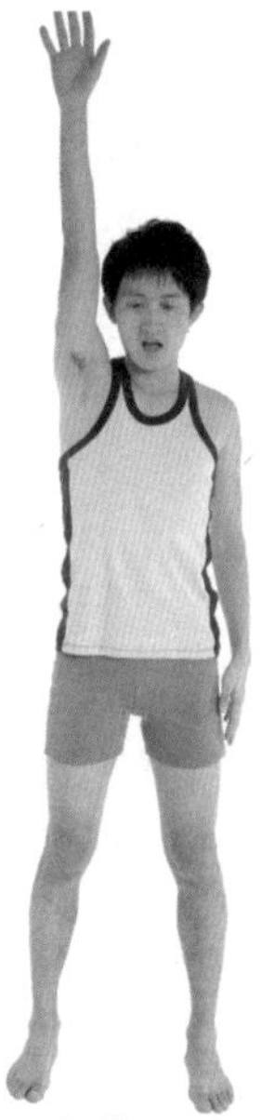

4 右臂向上伸直，左臂下垂，然后再换左臂向上伸直，右臂下垂，并同时进行步骤1、2中的松紧锻炼。两脚跟缓慢提起后下落，如此一起一落5～8次。

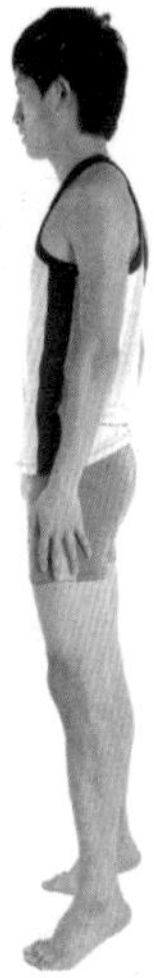

5 头缓慢向右转，目视右后方，脚跟一起一落5～8次。头向左转，目视左后方，脚跟一起一落5～8次。头转向前，目视前方，脚跟一起一落5～8次。

温馨提示

这套松紧降脂操，主要是对手指、脚趾等身体末端以及全身的皮肉筋骨进行一紧一松的锻炼，促进气血运行，对改善高血压和高脂血患者的身体状况很有益处。在做这套操时，应着宽松的衣裤和鞋袜，以自然的心态和姿态进行锻炼。锻炼时用力要柔软均匀，这样才能刚柔相济，内外浑圆，收到理想的降脂效果。

点按足三里、上巨虚等穴

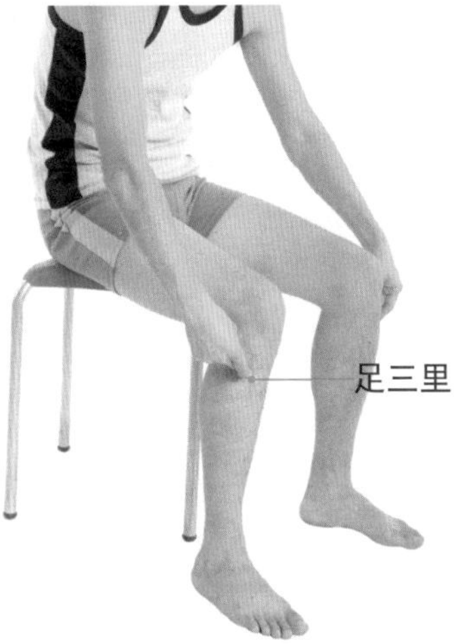

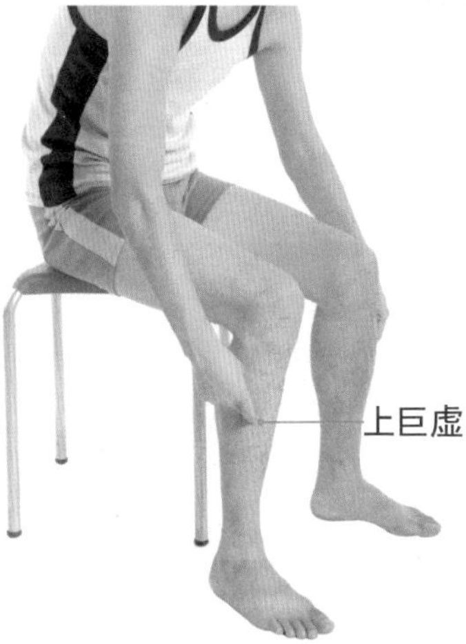

1 坐于椅上，两脚自然下垂着地，两手拇指分别点按两侧足三里穴、上巨虚穴各3～5分钟。

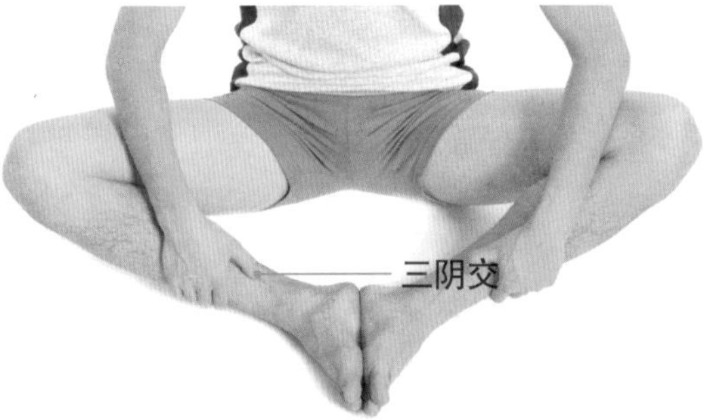

2 两膝略分开，两脚掌相对，两手拇指分别点揉同侧的三阴交穴3～5分钟。

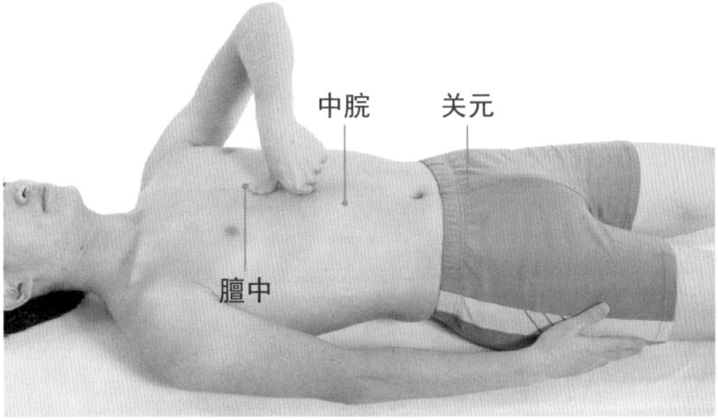

3 取仰卧位，用右手或左手拇指从膻中穴（两乳头连线中点）向下沿正中线点揉至耻骨联合处。自上而下共做9次，在经过中脘穴、关元穴时要按揉3～5分钟。

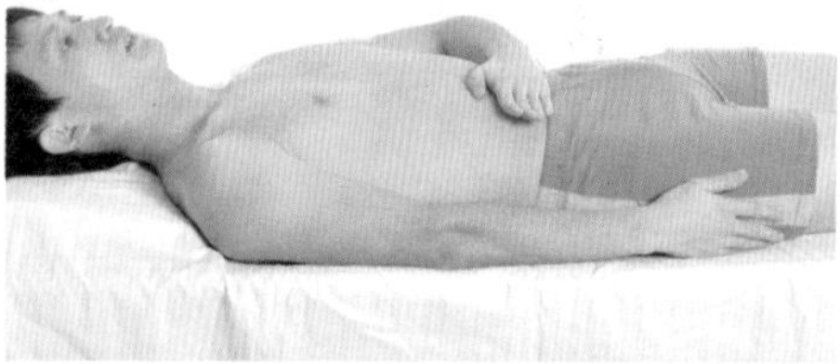

4 取仰卧或坐位、站位均可，沿肚脐顺时针方向摩腹5～8分钟，每天早、中、晚各1次。

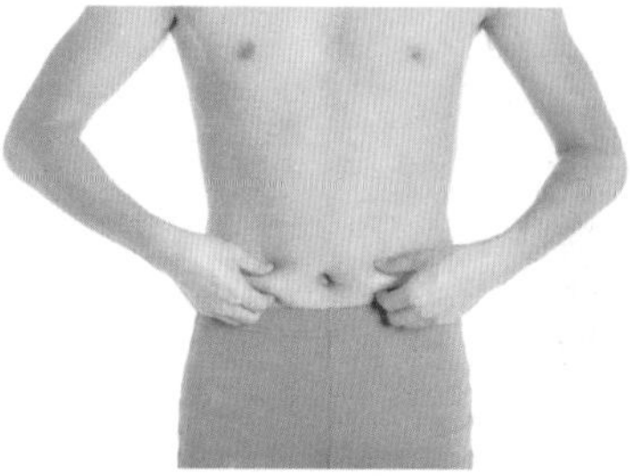

5 取站位或坐位，两手拇指与其余四指提、捏小腹部双侧3～5分钟。

温馨提示

此点穴按摩操对于防治高脂血有非常好的疗效。要注意，在点揉穴位时以有酸、胀、疼且能耐受为宜。

不可忽视的日常保健

（1）饮食合理。高脂血患者应提倡杂食，纠正偏食习惯，使各种维生素及微量元素不致缺乏。很多食物如酸牛奶、蘑菇、芹菜、苜蓿、木耳、洋葱、豆荚、海藻、茶叶、大枣、蜂王浆、蜂蜜、葵花子油、玉米油等，都有一定的降脂作用。提倡多食鱼和某些贝类，少吃蛋黄、动物内脏等胆固醇含量高的食物。晚餐不宜进食过分油腻的食物。忌食砂糖、水果糖、蜜糖，以及含糖较多的糕点、罐头、中草药糖浆等，戒烟酒。

（2）合理运动。年轻人可以做些剧烈的运动，中老年人选择轻中度运动较适宜。运动持续的时间也应合理，运动开始前应做5～10分钟的准备活动，运动后也应做5～10分钟的放松活动。

（3）控制好情绪。对于高脂血患者来说，如果长期受精神紧张、忧虑、失眠、时间紧迫感等情绪波动，会产生心功能失常和脂质代谢紊乱、血小板聚积等各种不良影响。因此，平时要注意缓解大脑的紧张状态，保持稳定健康的情绪。

（4）定期体检。体检是关注健康的最好方式，定期体检可以了解机体发生的变化，能对疾病做到早发现、早治疗。

糖尿病

运动赶走痛苦的“甜蜜”

糖尿病是由于体内胰岛素相对或绝对不足所致的一种中老年人常见病，表现为多饮、多尿、多食、消瘦而乏力。

糖尿病主要因素有遗传、不健康生活方式、缺乏运动等。久坐办公室，除出现腰酸背痛的毛病，也是糖尿病的高危患者。所以要经常活动。

糖尿病的运动疗法主要适用于轻度及中度Ⅱ型糖尿病患者。而且应以进行耐力运动为主，如步行、慢跑、游泳以及徒手体操等。运动强度应该控制为中等，即让运动心率保持在每分钟120次左右。

降糖保健操

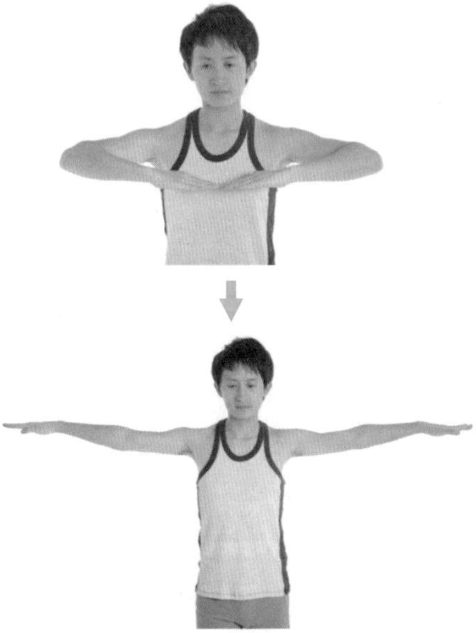

1 扩胸运动：取站立位，两臂胸前平屈，掌心朝下，两臂经前向后振臂还原。做10～15次。

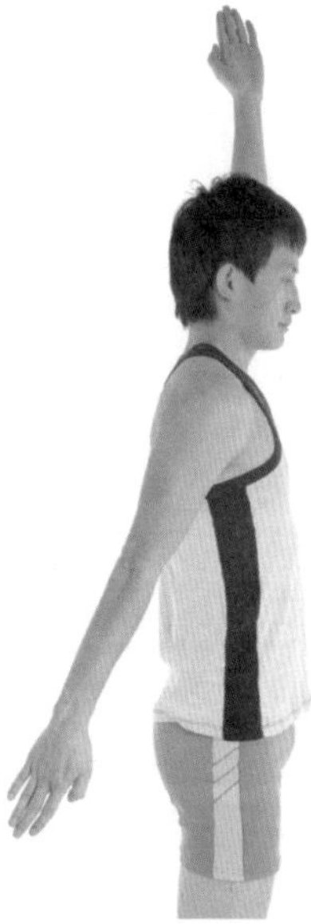

2 振臂运动：取站立位，左臂上举过头顶，同时右臂向后下摆振；左右臂互换位置摆振。由此振臂15～20次。

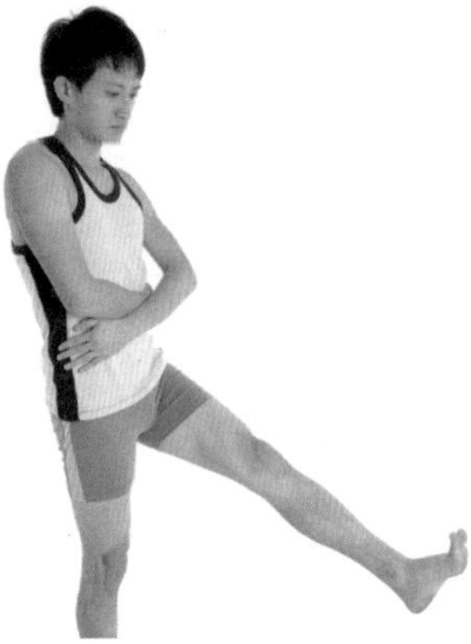

3 踢腿运动：取站立位，两手交叉于腰间，左脚前踢，到最大限度，还原；换右腿前踢，也踢到最大高度，还原。如此左右交替踢腿20～30次。

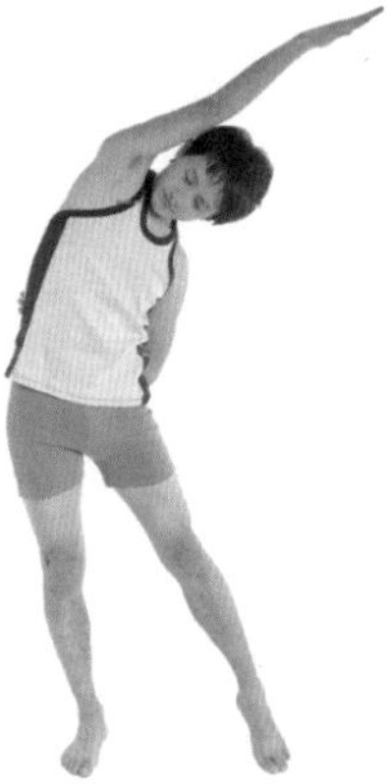

4 体侧运动：取站立位，左脚向左侧迈出一步，脚尖点地，左臂弯曲至背后，前臂贴于腰，右臂上举，身体向左侧屈2次，还原；右脚向右侧迈出一步，脚尖点地，右臂弯曲至背后，前臂贴于腰，左臂上举，身体向右侧屈2次，还原，共做8次。

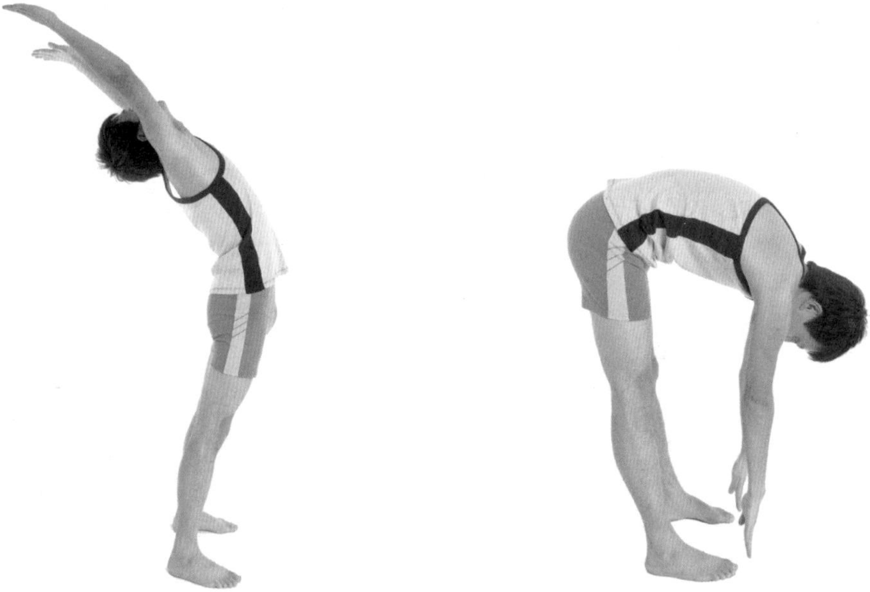

5 腹背运动：取站立位，两臂经前方上举，掌心向前，抬头，身体向后弯，继而向前弯，手指尽量触地，还原。连续做15～20次。

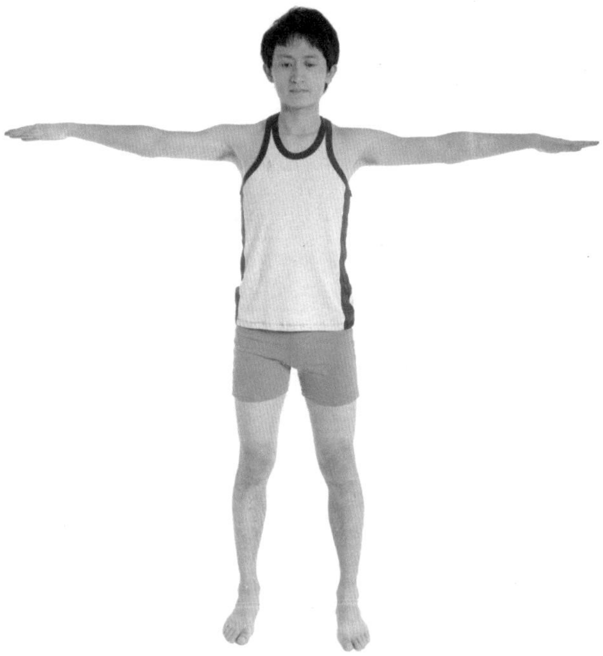

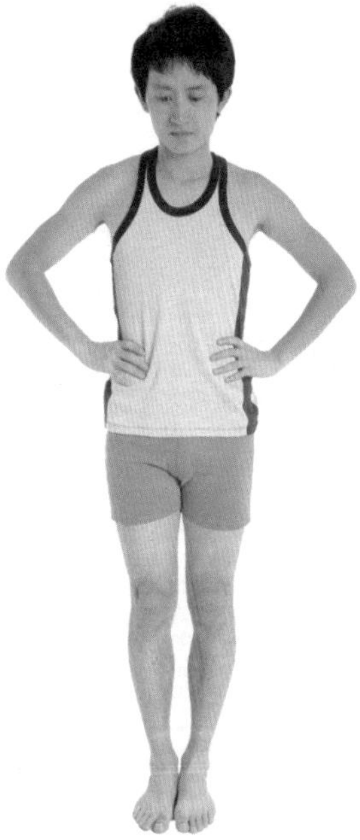

6 原地跳跃：取站立位，两脚跳成开立，同时两臂侧举，再两脚跳成并腿，同时两手叉腰。连续跳跃15～20次。

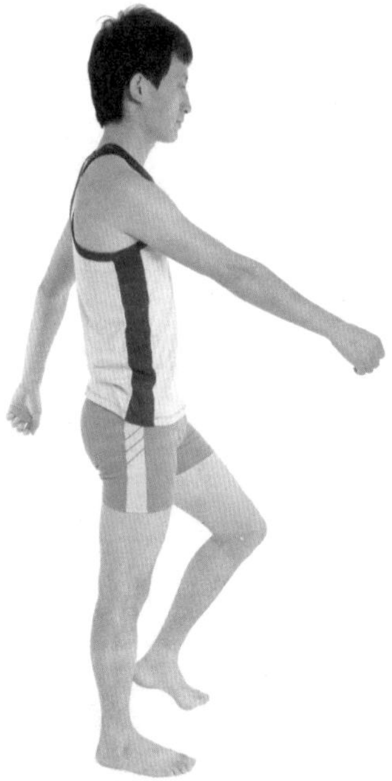

7 原地踏步：两臂自然放松，随踏步做前后摆动，连续踏步30～50次。

温馨提示

此套降糖操能加强神经内分泌系统对糖代谢的调节，促进胰岛素功能的恢复，增强组织对胰岛素的敏感性，提高肌肉等组织对葡萄糖的利用，从而降低血糖、减少尿糖，同时还可增强体质。但应避免在空腹时练习，以免引起低血糖(早饭后1小时为宜)。

爬行踢腿操

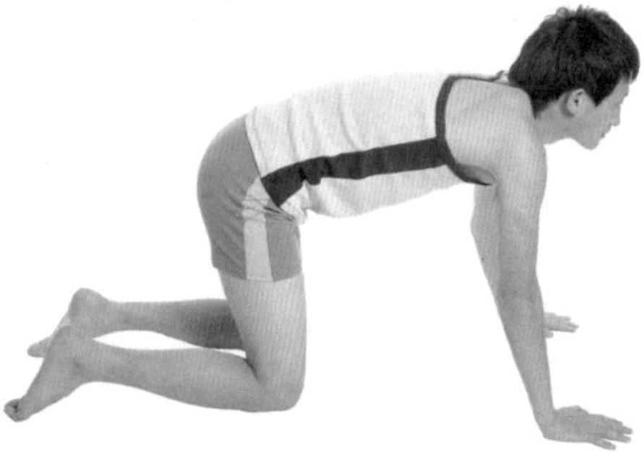

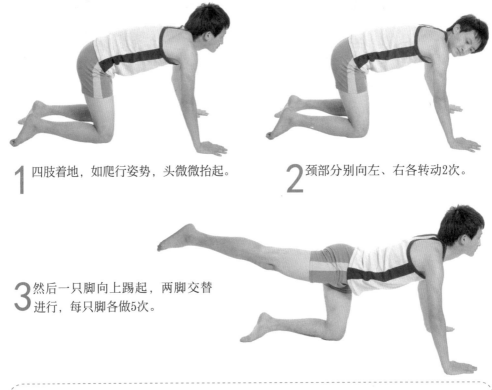

1 四肢着地，如爬行姿势，头微微抬起。

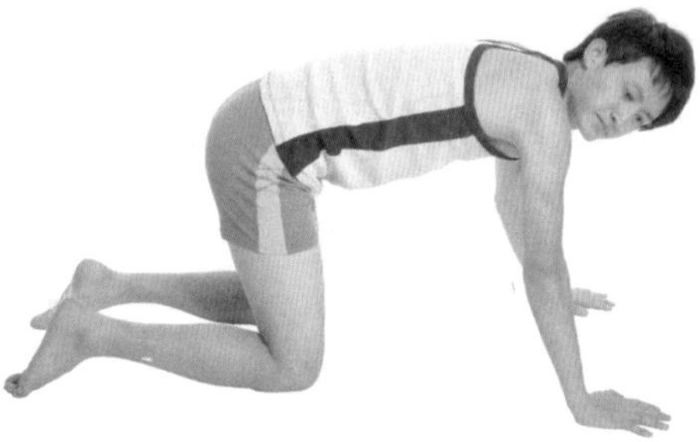

2 颈部分别向左、右各转动2次。

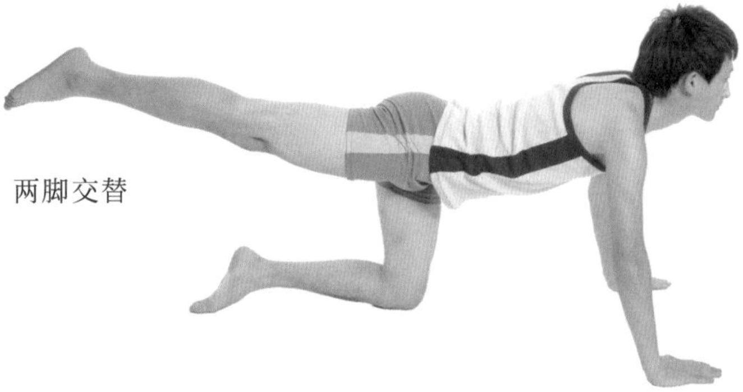

3 然后一只脚向上踢起，两脚交替进行，每只脚各做5次。

温馨提示

这一动作简单易学，对于改善全身的血液循环很有帮助，尤其将体重放在胳膊上，可以促进肩膀周围的血液循环，消除肩膀酸痛。此类运动消耗的能量比较大，对于老年糖尿病患者的康复非常有帮助。

不可忽视的日常保健

（1）糖尿病患者宜吃各种新鲜清淡蔬菜及豆制品；宜吃低脂肪饮食，尤宜食用植物油类；宜吃动物蛋白质和豆制蛋白质食品。

（2）糖尿病患者忌吃含糖多的糕点、饼干、蜜饯果脯、水果之物；忌吃辛辣刺激性食物；忌吃肥腻甘甜物品；忌吃炒爆香燥、温热助火食品；忌吸烟，饮酒。糖尿病患者还不宜饮热茶。

（3）有下列情况出现时，应到医院检查空腹及餐后2小时血糖，以确定是否患有糖尿病：食欲增强，体重反而下降，全身无力；顽固性腹泻，经久不愈；长疮长疖，反复发作，久治难愈；皮肤瘙痒或会阴部瘙痒。

肥胖症

运动是最好的减肥药

肥胖症是指人体脂肪堆积过多造成体重超出正常标准20%以上的一种特殊病症。超过理想体重20%～30%为轻度肥胖，大于30%～50%为中度肥胖，大于50%为重度肥胖。

导致肥胖症的原因比较复杂，有若干因素需要考虑，如遗传因素、饮食因素、生活习惯等，但进食能量多于人体消耗量而以脂肪形式储存体内为肥胖症的直接起因。肥胖症常伴有头身困重、短气、乏力、头晕、胸闷、心悸、水肿等症状。由于脂肪堆积，气血运行不利，易于引起冠心病、高血压、糖尿病、胆石症、痛风、脂肪肝等多种疾病。

肥胖症，在控制饮食的基础上合理进行运动是最好的防治措施。运动会增加能量的消耗，而且在运动结束后的数小时内，机体代谢活动处于较高水平，这样又额外消耗一些能量。随着一天天的运动，体内脂肪逐渐减少，体重也自然降下来了。

扭腰减肥操

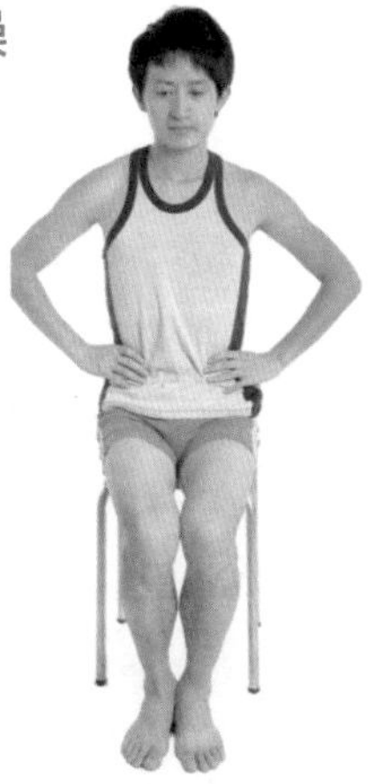

1 坐在椅子上，双手叉腰，两脚踩地。

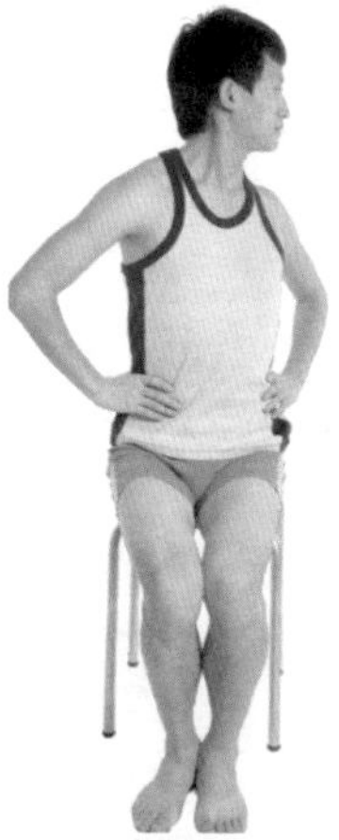

2 左右转动腰部至最大幅度，重复10～20次。

温馨提示

此操可强健腹部肌力和增加柔韧性，防止腰痛，对于去除腰腹部多余皮下脂肪和健美腰围颇见成效。

乌龟爬行操

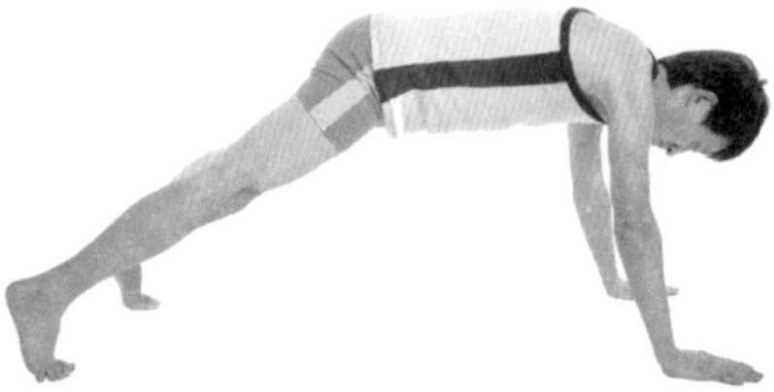

双手、双脚着地，腹部向下，腰部挺起，使躯干呈水平状态。然后分别向前、后、左、右四个方向学乌龟状爬行，每个方向各行走30秒钟。前进时手和脚要随身体一起移动。

温馨提示

这种动作需要一定的腰腹肌力量，经常锻炼可以去除腰腹部赘肉，锻炼腹肌力量。同时，对于肠胃功能较弱的人来说，经常练习还能够起到增进肠胃功能、促进消化的作用。

兔子跳跃操

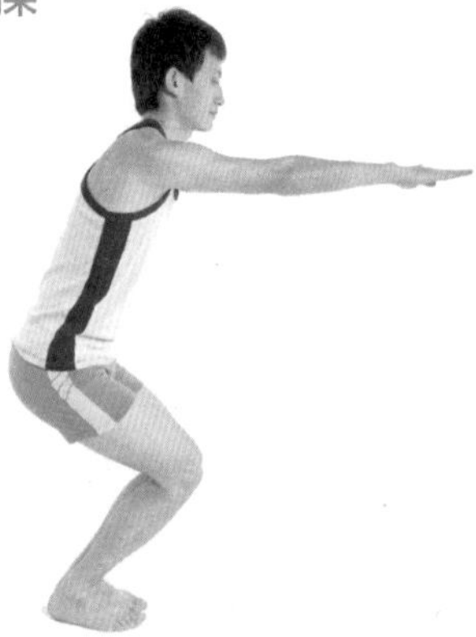

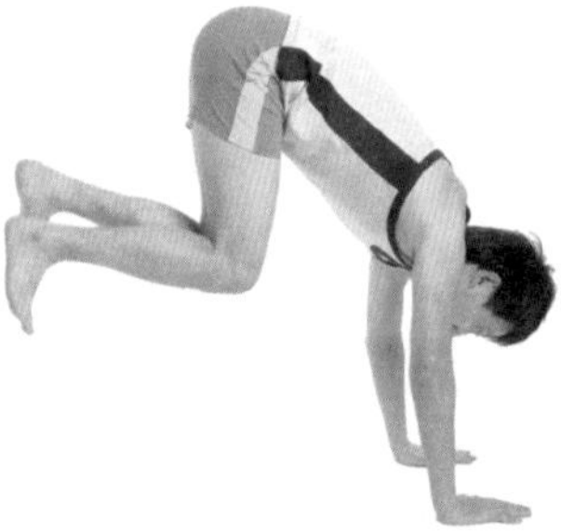

身体直立，两脚并拢，双手自然下垂于身体两侧。膝盖弯曲，双手平行伸出，与肩同宽，然后利用双膝的弹力，像兔子一样奋力向前跳跃，并尽量将腰部和双脚弹高。跃起落地时，要尽量使双手先着地，然后脚再着地。根据自己的情况重复动作数次。

温馨提示

坚持练习，可以明显消除臂部赘肉，同时还能够增强体力。需要注意的是，因为此动作运动量较大，故开始阶段每天做10次即可。练到动作熟练，体力充分后，可以尽量拱起腰背，抬高双脚，使双手在着地的瞬间，身体近于倒立的姿势，效果最佳。

鸟嘴开合操

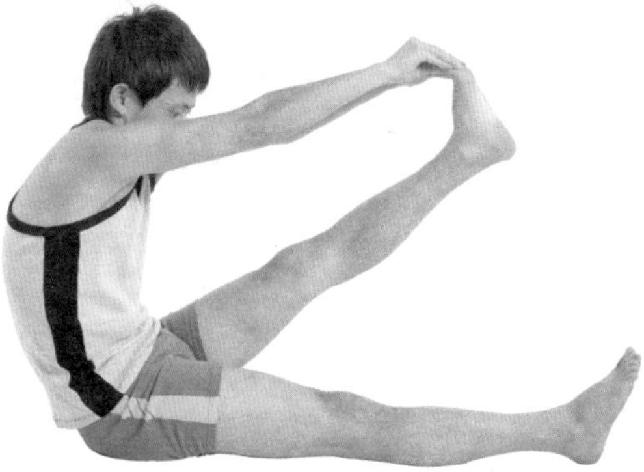

取坐姿，双脚向前伸直，用双手抓住一只脚的脚尖，然后尽力向上伸直、举高。另一只腿必须伸直，保持这种姿势约5秒钟。换另一只脚进行，左、右腿各做5～10次。

温馨提示

勤练此动作，具有促进全身血液循环、消除疲劳的效果，同时也能消除两腿的赘肉。

俯卧伸展操

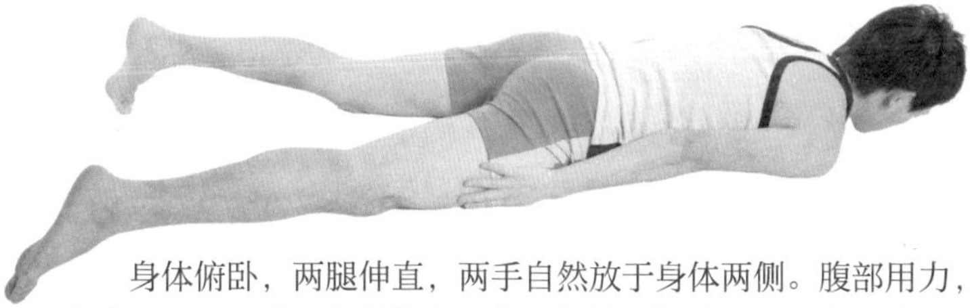

身体俯卧，两腿伸直，两手自然放于身体两侧。腹部用力，缓慢而有力地进行腹式呼吸；同时，左腿伸直，右腿与地面保持平行，向右分别来回平移3～5次。换左腿重复上面动作。

温馨提示

经常练习此伸展动作，可以有效锻炼腿部肌肉，改善腿部的血液循环，尤其对于从事长期站立工作的朋友来说，此动作可以缓解腿部的疲劳，而且还能够去除腿部赘肉，使双腿柔韧健美。

不可忽视的日常保健

（1）肥胖者的饮食应该遵循低脂肪、低热量。对于总能量的摄入，应适当低于正常摄入量，尤其脂肪的摄入量要严加限制。

（2）细嚼慢咽有利于减肥。“吃饱了”是人们停止进食的信号和标准，但这“饱”的感觉，是要由胃传导到大脑，再由大脑做出反应，整个过程是需要时间的；有些人进食速度太快，没等大脑将“饱”的感觉反馈出来，就已经将过量的食物倒进了胃中，此时大脑反馈出来的信息是“过量”，经常吃得过量的人就容易发胖。因此要养成细嚼慢咽的习惯。

痛 风

关节运动制服痛风

痛风是由于长期嘌呤代谢紊乱所致的一种疾病。发病年龄多在30岁以上，有家族遗传性。从嗜好上看，爱好吃肉者、贪酒者以及肥胖的人易发病。所以，有人称痛风是一种现代文明病。

关节痛是痛风最多见的症状，容易误诊为风湿性关节炎。急性发作时，最初多发生在足的拇趾关节，其次为踝、手、腕、膝、肘关节。发作时关节及其周围剧烈疼痛、局部红肿，活动受限。局部症状迅速加重，数小时内可达高峰，以至病人辗转反侧，疼痛难以忍受，可伴有发热。痛风是一种与生活密切相关的代谢性疾病，多因后天饮食中大量摄入富含嘌呤食物而诱发，它的发生与多食美味佳肴，营养过剩，长期饮酒有关。

运动对痛风的防治是有益的。运动可减少血栓的生成和降低血压，长期运动可使收缩压和舒张压下降5.03～9.98毫米汞柱。所以，运动还能延缓痛风慢性血管并发症的发生和发展。痛风病人应选择运动强度较小的有氧运动项目，如散步、步行、打太极拳、跳健身操、练气功、骑车及游泳等，其中以步行、骑车及游泳最为适宜。

关节运动操

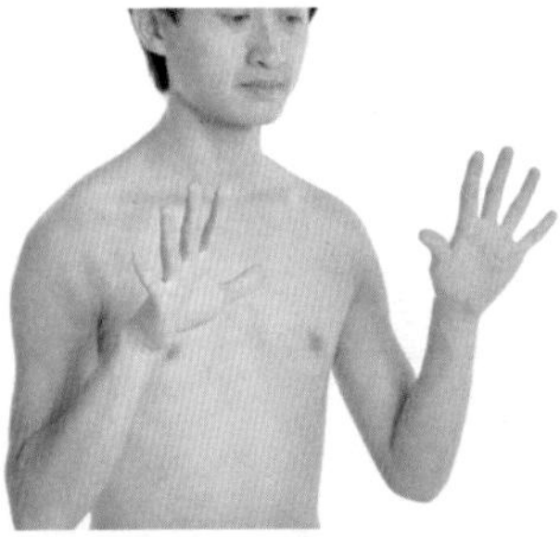

1 指关节：握拳，手指平伸，如此交替运动20～30次。手指平伸时可将手掌和手指平贴桌面，或两手用力合掌。

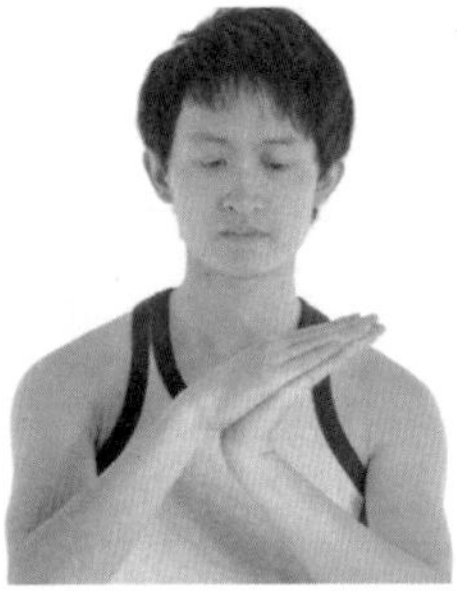

2 腕关节：两掌合十，反复交替用力向一侧弯曲，如此交替运动20～30次。

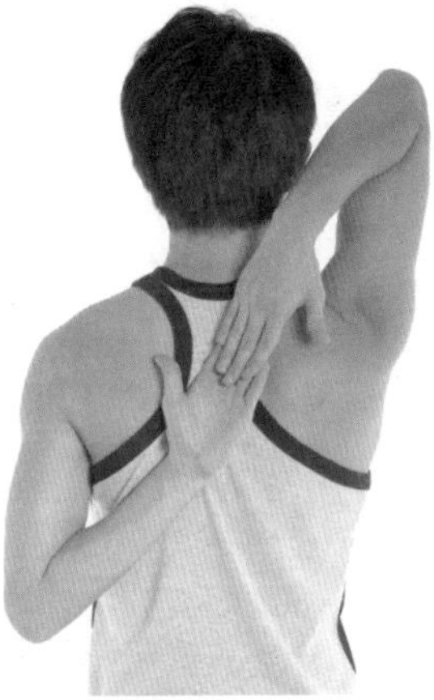

3 肩关节：左臂向后从颈旁伸向背部，手指触背，右臂也向后从腋下伸向背部，手指触背，尽量使两手手指在背部接触；还原后，再让右臂向后从颈旁伸向背部，手指触背，左臂也向后从腋下伸向背部，手指触背，尽量使两手手指在背部接触。如此反复20～30次。

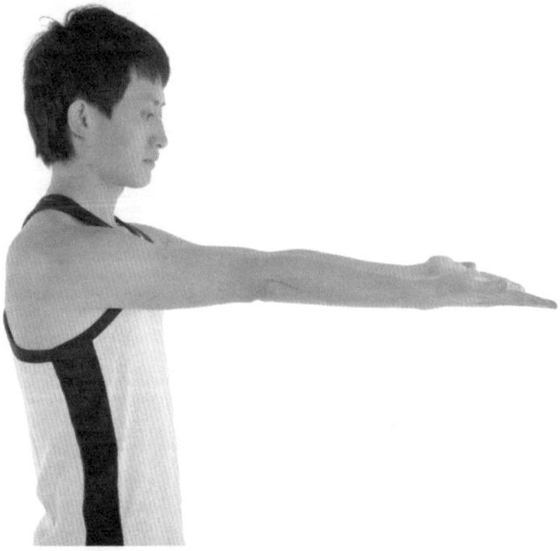

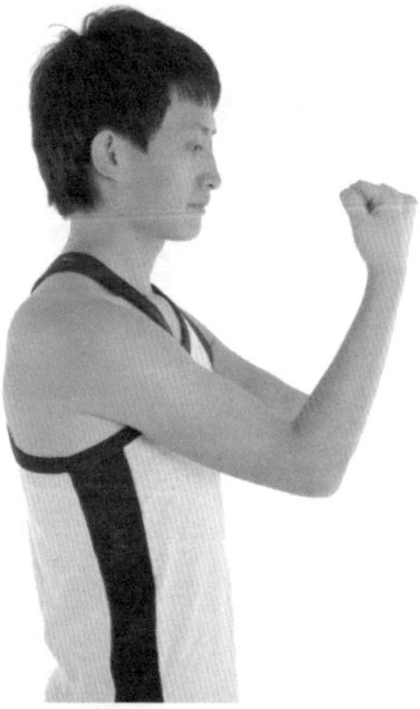

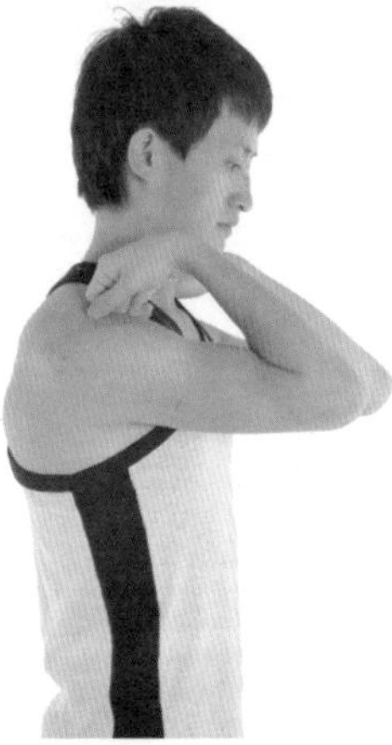

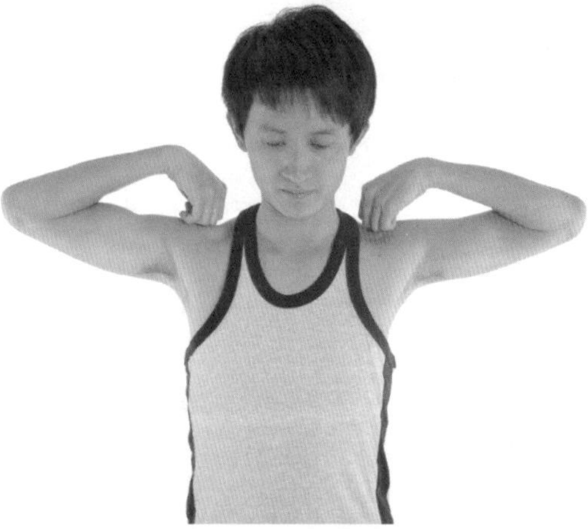

4 肘关节：两手掌向上，两臂向前平举，迅速握拳及弯曲肘部，努力使拳达肩，再迅速伸掌和伸肘，如此反复20～30次；然后两臂向两侧平举，迅速握拳及弯曲肘部，努力使拳达肩，再迅速伸掌和伸肘，如此反复20～30次。

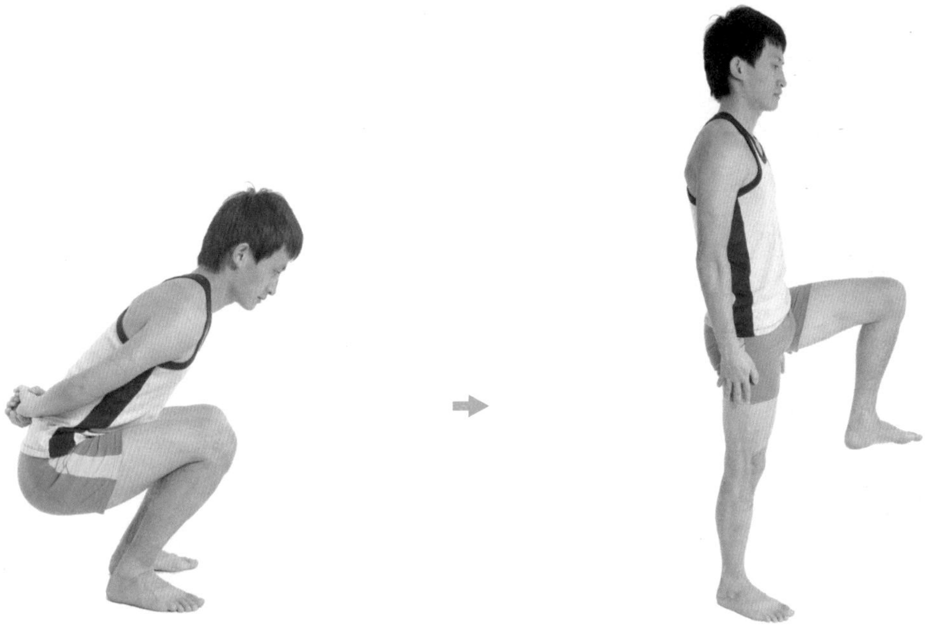

5 膝、髋关节：做下蹲运动与向前抬腿运动，每次活动10～15次。

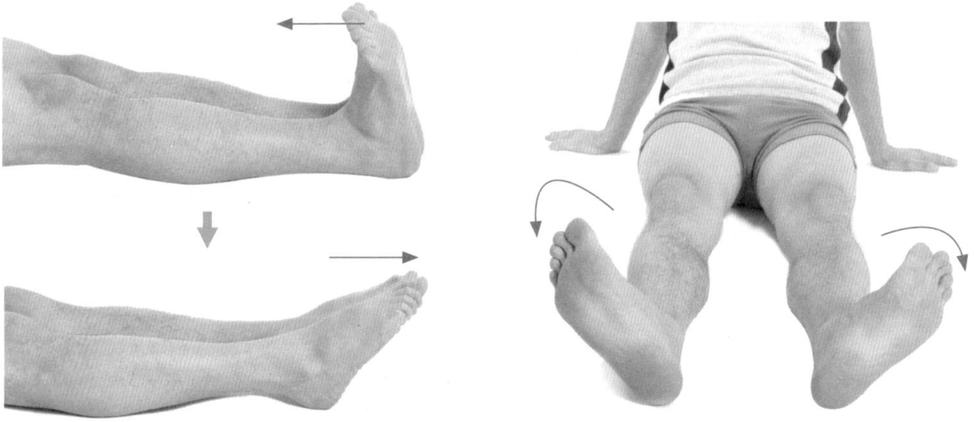

6 踝关节：取坐位，踝关节分别作屈伸及两侧旋转运动，每次活动20～30次。

温馨提示

治疗痛风时配合做些关节运动操，对病情的好转大有益处。

脚掌按摩操

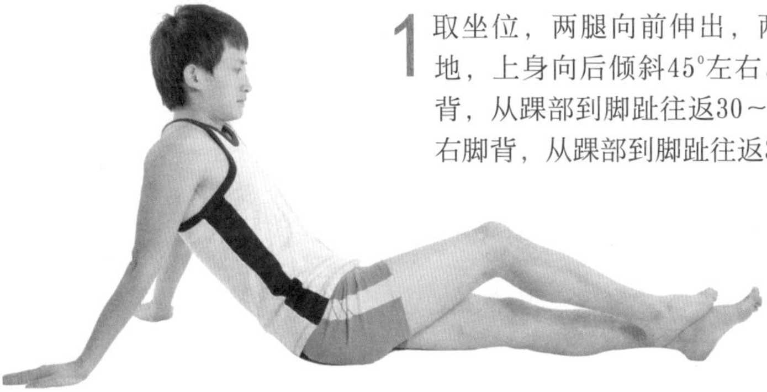

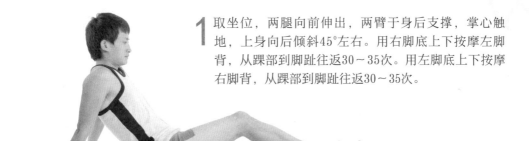

1 取坐位，两腿向前伸出，两臂于身后支撑，掌心触地，上身向后倾斜45°左右。用右脚底上下按摩左脚背，从踝部到脚趾往返30～35次。用左脚底上下按摩右脚背，从踝部到脚趾往返30～35次。

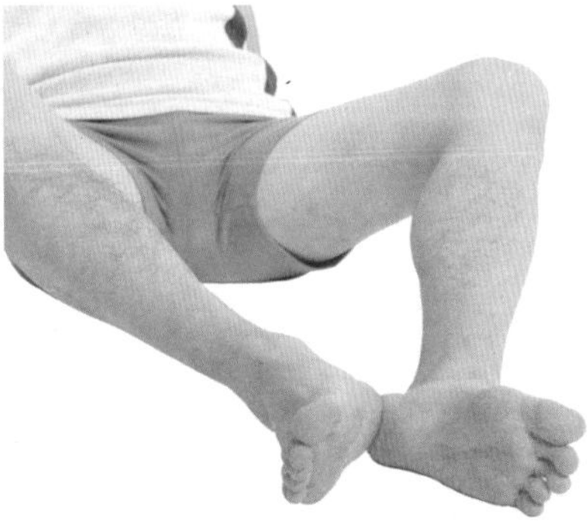

2 用右脚跟按摩左脚底，从脚跟到脚趾往返30～35次。用左脚跟按摩右脚底，从脚跟到脚趾往返30～35次。

温馨提示

此操能促进代谢，增强肌肉和骨骼健康，经常练习可有效缓解痛风。这一练习任何时间均可进行，但临睡前进行最为有效。

抬腿抱膝操

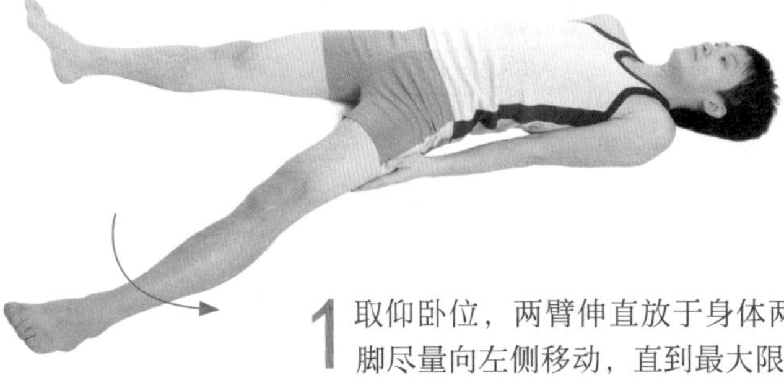

1 取仰卧位，两臂伸直放于身体两侧，两腿伸直分开。左脚尽量向左侧移动，直到最大限度，调匀呼吸。

2 右腿向上抬起，同时两手上伸，头部随之上抬，两手抱住右膝，膝盖尽量向胸部靠拢，保持此姿势，深深吸一口气，然后憋住。

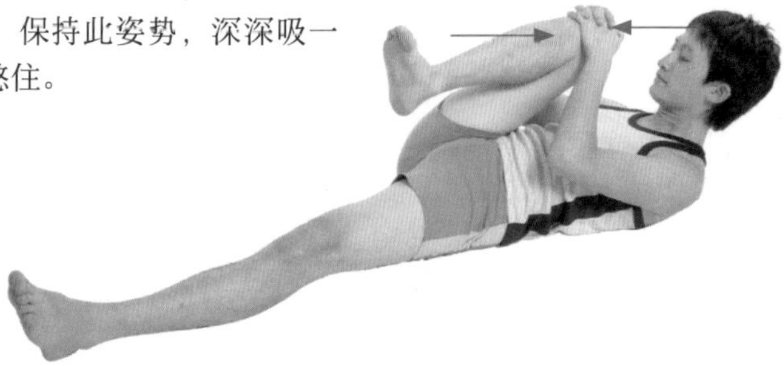

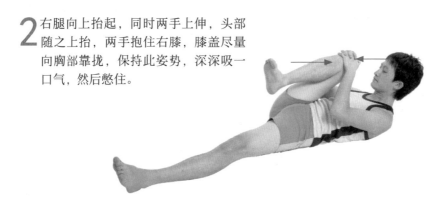

3 当气憋不住时，两手放下，呼气，右腿也慢慢放下，身体恢复到起始位。保持此姿势10秒钟。换右脚尽量向右侧移动，左腿向上抬起，重复右腿动作。

温馨提示

此操可增强肾脏功能，促进尿酸的排泄，能有效缓解痛风症状。

不可忽视的日常保健

(1) 痛风患者要控制饮食。在饮食上除了多吃一些蔬菜之外，还要多吃一些桃、杏、梨、香蕉、苹果、柑橘、葡萄、海藻等含“嘌呤”低的碱性食物。鸡蛋、牛奶、植物油、香肠、火腿、腊肉等食物因含嘌呤少，可以适量食用。蛇粉、露蜂房等药食兼用之品可经常服食。

(2) 血尿酸偏高者和痛风患者要多喝白开水，少喝肉汤、鱼汤、鸡汤、火锅汤等。多饮白开水可以稀释尿酸，加速排泄，使尿酸水平下降。汤中含有大量嘌呤成分，饮后不但不能稀释尿酸，反而会导致尿酸增高。

(3) 痛风患者忌食动物内脏、动物血、肉类、家禽、乌类等酸性的高嘌呤食物，少吃海参、海鱼、紫菜、虾、蟹、鱿鱼、墨鱼等海鲜、河鲜。少吃盐，每天应该限制在2克～5克以内。少用强烈刺激的调味品或香料。少吃火锅。调查证明，涮一次火锅比一顿正餐摄入嘌呤量高10倍，甚至数十倍。痛风患者要绝对忌酒。

(4) 保持理想体重。超重或肥胖就应该减轻体重。痛风常并发糖尿病、冠心病、高血压及高脂血症，一般认为痛风与其无直接的因果关系，肥胖则是它们的共同因素，降低体重常可使痛风、糖尿病、高血压及高脂血症都得到控制。不过，减轻体重应循序渐进，否则容易导致酮症或痛风急性发作。

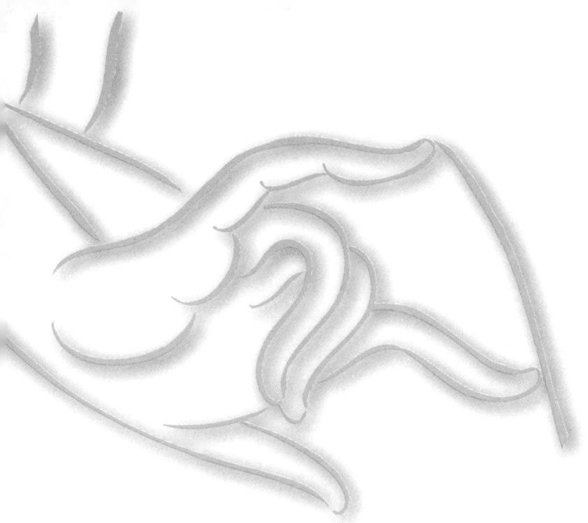

【第六章】神经系统疾病的疗法

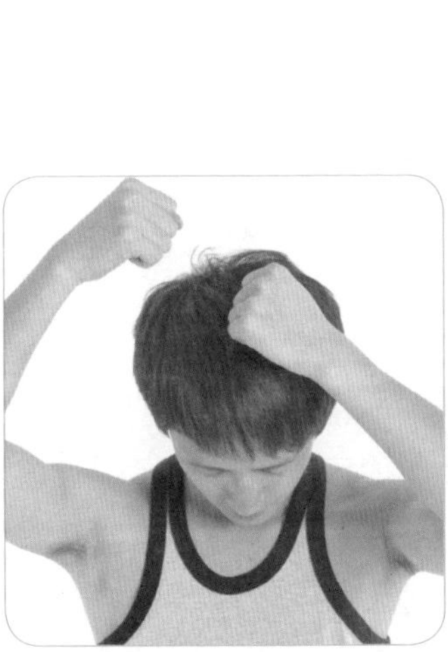
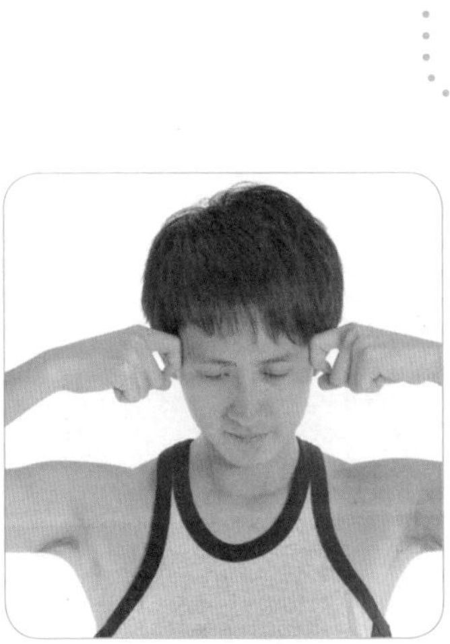
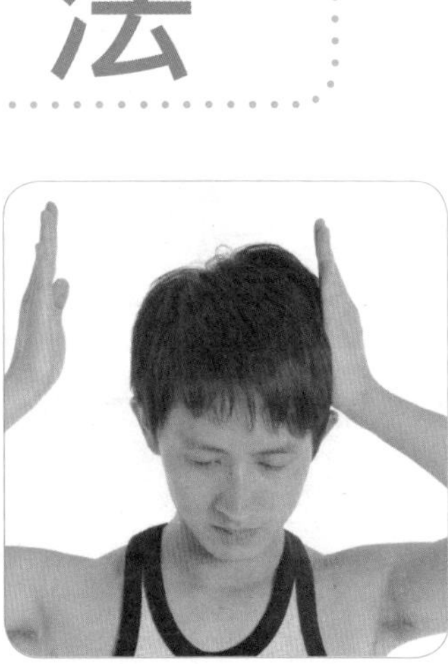

头 痛

局部运动向头痛说再见

头痛可能是一种疾病的信号，如果不重视，形成顽固性头痛，则会导致记忆力减退、失眠、健忘、偏食、厌食、身体偏瘦、血压偏低、阳痿、早泄、性欲低下等问题，女性甚至还会导致月经失调。尤其是对于老年人来说，头痛常常预示着一些器质性疾病的发生，如不及时治疗，可能会危及生命。

对于头痛的治疗与预防，除了要注意避免更多外在环境因素的影响以及进行必要的药物和情绪治疗外，通过某些运动也可以起到很好地预防和改善作用。但若头痛剧烈，切勿运动，以免情况更糟，尤其是偏头痛病人。

局部运动操

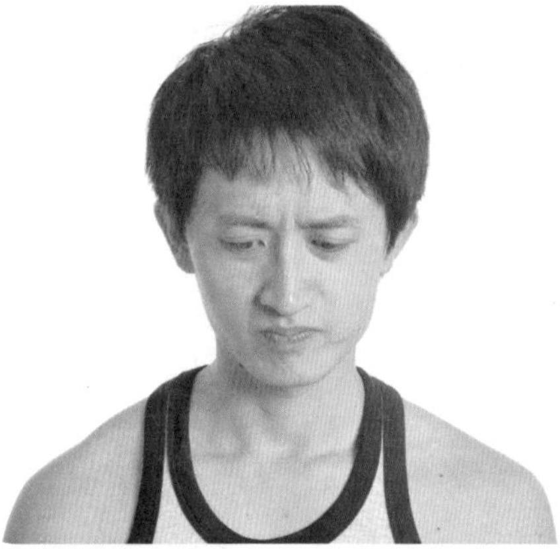

1 挤眉。用力皱眉至极限，保持10～30秒，然后放松，间歇30秒后重复皱眉动作，每次5～10遍，每天2～3次。

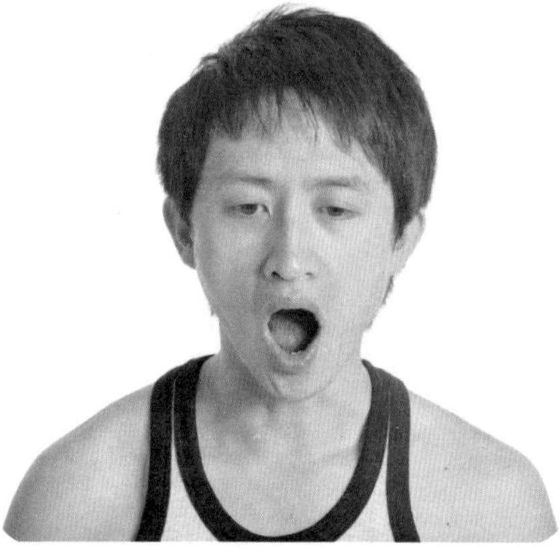

2 张嘴。用力张嘴至极限，保持10～30秒，然后放松，间歇30秒后重复张嘴动作，每次5～10遍，每天2～3次。

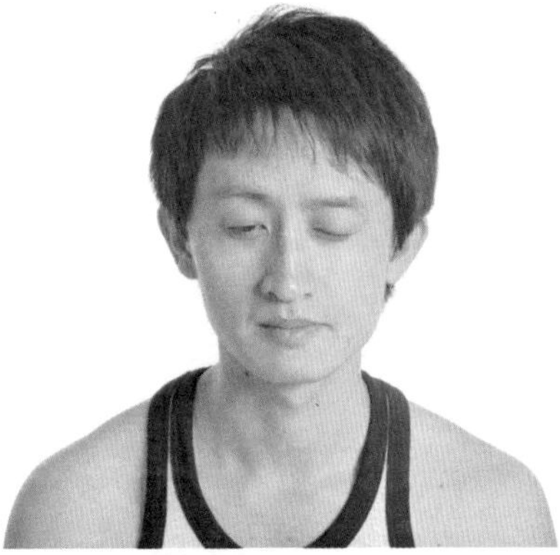

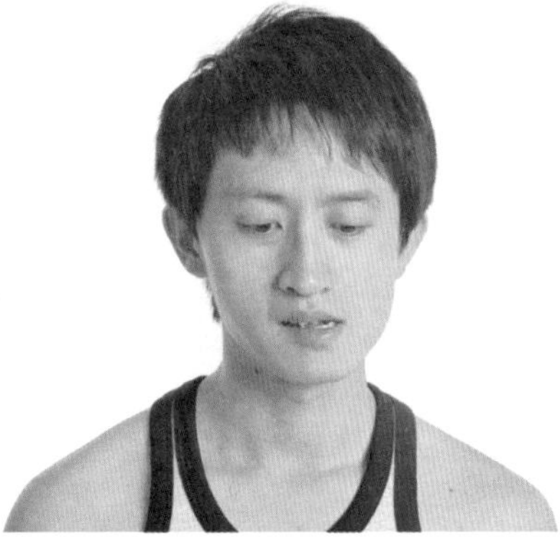

3 眯眼。用力眯上双眼，保持10～30秒，然后放松，用力眯上右眼，保持10～30秒，然后放松；眯上左眼，保持10～30秒，然后放松。每次5～10遍，每天2～3次。

4 移动下颚。嘴巴微张，左右移动下颚，每次10～30遍，每天2～3次。

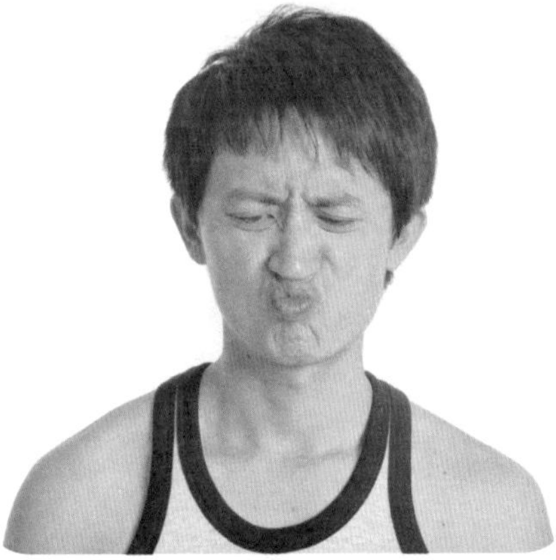

5 皱鼻。用力将鼻子向上挤，像闻到恶臭一样，保持10～30秒，然后放松，间歇30秒后重复皱鼻动作，每次5～10遍，每天2～3次。

温馨提示

这套局部运动操对付头痛很有效果，它是专为脸部及头皮设计的，可以帮助我们松弛这些部位的肌肉，并使我们在初见头痛的征兆时，采取控制行动。

白蛇吐信

身体直立，两脚分开，与肩同宽，双手叉腰；头颈前伸，转向左前下方，同时吸气，双目注视左前下方约2米处，如白蛇状吐出舌头窥视远方。还原，同时呼气。头部转向右前下方，吸气，双目注视右前下方约2米处，吐出舌头。还原，同时呼气，意似真气从口中吐出。重复以上动作，连续做15～30次。

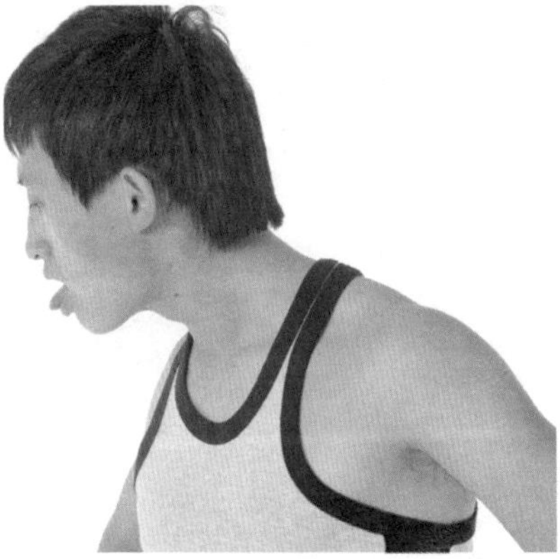

温馨提示

此动作可以使人的头、颈在伸缩活动中得到锻炼，缓解头晕、颈部酸麻等症状。但要注意的是，在练习时要保持上身和腰部不动，不可前俯后仰，左右倾斜；头、颈在伸出时也要稍微用力，这样才能起到锻炼的效果。

舒展头颈操

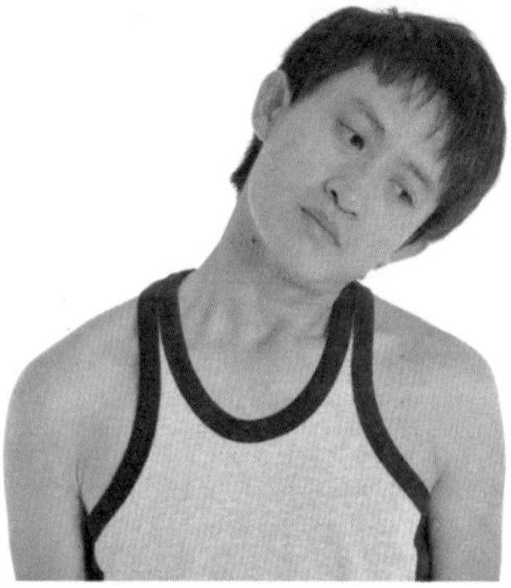

1 站立，将头部尽量贴向左侧，用耳触肩，慢慢地、大幅度地伸展颈肩肌肉。然后将头部尽量贴向右侧，做同样的动作，每天练习2～3次，每次10分钟。

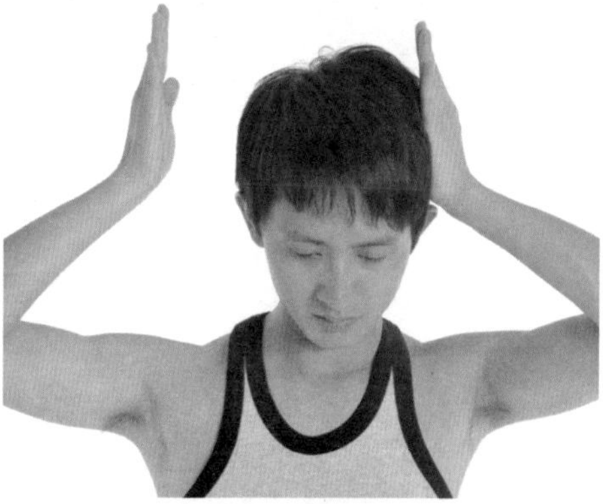

2 用左右手心相互推撞头部，进行有节奏地压迫性按摩，连续按摩20～30次。

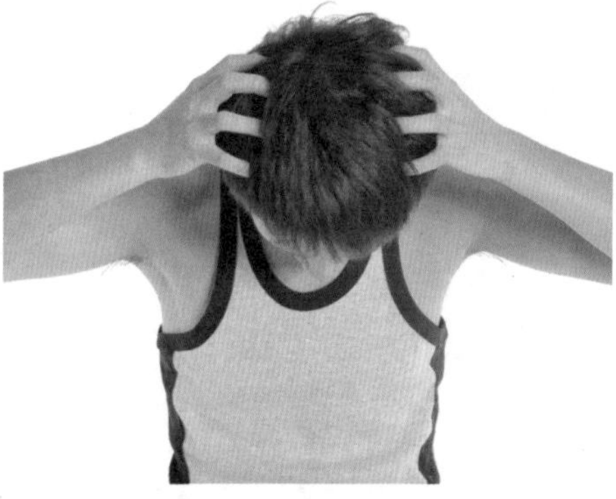

3 双手手指伸直，在头发上做滑行般的抓捏动作，连续做20～30次。

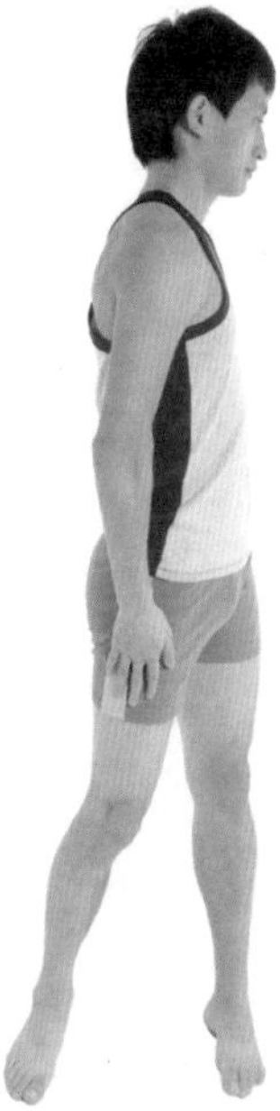

4 双肩前后缓慢地大幅度旋转，旋转时要保持下颌收紧，连续旋转15～20次。

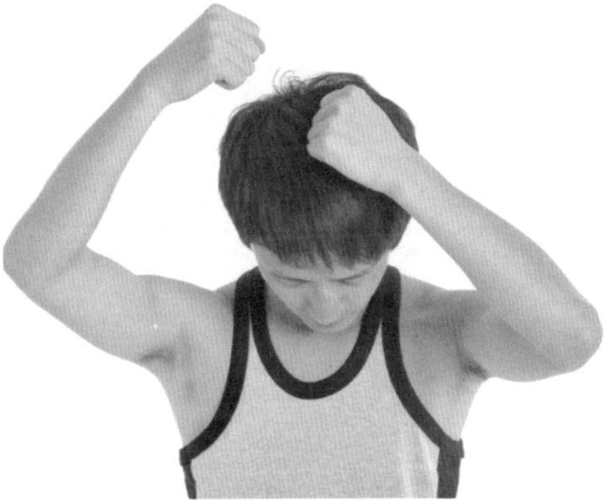

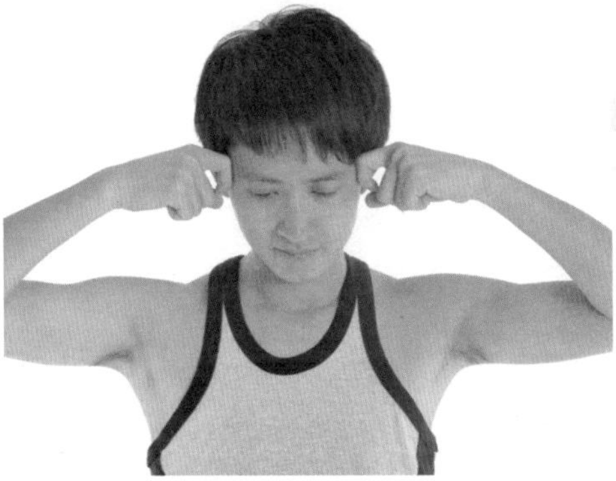

5 双手轻握拳，然后，以自己能承受的力度叩击头顶部，连续叩击20～30次。

6 将两手的示指弯曲成弓形，在两侧的太阳穴以顺时针的方向同时做旋转按摩3～5分钟。

温馨提示

许多人由于经常处于精神持续性紧张状态，结果在不知不觉中“染上”了慢性头痛症。这种头痛往往是肌肉收缩性头痛。因此，用这种舒展头颈部肌肉、畅通血液的体操来缓解是很有效的。

不可忽视的日常保健

（1）避免嘈杂的环境和过度用脑。过多噪音和用脑过度是引发紧张性头痛的常见原因。

（2）开车时不要吸烟。在封闭的车内吸烟，会使人加倍地吸入一氧化碳。这种气体对脑部的血液流通有负面影响，很容易引起头痛。

（3）注意饮食。平时要多吃含镁食物，研究发现，偏头痛患者血液中镁的含量极低。含镁食物较多的有豆类、香蕉、海产品、坚果等，还有非柑橘类水果如无花果等，绿色蔬菜有青花菜、菠菜等。平时还要少吃容易诱发头痛的食物，专家统计出容易诱发头痛的食物排行分别是：巧克力，酒精饮料、生乳制品、柠檬汁、奶酪、红酒。此外，各种火腿肠、罐头、冷藏食品、腌制食品、咸鱼也容易引起头痛。

（4）准时用餐。省略或延迟用餐都有可能会引起头痛。错过一餐，会引起肌肉紧绷，当血糖因缺乏食物而降低时，脑部的血管会收缩。当我们再度进食时，会使这些血管扩张进而引发头痛。

面 瘫

面部保健操轻松对付面瘫

面瘫也称面神经麻痹，俗称“歪嘴巴”、“歪歪嘴”、“吊线风”、“吊斜风”、“面神经炎”、“歪嘴风”等，它是一种常见病、多发病，而且不受年龄限制。患者面部往往连最基本的抬眉、闭眼、鼓腮等动作都无法完成。在冬季及冬春之交气候变化无常、忽冷忽热的时节最容易发病。

面瘫的病因有很多，大多数患者是因为面部长时间受过冷刺激，造成面部经络气血阻滞不通，面神经因缺血而麻痹，受面神经支配的面部表情肌就会因营养不足而出现功能障碍，导致面瘫。除此之外，心理因素也是引发面瘫的重要因素之一。

适当的运动也是防治面瘫的有效办法之一。运动可以提高人体正气，“正气存内，邪不可干”，人体内正气旺盛，风邪不易侵入。恢复后仍需注意劳逸结合，多做按摩等舒缓的运动。

面部保健操

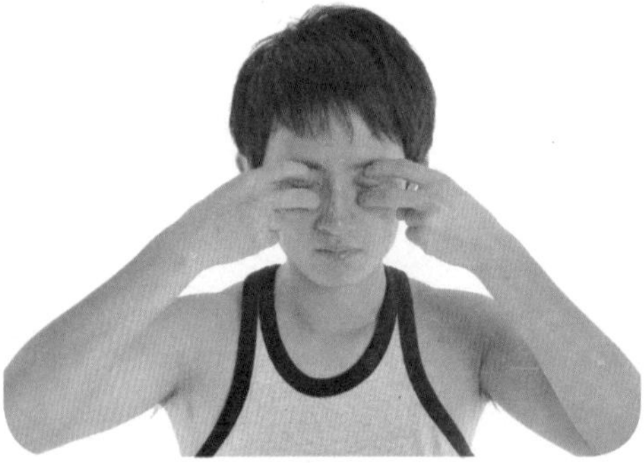

1 用两手示指及中指的指端，分别从眼内眦向外均衡刮上下眼睑各30～50次，然后轻揉眼皮20～30圈。

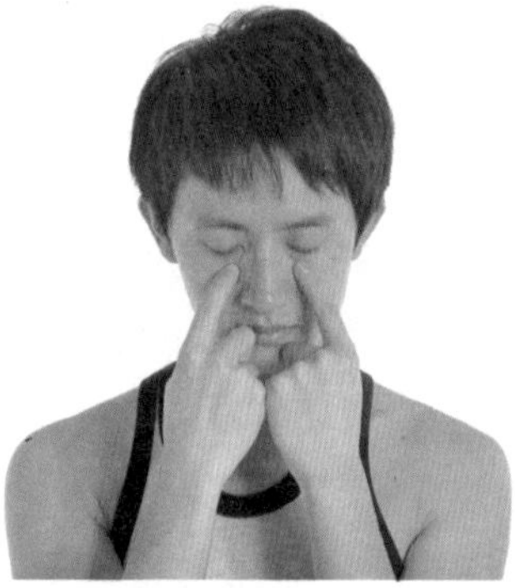

2 以示指指端点捻四白穴，该穴在眶下孔凹陷处，瞳孔直下，边捻边渐施压力。持续1～2分钟。

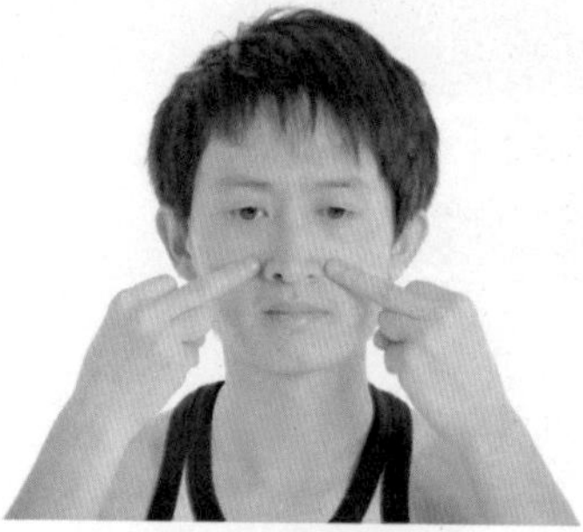

3 用两手中指指端，分别从鼻根两侧向下擦至鼻翼两旁迎香穴30～50次，并在该穴处轻按揉1～2分钟。指端按压由轻渐重。

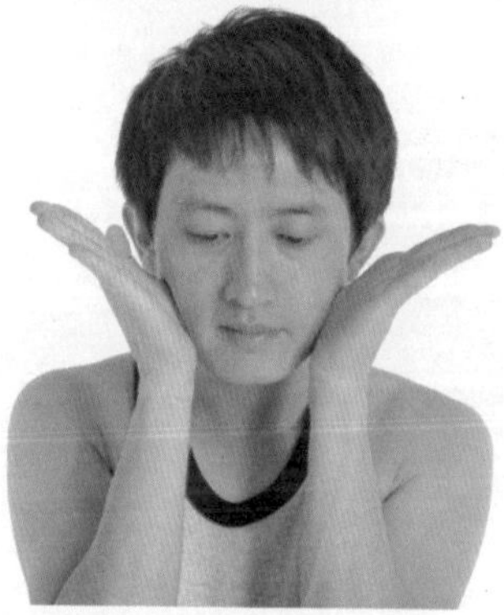

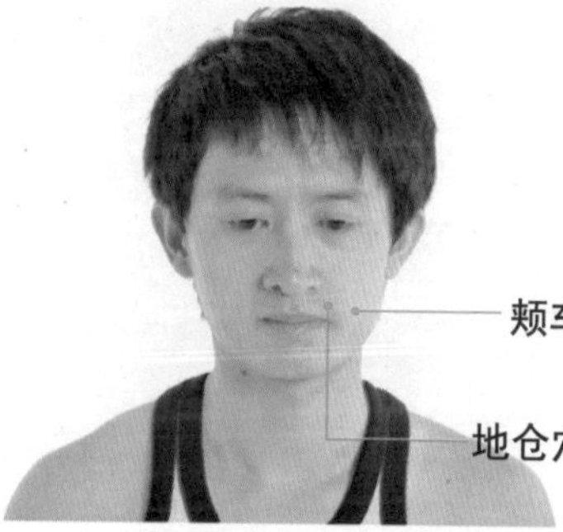

4 用同侧手的大鱼肌紧贴病侧颊车穴（咀嚼肌），边揉边移至地仓穴（口角旁开0.4寸），往返30～50次。

表情肌康复训练操

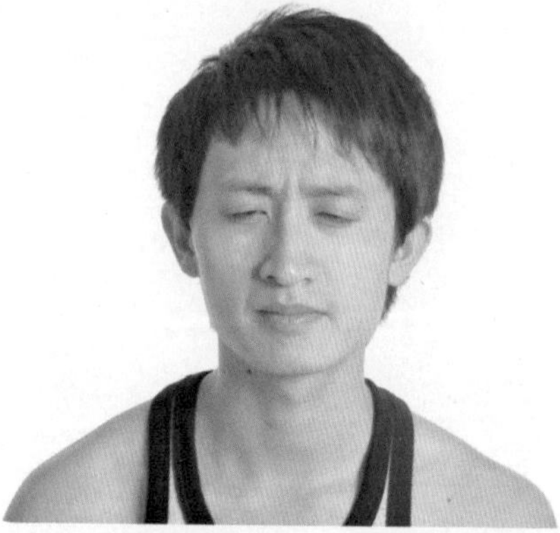

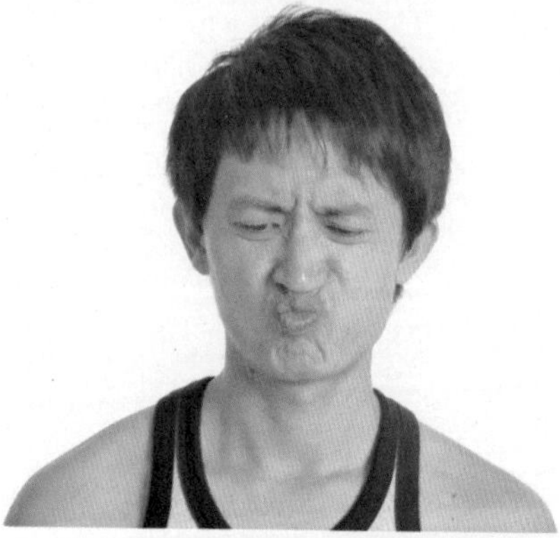

1 闭眼训练。刚开始时轻轻地闭眼，两眼同时闭合10～20次，如不能完全闭合，可用示指的指腹沿着眼眶下缘轻轻地按摩一下，然后再用力闭眼10～20次。

2 耸鼻训练。耸鼻运动主要靠提上唇肌及压鼻肌的运动收缩来完成。在训练时应注意往鼻子方向用力。

3 示齿训练。示齿动作主要是依靠颧大肌、颧小肌、提口角肌及笑肌的收缩来完成。患者口角同时向两侧运动，避免只向一侧用力。

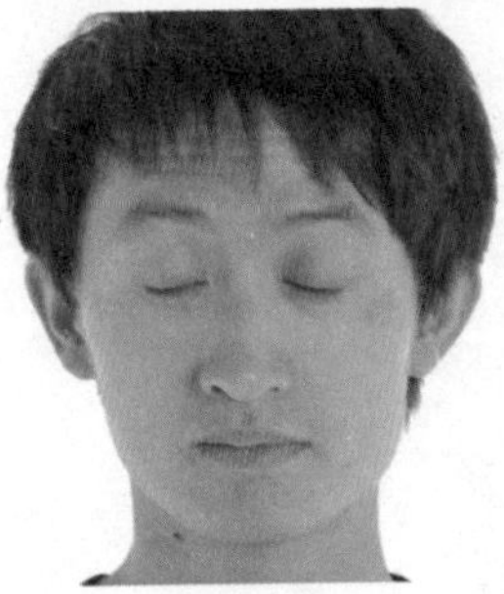

4 抬眉训练。同时将两边的眉毛抬起，再放下，连续做10～20次。

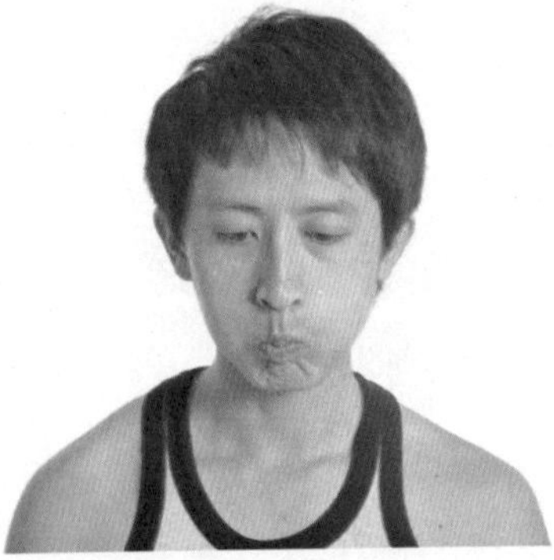

5 鼓腮训练。鼓腮训练有助于口轮匝肌及颊肌运动功能的恢复。鼓腮时，用手上下捏住患侧口轮匝肌进行鼓腮。此方法有助于防治上唇方肌挛缩。

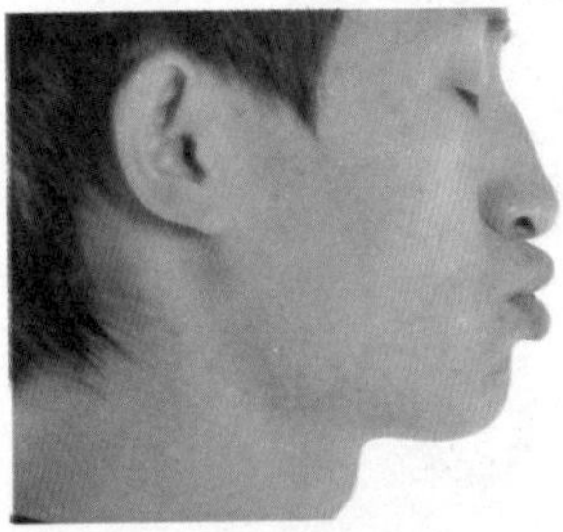

6 努嘴训练。进行此训练时，用力收缩口唇并向前努嘴，努嘴时要用力。进行努嘴训练时同时训练了提上唇肌、下唇方肌及颊肌的运动功能。

温馨提示

如果患者面部表情肌能运动后，进行有效的表情肌康复训练，可促进整个面部表情肌运动功能恢复正常。在训练时应根据患者的不同症状选择以上训练方法，每日训练2～3次，每个动作训练10～20次。

不可忽视的日常保健

（1）注意防寒。尤其是在冬春交替季节，要根据气候避免寒风长久拂面，开空调以及坐汽车时切忌直接吹风。

（2）生活有规律。不吸烟，少饮酒；注意保持闲适、足够的睡眠时间；减少光源刺激，如电视、电脑、紫外线等。

（3）注意饮食。要多吃新鲜蔬菜、豆类和豆类制品，以及瘦肉、玉米、南瓜、洋葱、山楂、大枣、海带、黄瓜、苦瓜、冬瓜、丝瓜、甜瓜、香蕉等；忌吃辛辣、刺激的食物。

失 眠

常做运动让睡眠变得很简单

由于生活节奏加快，压力负担过重，长时间处于精神紧张状态等原因，平时又没有养成体育锻炼的意识和习惯，导致失眠现象相当普遍。有的人每晚都通宵不眠，在床上辗转反复；有的人夜间睡眠减少，常常凌晨2～3点醒来后，就再也无法入睡；有的人睡眠倒置，白天呼呼大睡，可是到了晚上却不能入睡。失眠已经严重地影响了人们的工作、学习和身体健康。

对于失眠，运动锻炼才是根治的最佳方法。运动不仅可使人体各组织器官功能增强，提高人对环境的适应能力和耐受力，增强对疾病的抵抗力，提高工作效率，起到保健作用，还能调节神经、精神状态和改善情绪，从而改善睡眠。

适当运动，如篮球、排球、乒乓球、康乐球以及游泳、健美操、太极拳、跑步、竞走等。长期坚持这些运动对于改善睡眠会起到良好的疗效。

头部按摩操

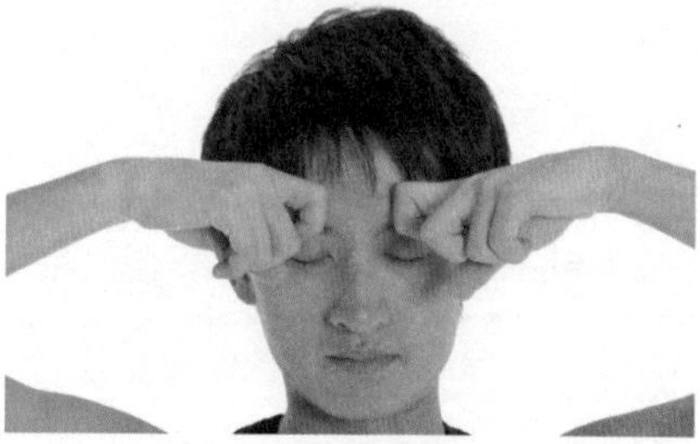

1 抹额：两手指屈成弓状，第二指节的内侧面紧贴印堂，由眉间向前额两侧抹30～40次。

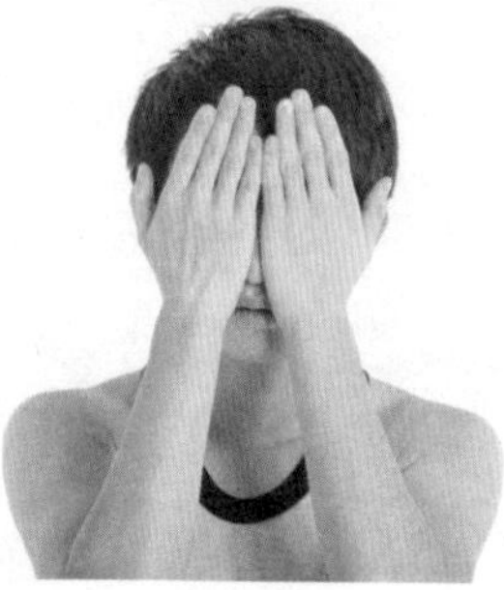

2 浴面：两手搓热，两掌心紧贴前额，用力向下摩擦至下颌，连续做10～15次。

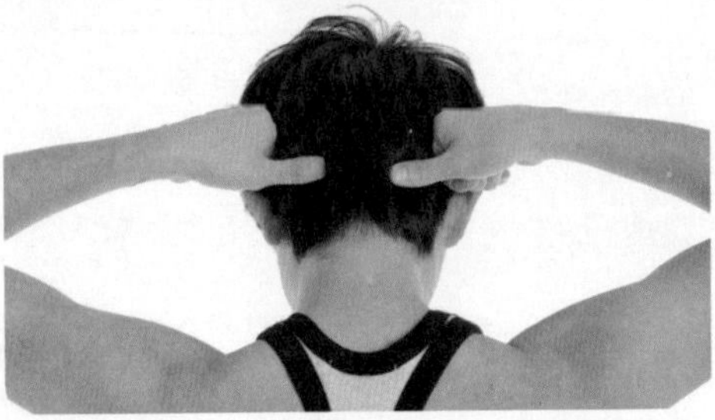

3 揉风池：两手拇指指腹紧按两侧风池穴，用力旋转按揉几下，随后按揉脑后20～30次，以有酸胀感为宜。

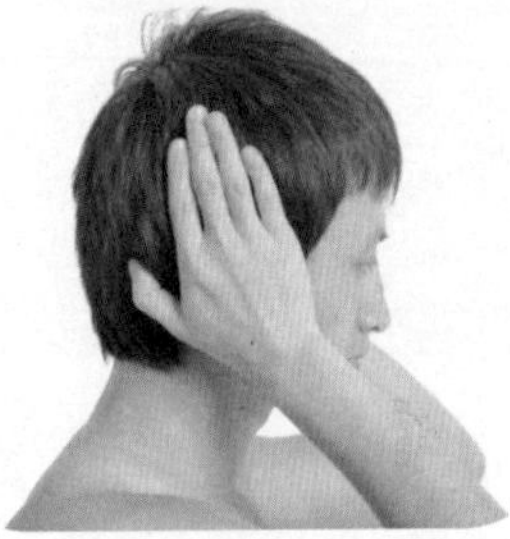

4 摩耳郭：两手搓热，两掌心各紧贴耳部，同时旋转按揉20～30圈。

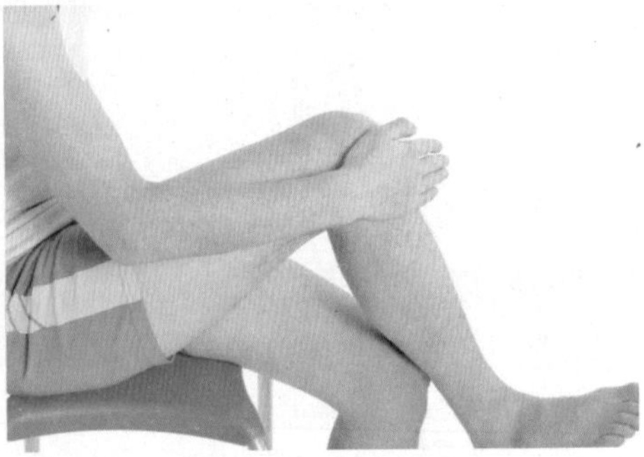

5 拍足三里：用两手手掌拍打膝盖骨外侧10厘米处（即胫骨、腓骨间）的足三里穴，拍打至有酸麻胀感觉即可。

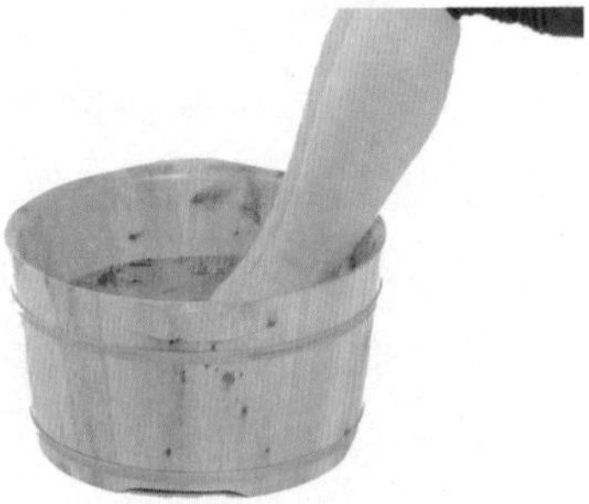

6 泡足踏石：找一些小鹅卵石铺于水盆底，然后倒入开水，待水温热时，双脚放于盆中泡20分钟。每晚睡前泡一次，长久坚持。

温馨提示

这几种动作简单易学、行之有效，每天认真做一做，一定会帮助我们快速入睡。

自我按摩操

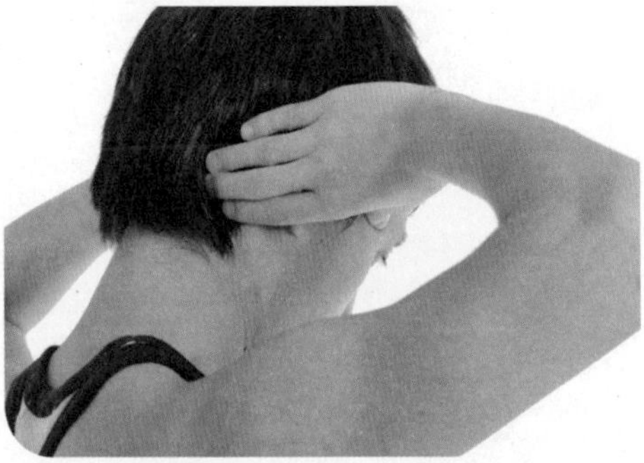

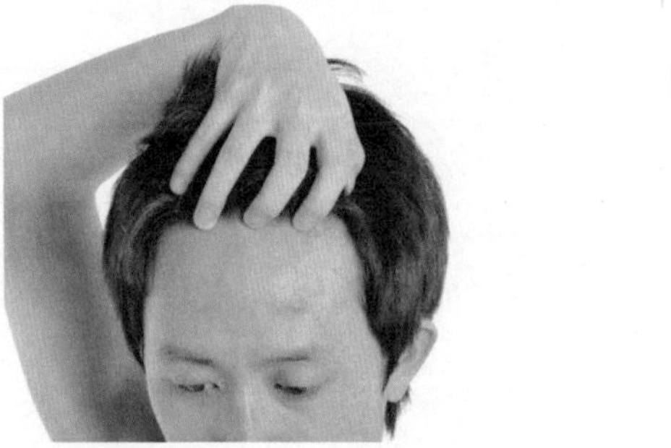

1 双手拇指分别抵于两侧太阳穴，其余四指推擦脑后部风池穴至颈部两侧，重复2遍后，以双手拇指点按百会穴。

2 取坐位，右手五指分别置于头部督脉、膀胱经及胆经上，从前发际推向后发际，推擦6～8次。

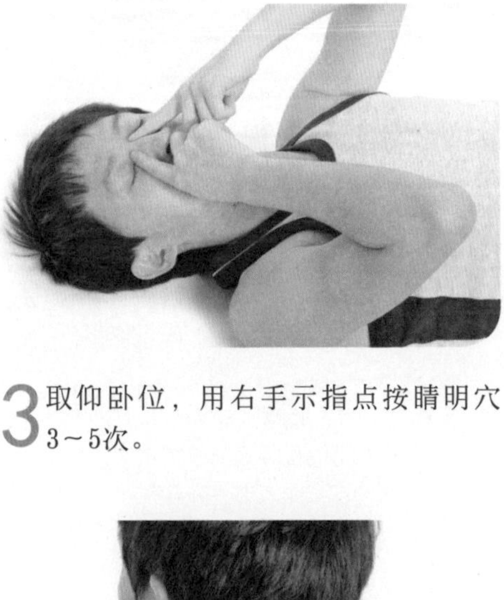

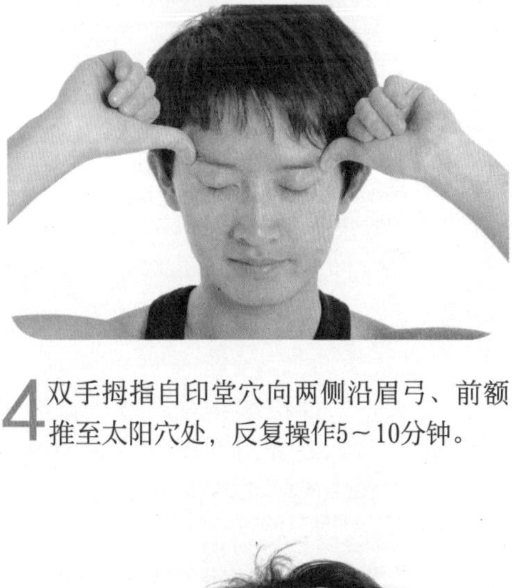

3 取仰卧位，用右手示指点按睛明穴3～5次。

4 双手拇指自印堂穴向两侧沿眉弓、前额推至太阳穴处，反复操作5～10分钟。

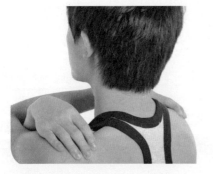

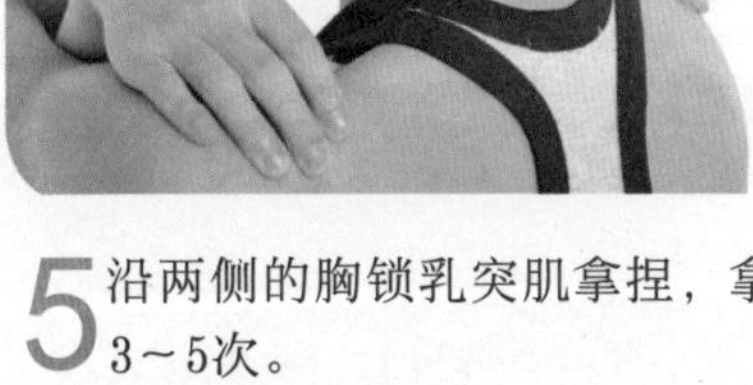

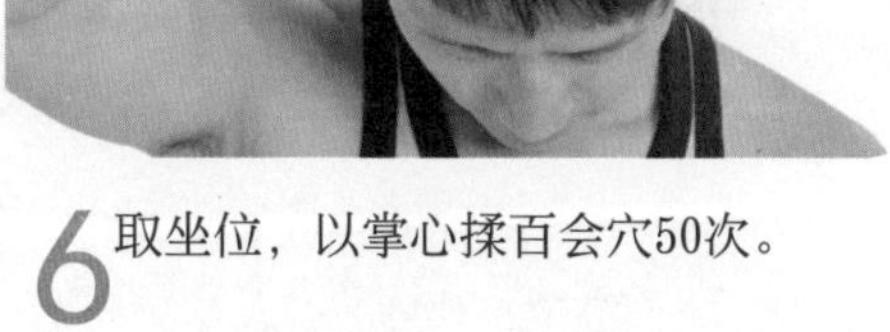

5 沿两侧的胸锁乳突肌拿捏，拿肩井穴3～5次。

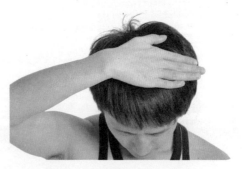

6 取坐位，以掌心揉百会穴50次。

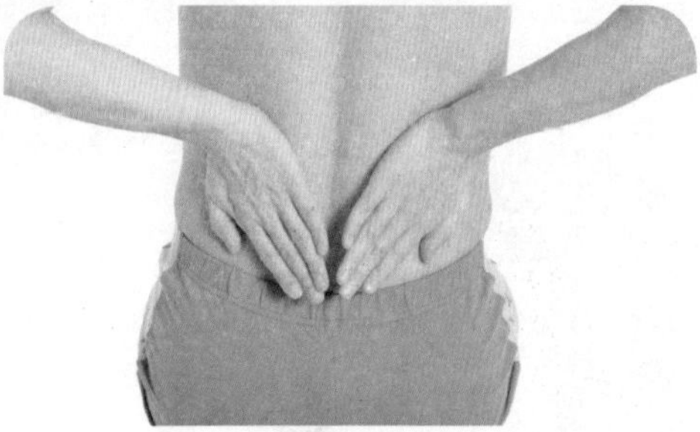

7 擦拭肾俞穴50次。

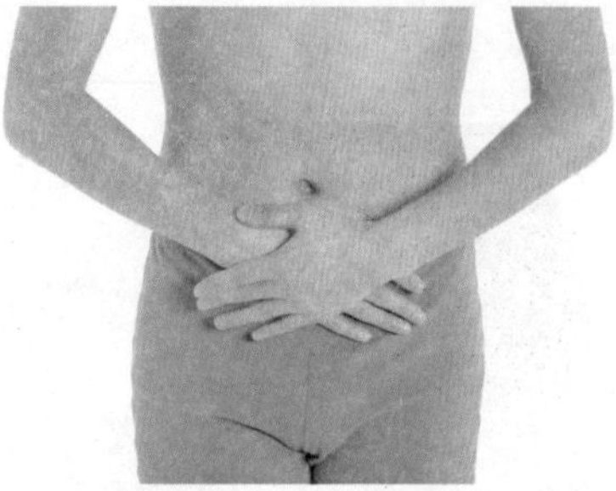

8 摩脐下气海穴50次。

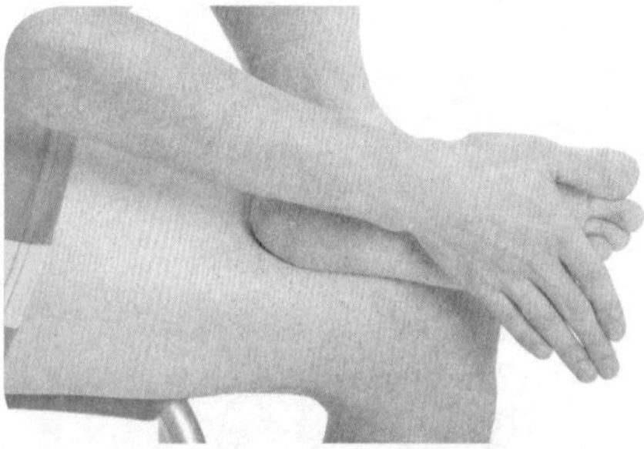

9 擦涌泉穴100次。

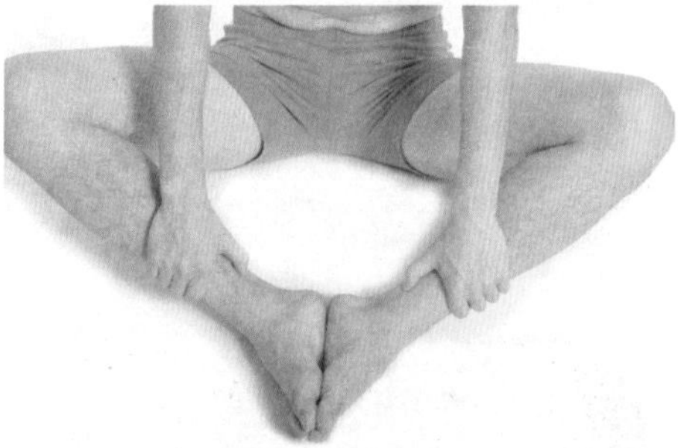

10 揉按足三里、三阴交二穴各50次。

温馨提示

上述穴位按摩操对于防治失眠有很好的效果。但要注意的是，进行穴位按摩时，不宜用叩砸、提弹等兴奋手法，应采用有镇静安神作用的缓慢轻柔的表面按摩或深部按摩。

床上运动操

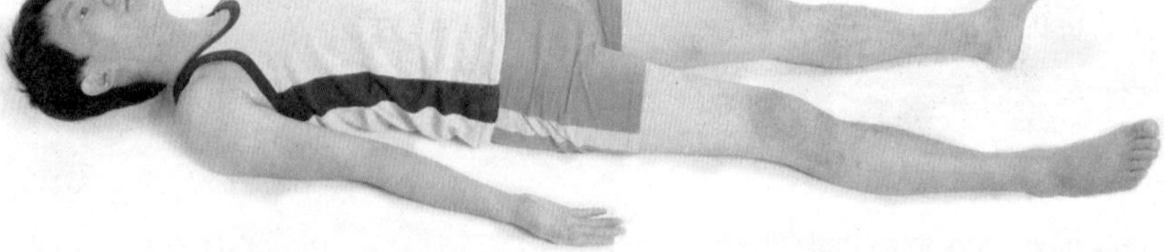

1 取仰卧位，两脚分开，与肩同宽，两手放于体侧伸直，手掌向上，全身放松。

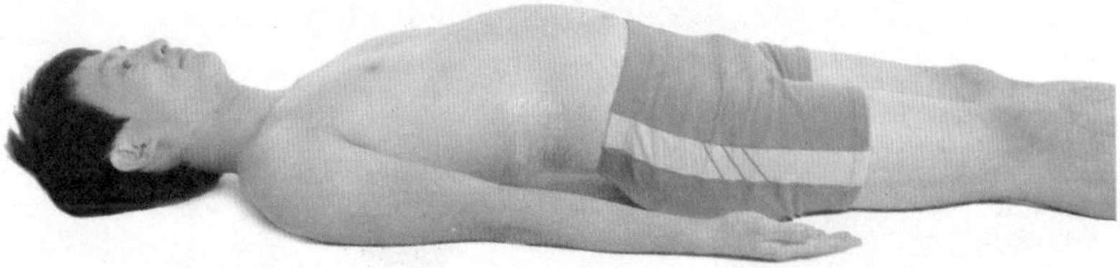

2 胸部放平，腹部抬起，同时两手放回体侧，缓缓呼气。休息5秒钟，再重复第2次。反复做5～10次，做完后准备入睡。

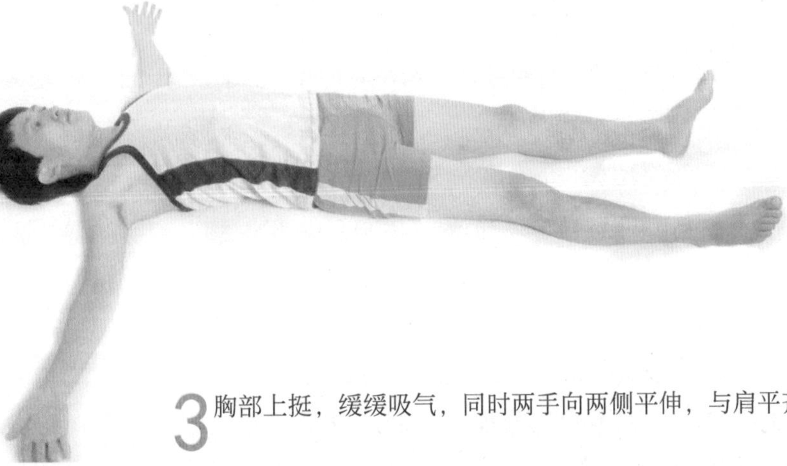

3 胸部上挺，缓缓吸气，同时两手向两侧平伸，与肩平齐。

温馨提示

做完全部动作后，全身放松，抛开一切烦恼和不愉快的事，这样就能保证很快入眠。

拱桥运动操

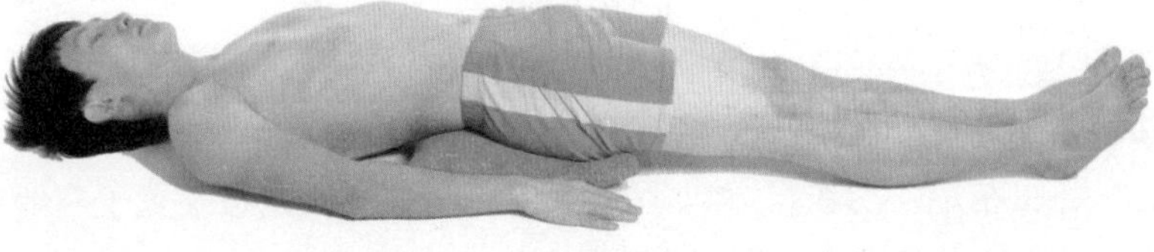

1 取仰卧位，两手放于体侧，掌心向下，全身放松，呼吸调顺。

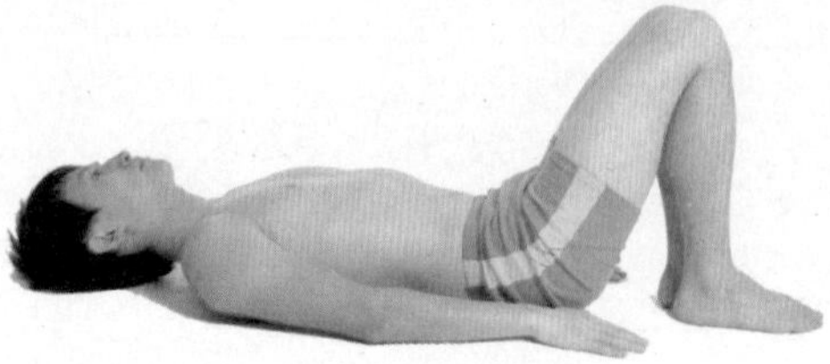

2 双膝向身体屈曲，双手移至肩下，双手、双脚缓缓抬起，保持自然呼吸。

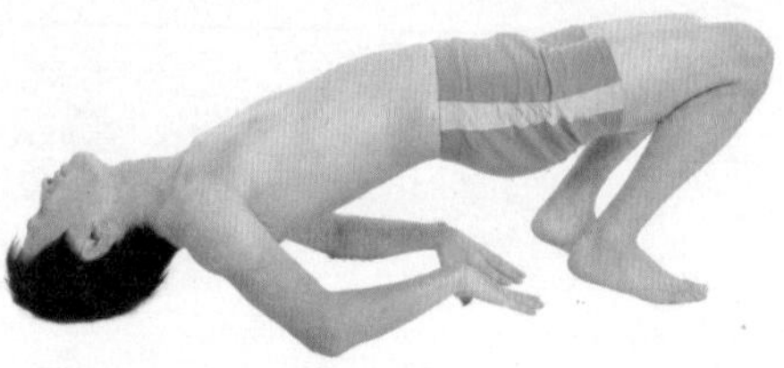

3 缓缓拉近手与脚的距离，用脚尖站立，吸气，慢慢还原至最初姿势，吐气。

温馨提示

拱桥姿势可消除头部疲劳，使人神清气爽、消除焦虑，可治疗失眠等症。

不可忽视的日常保健

（1）睡前也可以饮一杯加糖的热牛奶，牛奶中含有微量吗啡样式物质，具有镇定安神作用，从而促进睡眠。每天临睡前喝一杯酸枣汁效果也不错，酸枣汁具有养血、安神的作用。失眠者还可以多吃一些苦瓜、百合、莲子等滋阴降火、安神的食物。睡前忌服兴奋性饮料，如酒、浓茶、咖啡等，晚餐不宜过饱。

（2）出现失眠不必过分担心，越是紧张，越是强行入睡，结果越适得其反。我们要学会控制情绪，使心情平和，不受焦虑和恼怒等杂念烦扰，以免肌肉紧张或大脑活动频繁，无法入睡。

（3）制定适宜的作息时间，如中午安排1小时午休，晚上9～10点上床休息，早上6点左右按时起床。白天避免休息时间过长，以免减少晚上的睡意及睡眠时间。

（4）睡前半小时洗个热水澡、泡泡脚、看几页书、花几分钟做一些冥想等；也可以听一听平淡而有节律的音响，如蟋蟀叫、滴水声以及春雨淅沥淅沥声音的磁带，或催眠音乐，也有助于睡眠。

（5）睡眠环境要安逸。房间布局合理，清洁，安静，光线柔和，温、湿度适宜，床铺舒适。为了让空气流通好一些，可以打开一扇窗户。

（6）睡姿正确。一般来说，睡眠以侧卧为佳，养生家曹慈山在《睡诀》中指出：“左侧卧屈左足，屈左臂，以手上承头，伸右足，以右手置于右股间。右侧卧位反是。”这种睡眠姿势有利于全身放松，睡得安稳。

神经衰弱

动动手脚让神经不再衰弱

神经衰弱一般表现为脑力和体力不足、容易疲劳、头昏、头痛、失眠、多梦、注意力不集中、工作效率低下、烦躁易怒、记忆力减退、怕光、怕声音、耳鸣、眼花、精神萎靡等症状，并常常有各种躯体不适感，如心跳、气急、食欲缺乏、尿频、遗精等。引起神经衰弱病症的原因有很多，如精神压力大，用脑过度，过度地操烦忧心，或是没有足够的休息与营养补充等，都会造成神经衰弱。

神经衰弱患者，可以进行适当的运动锻炼，有利于缓解脑疲劳。每天进行适量的运动锻炼，还能大大改善大脑、心脏本身和全身的血液循环，促进消化器官功能，加快新陈代谢，从而减少神经衰弱的发生。

神经衰弱者可以根据自身的体力、爱好和环境条件，来选择适合自己的运动项目，如散步、慢跑、游泳、太极拳、太极剑、气功、自我按摩、篮球、乒乓球、羽毛球、门球、划船、跳绳、踢毽子等。

体疗操

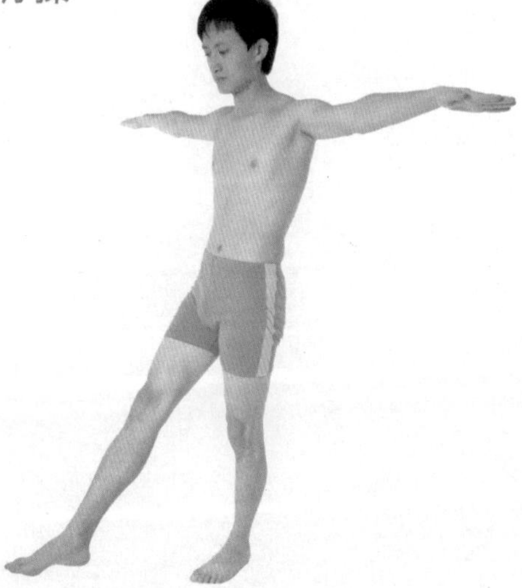

1 踢腿操：取站立位，双脚并步，两臂向两侧展开，与肩平行。以右脚为支点，左脚向前向上踢，然后以左脚为支点，将右脚向前向上踢。如此反复进行20～30次。

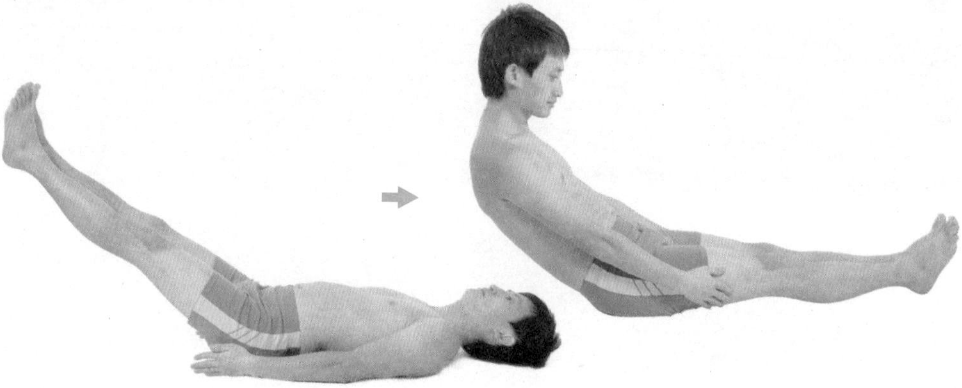

2 两头抬起操：取仰卧位，双腿并拢，双手放于身体两侧，以臀部为支点，抬起双腿，停留8～10秒钟，放下双腿，随之上身抬起，停留8～10秒钟，放下。如此反复进行20～30次。

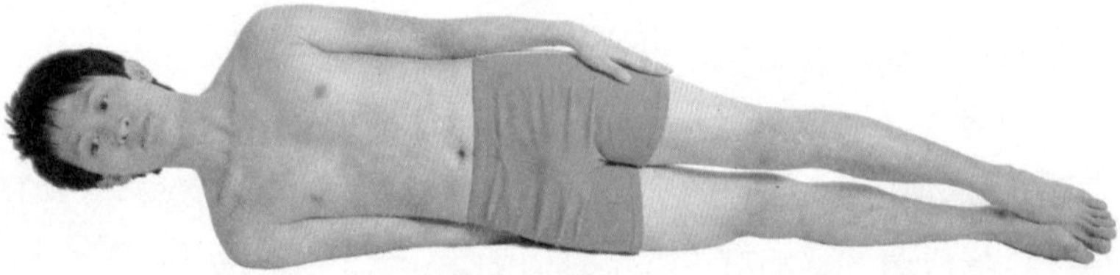

3 侧翻操：取仰卧位，两手放于身体两侧，以左侧为轴，将身体翻成左侧卧位，停留8～10秒钟，然后还原成仰卧位，再以右侧为轴，将身体翻成右侧卧位。如此反复进行20～30次。

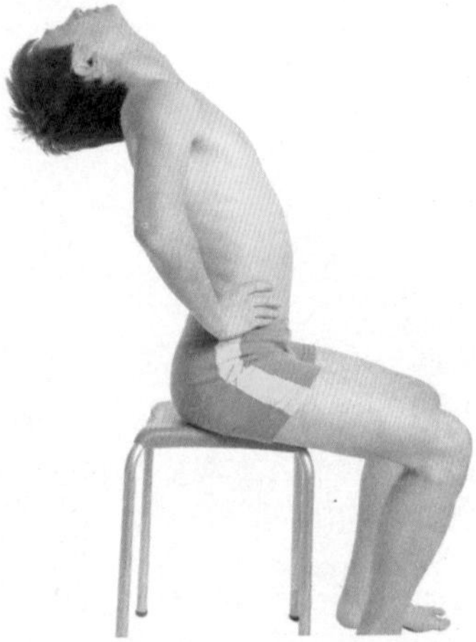

4 弯腰操：坐于椅上，两手叉腰，向后弯腰，复原。如此反复进行20～30次。

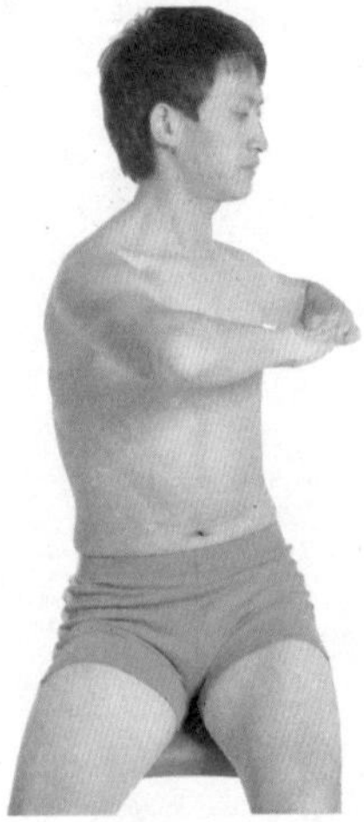

5 伸展操：坐于椅上，两手放于胸前，同时做转身动作。如此反复进行20～30次，且动作舒缓。两臂侧平举时吸气。

6下蹲操：取站立位，手扶椅背，下蹲，下蹲时震颤几下。如此反复进行20～30次。

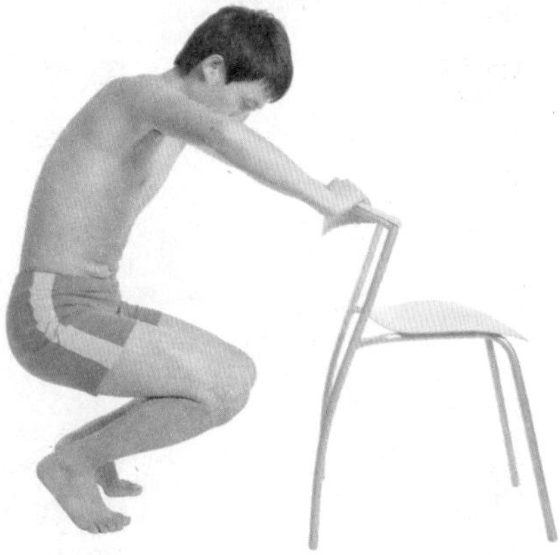

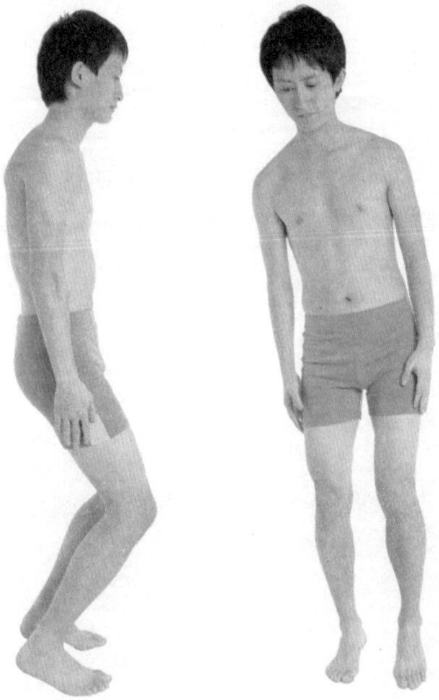

7抖动操：取站立位，两膝微屈，收腹，全身重心左右足反复交换，同时抖动全身，反复10～20次。

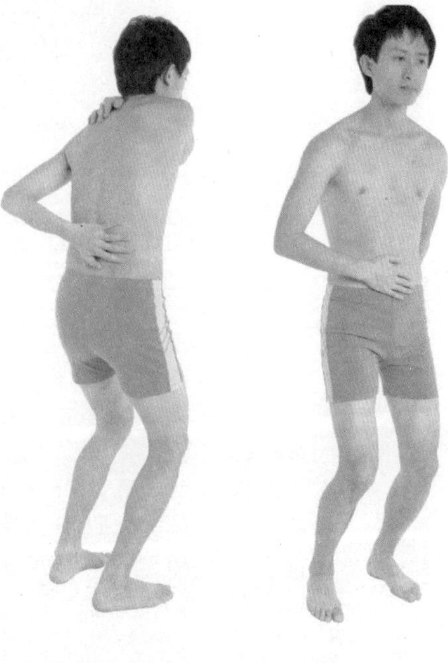

8摆动操：两手前后摆动，同时轻击腹部、骶部、肩部、腰部，反复20～30次。

温馨提示

这套体疗操可以有效防治神经衰弱，有兴趣的朋友不妨经常练习一下。

按摩通里、少府穴

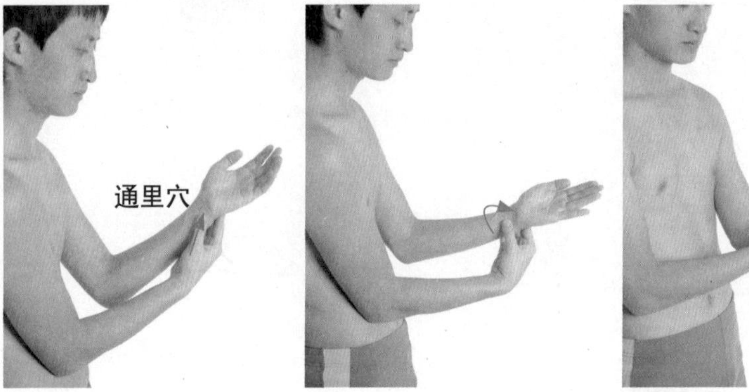

1 一手屈肘，前臂斜向胸约45°，另一手四指并拢，靠在前臂内侧，拇指指端放在通里穴处，用指端甲缘按压15次。或将并拢的四指越过尺侧，托在前臂背侧，拇指指腹放在通里穴处，用指腹向指尖方向推擦15次。或一手前臂在胸前，另一手四指在手背部，拇指指端按放在通里穴处，用指腹向肘关节方向推擦15次。

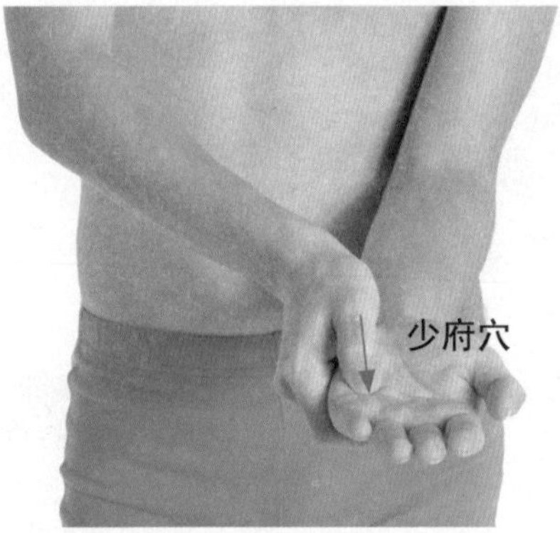

2 一手在胸前，掌心朝上，掌微屈，拇指指端放在少府穴处，用指端甲缘按压15次。或一手屈肘在胸前，掌心朝上，掌微屈，四指并拢，指向正前方，拇指指腹放在少府穴处，用指腹推擦少府穴1分钟。

温馨提示

通里穴位于人体的前臂掌侧，尺侧腕屈肌腱的桡侧缘，腕横纹上1寸处。少府穴特别好找，大家把手指轻轻一合拢，小指按着的地方就是少府穴，它也正好位于通常被称作“感情线”的那条掌心横纹上。

通里穴和少府穴均有清心宁神的作用，当我们出现神经性心悸、心动过速、心律不齐、神经衰弱时，应多取这两穴按摩。要注意的是，在按摩时宜排除杂念，心神安和；按摩力度宜稍轻，动作宜和缓；心气虚寒、畏寒怕冷者不适合此按摩方法。

呼吸控制操

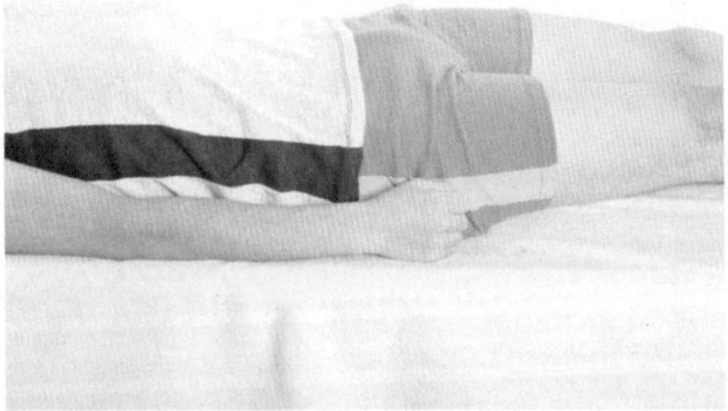

1 深呼吸操：取仰卧位，先深吸一口气，再缓慢呼出。要做到深长缓慢，腹部上下起伏，体会呼吸时的声音和躯体越来越松弛的感觉。

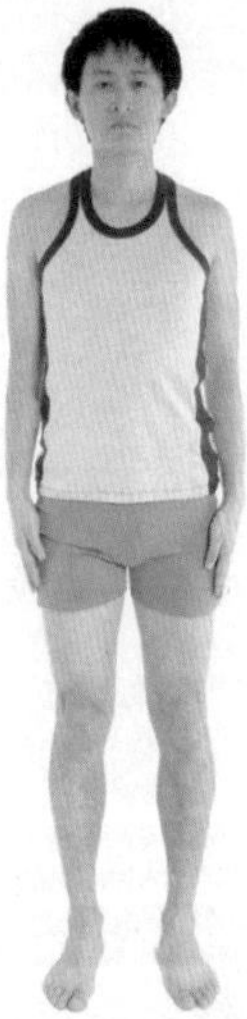

2 叹气操：取站立位或坐位均可，深叹一口气，让新鲜空气自然地进入肺部。

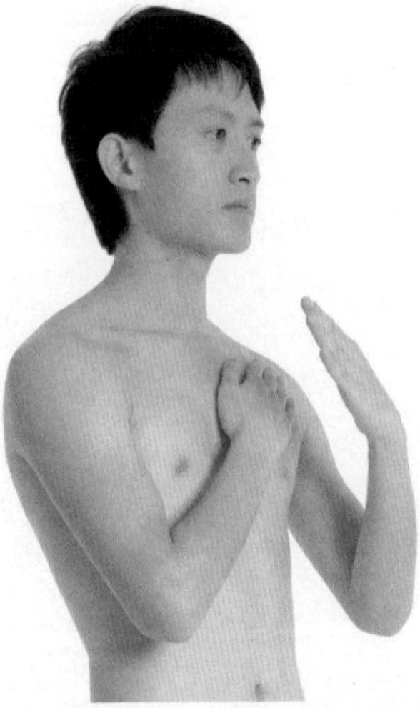

3 拍打呼吸操：取站立位，两手自然下垂，慢吸气，然后用两手掌轻轻敲打胸部，呼气时适当用力，然后一点一点间歇地吐气。

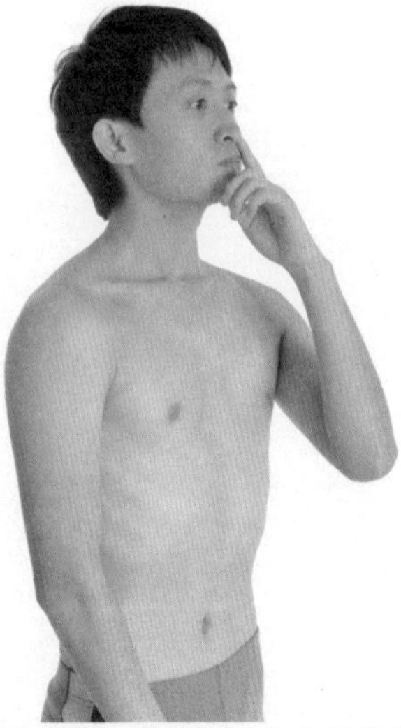

4 交替呼吸操：取站立位或坐位均可，堵住一侧鼻孔，吸气，再堵另一侧鼻孔，呼气，反复进行20～30次。

温馨提示

此呼吸控制操能有效防治神经衰弱症状。

不可忽视的日常保健

① 饮食要合理。可多食红枣、桂圆、天麻、核桃、五味子等，这些食物对神经衰弱和过度疲劳有较好的辅助治疗作用。应忌饮浓茶、咖啡、烈性白酒。忌食肉桂、辣椒、槟榔、萝卜籽等辛辣刺激性食物。忌过食不易消化的食物，如油炸食品、肥肉等，这些食物会在胃中存留过长时间，影响睡眠。

② 学会放松自己。当我们感到疲乏和心烦时，暂时放下工作，给自己一个喘息的机会。躺在床上，也应尽量放松自己。如听听抒情音乐，并想像自己随着音乐漂浮。当然，听音乐时间要合理，不要过长，同时音量也不要过大，否则，适得其反。

③ 合理用药。许多神经衰弱患者需要用镇静催眠药来帮助睡眠，但是，镇静催眠药大多数具有药物依赖性、成瘾性，容易造成肝肾损伤。有些抗高血压药物、抗结核药物、利尿剂、中药壮阳药等，容易引起失眠。神经衰弱患者在服用药物时一定要注意这些。

焦虑症

运动加冥想呼吸可消除紧张焦躁

每一个人都会有不同程度的焦虑体会。如高考前的学生吃不下饭、睡不好觉；比赛前有的运动员会四肢发凉、手心出汗、心跳加速等。适当的焦虑不会影响健康，但是过度的焦虑就会引发焦虑症，影响人体健康。所谓的焦虑症是指人们对于所处的不良环境产生的一种不愉快的情绪反应。通常表现为坐立不安、呼吸紧迫、多汗、皮肤潮红或苍白、心悸等，这些症状持续时间较长。

焦虑症的病前性格大多为胆小怕事，自卑多疑，做事思前想后，犹豫不决，对新事物及新环境不能很快适应。发病原因多为精神因素，如处于紧张的环境不能适应，遭遇不幸或难以承担比较复杂而困难的工作等。

对于焦虑症的防治，除了心理、饮食治疗、药物调理外，适当运动也可消除烦恼及控制紧张与焦虑的情绪。因为运动能消耗一些紧张时所分泌的化学物质。因此我们可以跑步、散步、打球等。任何形式的运动都有益，但一定要坚持，如果十天半个月才运动一次，是不会起到什么效果的。

叩膝运动

取站立位，重复左右踏步，抬高膝部，左右交互做叩膝运动。当右脚抬起时，就用左手叩击膝部稍上的内侧部位，左脚抬起时，用右手叩膝部稍上内侧部位。以快步走的速度来做较适当。连续做50次。

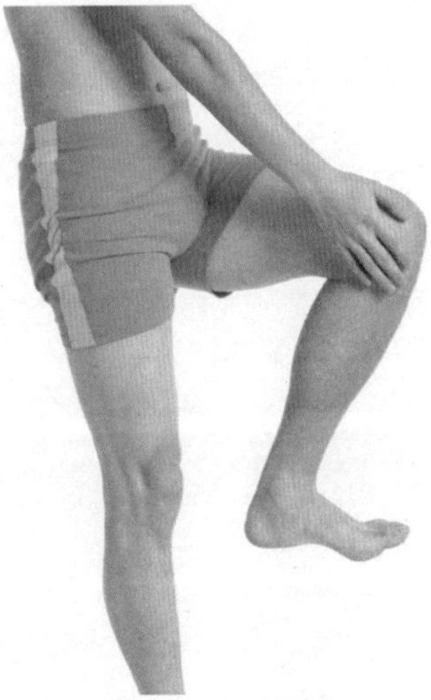

温馨提示

叩膝能刺激掌部与膝盖，促进血液循环。对于用脑过度及精神紧张引起的各种机能障碍，叩膝运动是最佳的防治方式。

按摩大敦、内关穴

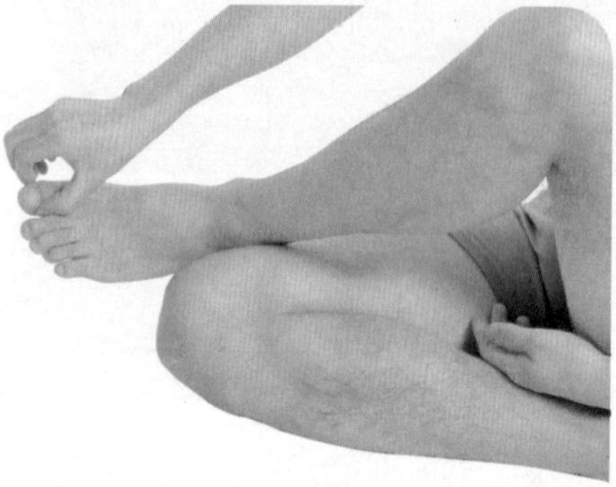

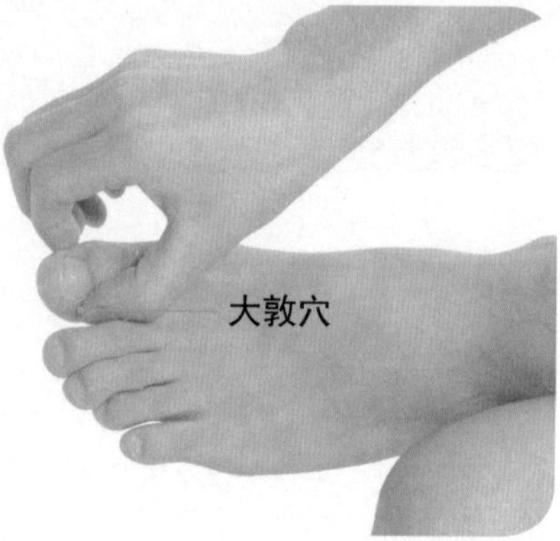

1 按摩大敦穴时，取坐位，大敦穴位于大拇趾（靠第二趾一侧）甲根边缘约0.1寸处。将一腿搭于另一腿上，用拇指指尖掐揉大敦穴1分钟，双脚交替进行。每日睡前重复10次左右。

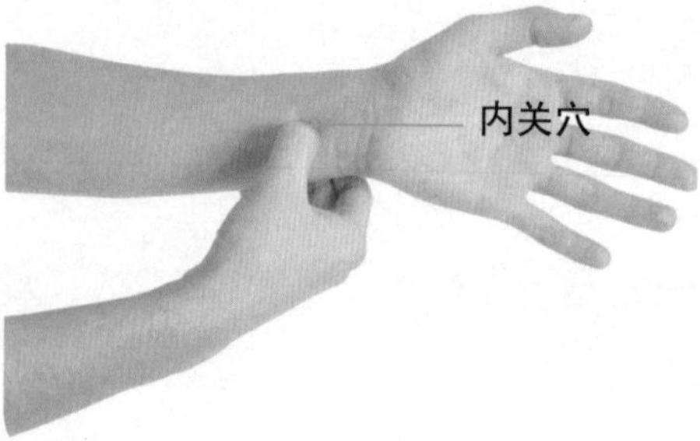

2 按摩内关穴时，伸出左手，手和手腕之间有一个界限，叫做腕横纹。腕横纹上约三指宽的中央、两筋之间就是内关穴。按摩时，大拇指垂直向下按，按压的力量要逐渐加强，以指尖有节奏地进行按压。按压的频率约为1次/2秒，左右手每次最少30下，一天至少按摩2次。

温馨提示

大敦穴自古以来就被视为镇静及恢复神智的要穴，而内关穴有宁心安神、宣痹解郁、宽胸理气等功效。当我们情绪焦虑很严重时，可以对此二穴进行按摩，来缓解症状、调节情绪。要注意的是，穴位不敏感者，或要留指甲者，可以用磁头按摩器按摩。

日出冥想呼吸法

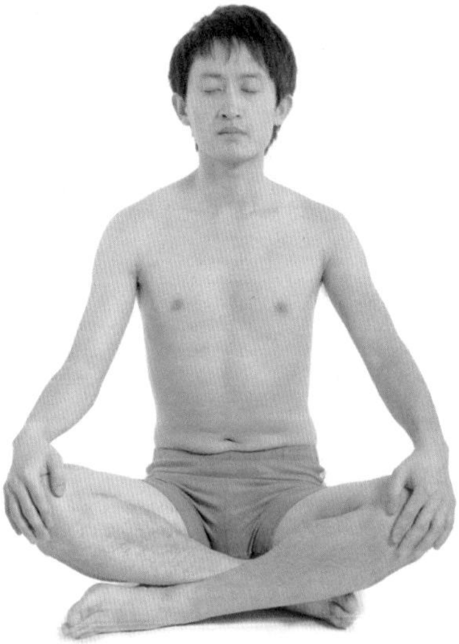

1 盘腿坐，或简易坐均可，背部挺直。

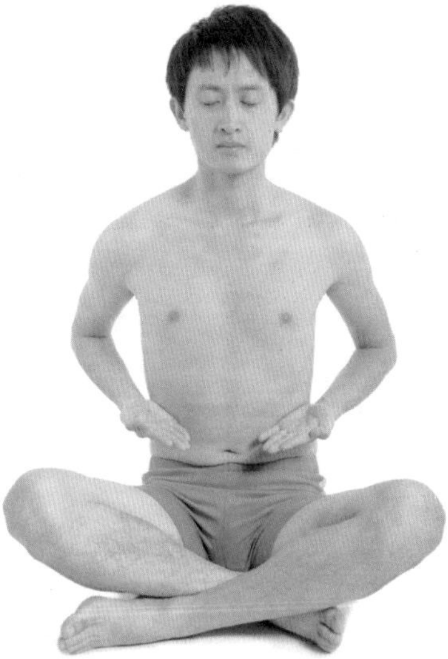

2 双手放在肋骨两侧，掌心向上，肩部放松，保持自然呼吸。

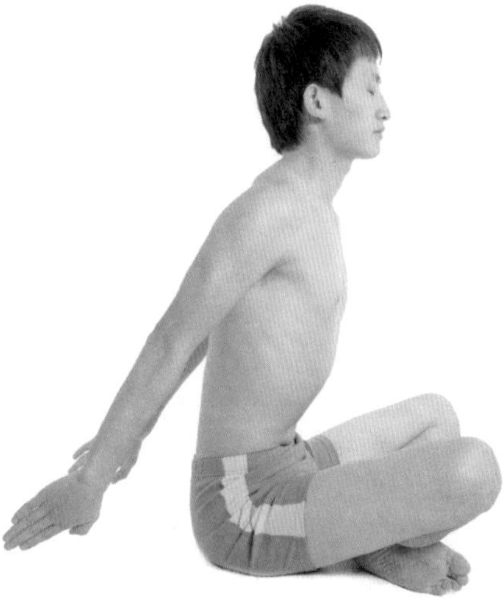

3 深吸一口气。然后一边呼气，低头，一边双手翻转，手臂伸向身后，两手尽量伸直并靠拢。保持5～10秒钟。

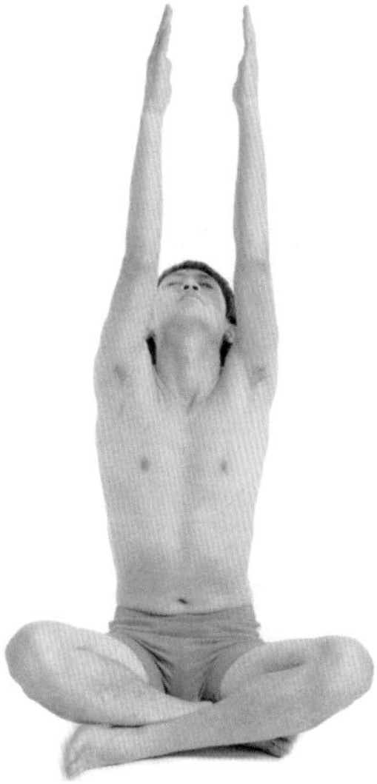

4 慢慢吸气，抬头挺胸，脸朝上。同时双臂从身体后侧慢慢上举，手掌在头顶相碰，然后分开。脊椎感觉向上拉伸并略后弯。手臂感觉正抱着一个很大的能量球。吸满，屏气，保留5～10秒钟或者更长。

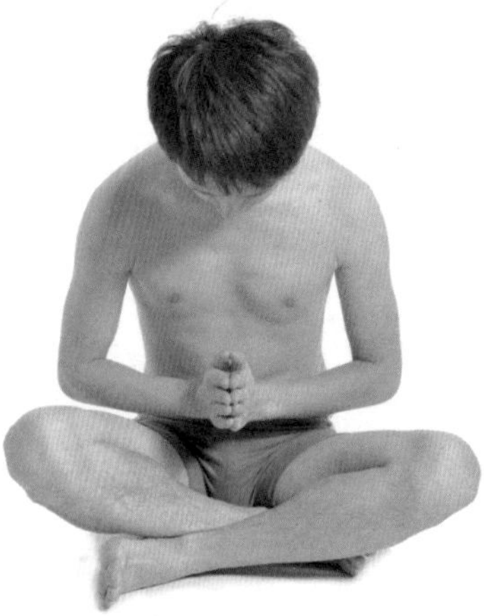

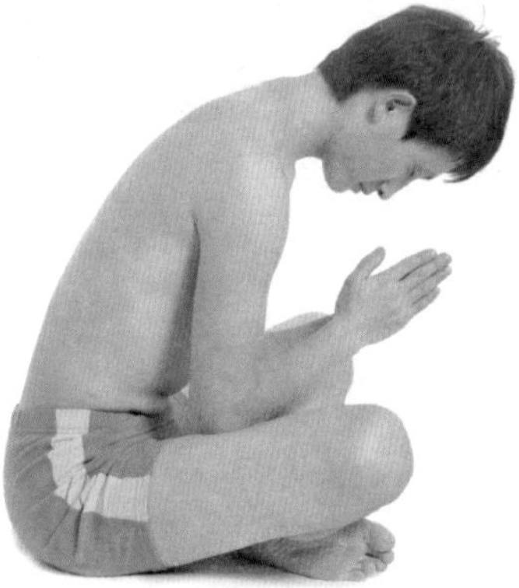

5 慢慢呼气，双手在头顶合十后，慢慢沿着身体中线放下，从额头到鼻尖到胸口到肚脐，脊椎前曲，含胸，就如鞠躬一样。

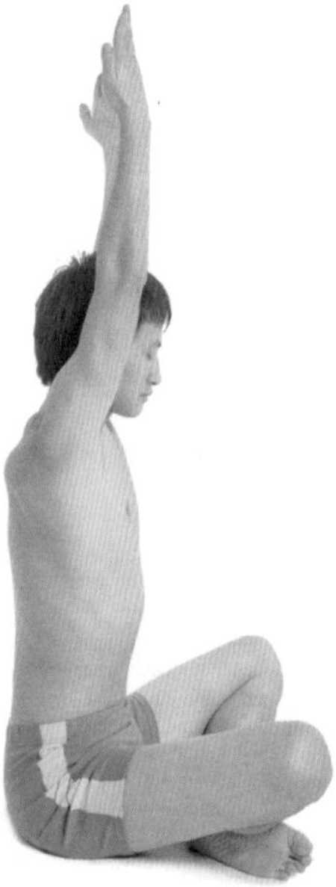

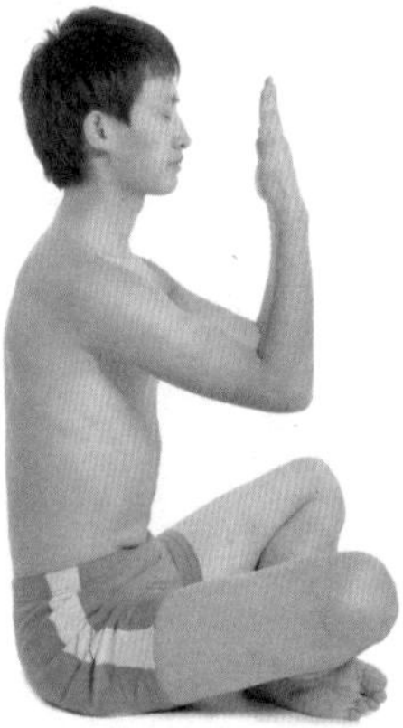

6 再次吸气，打开双手，掌心向后，向前伸出，并慢慢抬高直至头顶。这个过程脊椎逐渐挺直。

7 慢慢呼气，双手慢慢降落，从头顶上方，到面部前方，到胸部前方。呼尽时，回到肋骨两侧。重复以上动作，练习8～15分钟。

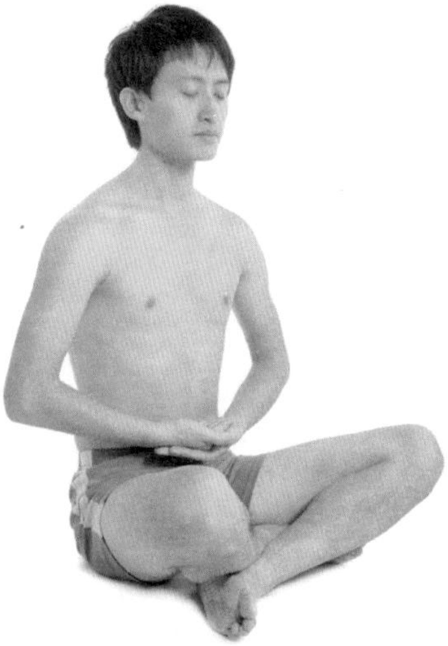

8 结束时，双手从肋骨两侧放下，右手放在左手的掌心里，大拇指轻轻相触，保持平和的呼吸。

温馨提示

日出冥想呼吸把体位、调息和冥想的练习和益处结合在一起，通过脊椎张力发出的能量将很快传遍我们的全身，让身心变得非常专注、柔顺和平静。在练习过程中，眼睛可闭上或微微张开，若睁开请专注于鼻尖。练习的最佳时间是早晨，面对太阳方向。

不可忽视的日常保健

（1）饮食要合理。在日常饮食上，要防止暴饮暴食或进食无规律，以免增加胃肠道负担，加重症状。对有心脏病的人来说，应远离烟酒、浓茶、咖啡、辛辣食物，因为它们能引起交感神经兴奋、心跳加速、心脏期前收缩等。建议以清淡、易消化的食物为主，进食后不要马上休息。

（2）听听音乐。听音乐是减轻焦虑的好帮手，它不仅使肌肉松弛，也使精神放松，心情愉悦，使我们积聚的压力得到释放。

（3）放声大喊。我们可以在自己的私人办公室或自己的车内放声大喊，放声大喊是发泄情绪的好方法。不论是大吼或尖叫，都可适时地宣泄焦虑情绪。

（4）洗个热水澡。当我们感到紧张与焦虑时，流到四肢末梢的血液减少。热水可使身体恢复血液循环，帮助身体放松。

【第七章】消化系统疾病的疗法

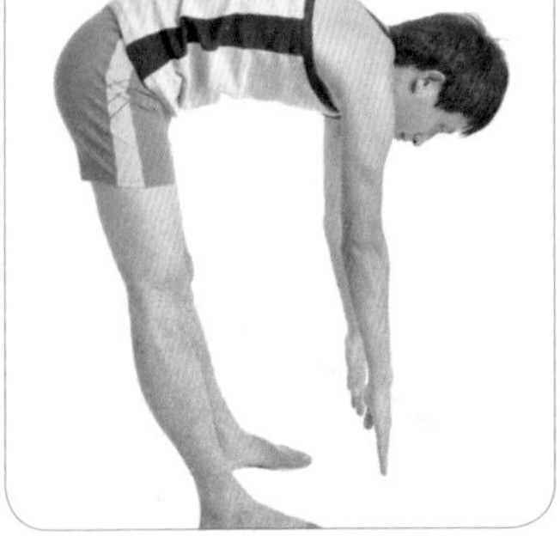

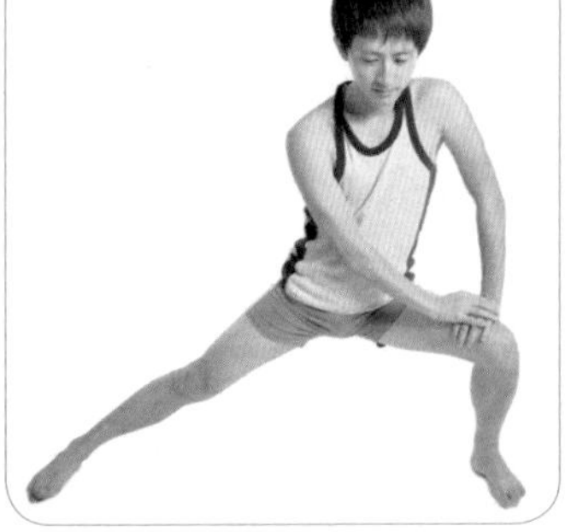

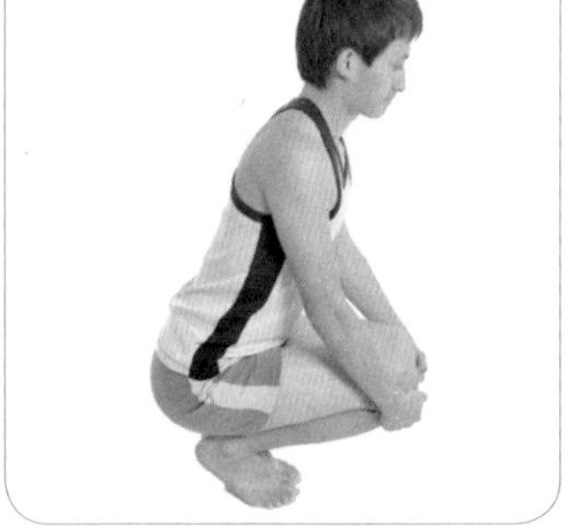

脂肪肝

运动可帮肝脏“减肥”

正常人肝脏所含的脂肪，约占肝脏重量的3%～5%，超过5%即形成脂肪肝。脂肪肝有轻、中、重之分：肝含脂量占肝重5%～10%者为轻度脂肪肝，占10%～15%者为中度脂肪肝，达25%以上者为重度脂肪肝。一般轻度脂肪肝无明显不适；中度以上至重度脂肪肝会出现四肢乏力、右肩背疼痛发胀、无缘无故地感觉头晕、口苦、口干、口臭、食欲缺乏、饭后腹胀、恶心、肝区不适，大便忽干忽稀等。

远离脂肪肝，运动是一个最简单、最有效的方法，而药物治疗在去脂降脂的同时又加重了肝脏本身的工作负担。脂肪肝患者应以低强度、长时间的有氧运动为主，如慢跑、跳舞、爬坡、跳绳、游泳、踢毽子、拍皮球、骑自行车、上下楼梯、打羽毛球、广播体操、中快速步行（115～125步/分钟）等。

原地弹跳操

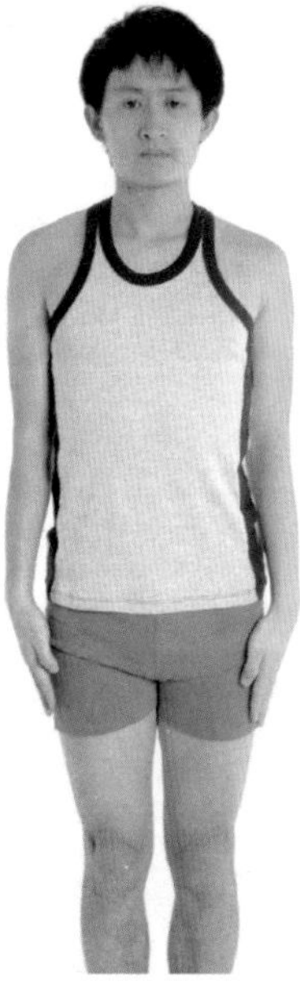

1 取站立位，两臂自然下垂，头颈左转8圈，然后右转8圈。两手叉腰，腰部左转8圈，然后右转8圈。

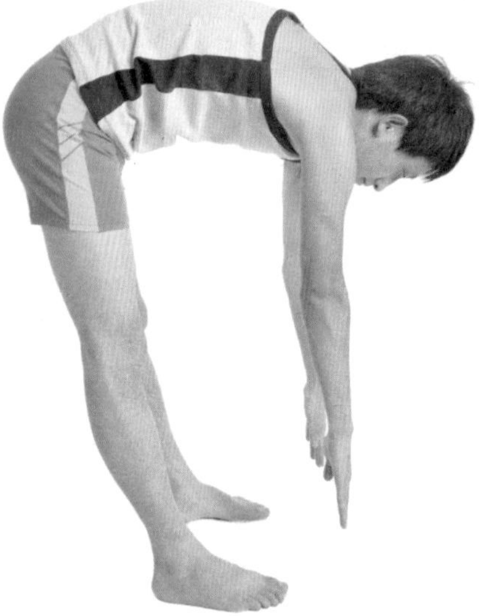

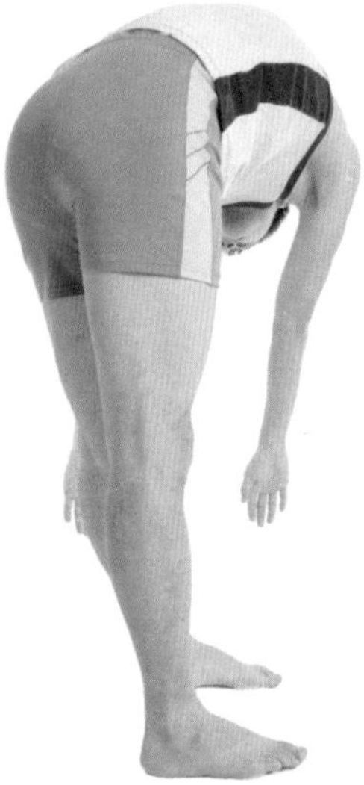

2 弯腰，两臂自然下垂。以腰为中心，两手为远点，前左后右划弧，左右各转8圈。

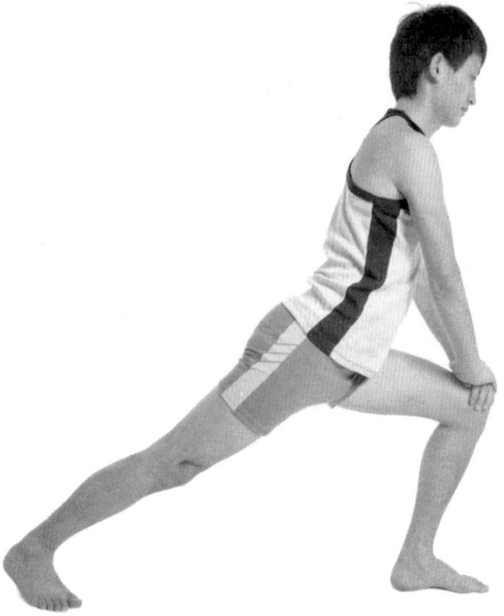

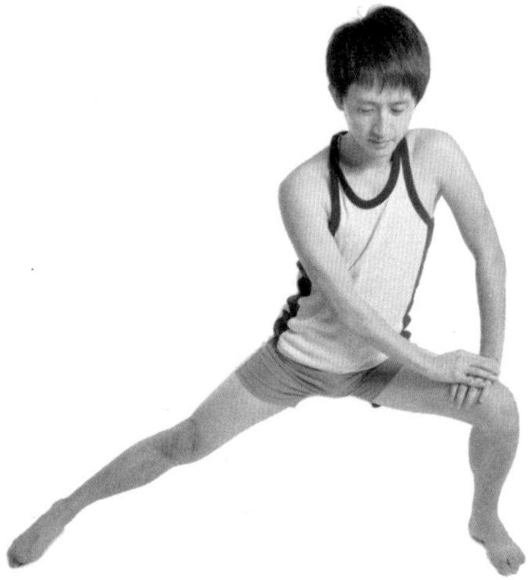

3 正压腿，左腿8下，然后右腿8下。

4 仆步压腿，左腿8下，然后右腿8下。

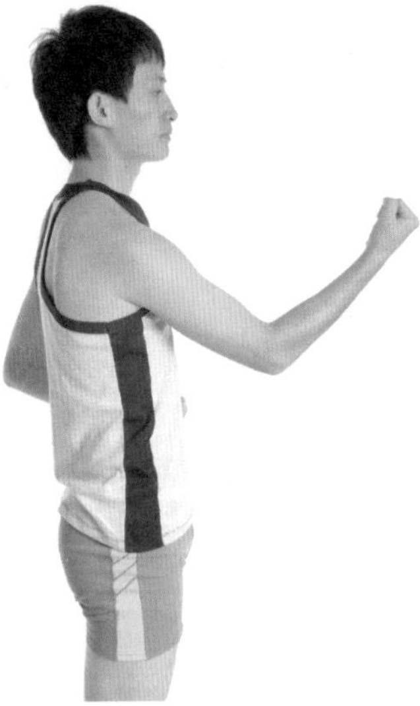

5 左右下勾拳2次。

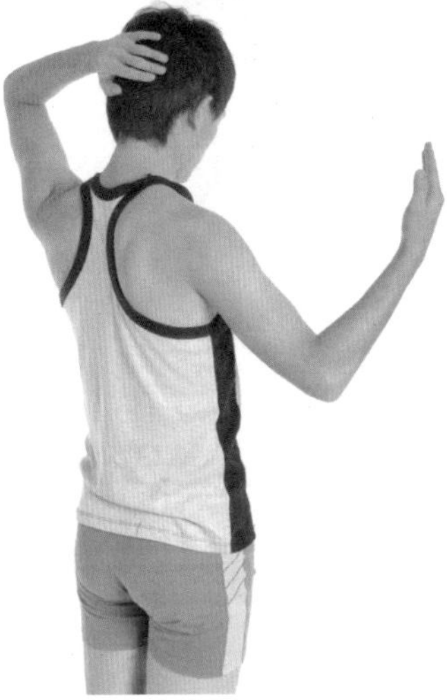

6 左掌击脑后，然后右掌击脑后，嘴里喊“1，2”。

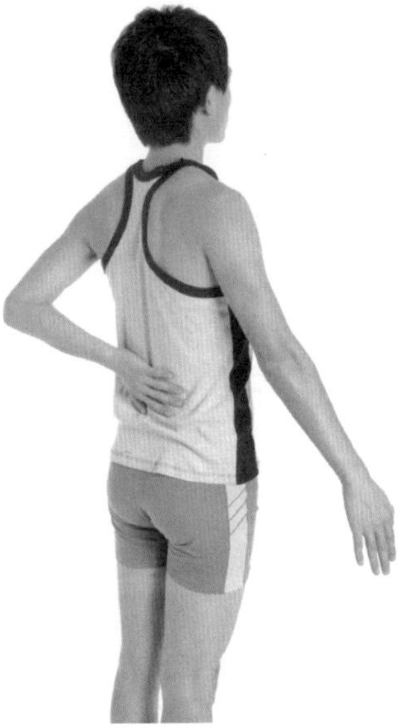

7 左掌击腰后，然后右掌击腰后，嘴里喊“3，4”。

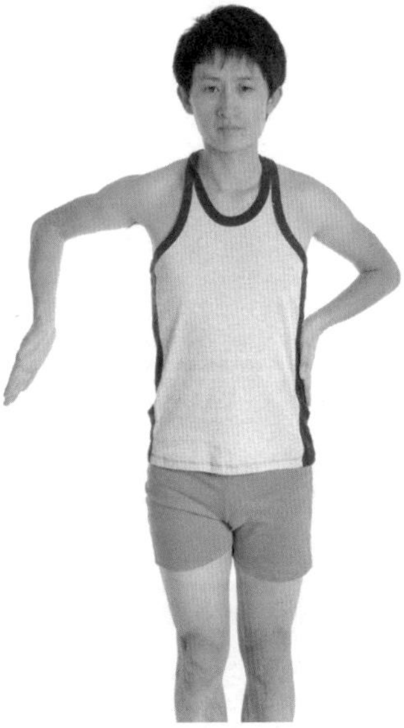

8 左掌击腰左侧，然后右掌击腰右侧，嘴里喊“5，6”。

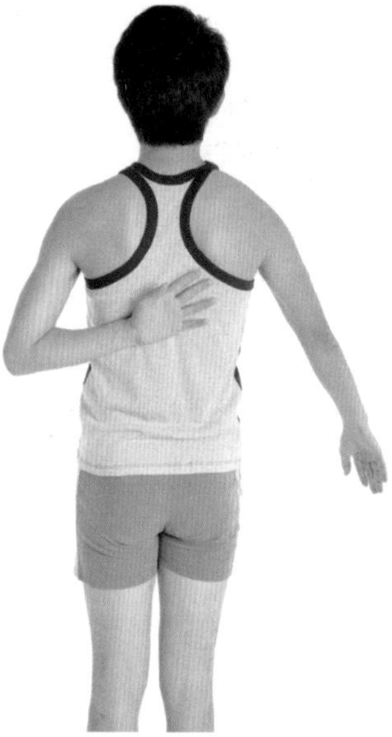

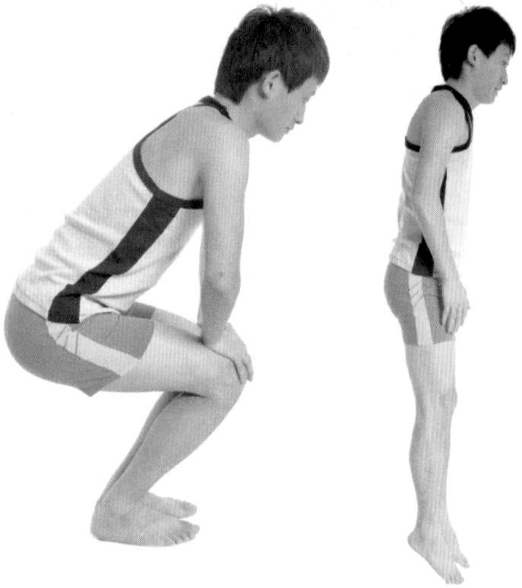

9 左手手背叩击背部，然后右手手背叩击背部，嘴里喊“7，8”。如此循环8次。

10 原地下蹲，弹跳，反复若干次。原地踏步，放松，休息。

温馨提示

此操对于防治脂肪肝有非常好的作用。若不喜欢跑步，可以用原地弹跳来代替，原地弹跳运动量大，要在别的运动后做完后再进行。

按揉大椎、肝炎穴等

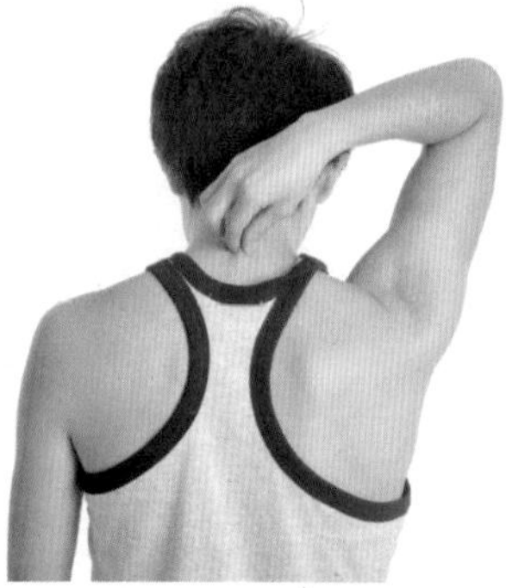

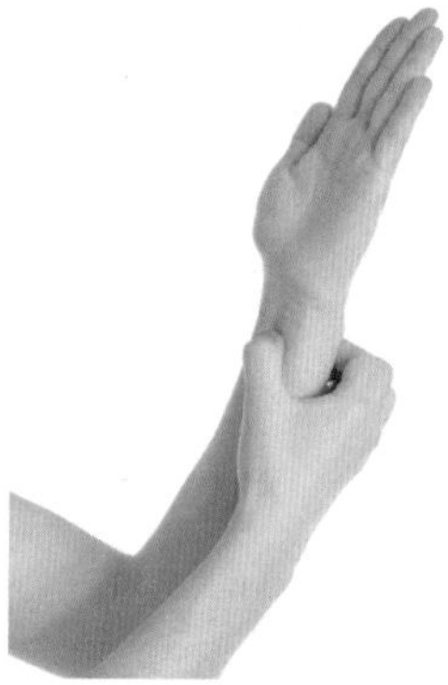

1 捏大椎穴：取坐位，头稍向前倾，用拇指和示指捏起大椎穴处（位于第7颈椎棘突下凹陷中）皮肤，做间断捏揉动作1～2分钟。

2 掐内关穴、外关穴：以一手拇、示指相对，分别按压内关穴（位于前臂内侧正中，腕横纹上2寸）和外关穴（位于前臂外侧，腕背横纹上2寸），用力均匀，持续3～5分钟。

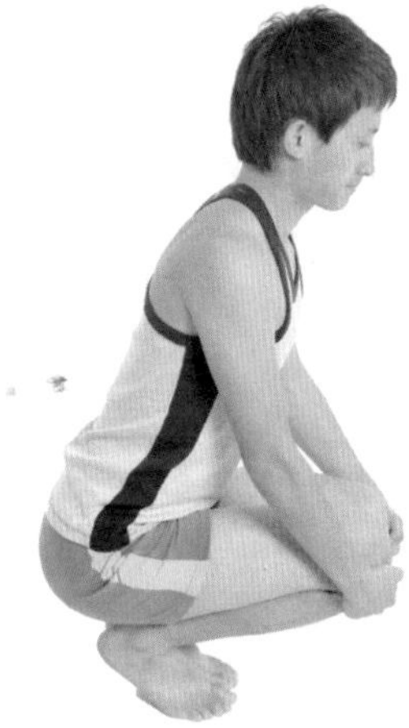

3 揉肝炎穴：下肢膝关节弯曲外展，拇指伸直，其余四指紧握踝部，拇指指腹于内踝上2寸之肝炎穴处进行按揉。

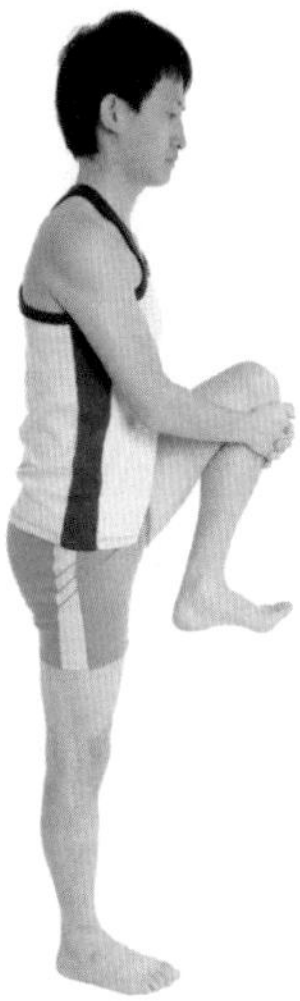

4 按压足三里穴：以拇指或示指指端按压双侧足三里穴（位于外膝眼下4横指、胫骨边缘）。指端附着于皮肤不动，力量由轻渐重，连续均匀地按压。

温馨提示

经常按摩这几个穴位，可以疏通经络、疏肝理气、祛风散寒、补虚泻实、通经止痛、强身定神、扶正祛邪，对于防治脂肪肝有非常好的疗效。

不可忽视的日常保健

① 脂肪肝患者要适当多选用脱脂牛奶、鸡蛋清、鱼类、虾类等高蛋白低脂肪的食物，促进肝细胞复原和再生；要多食用燕麦、玉米、海带、大蒜、苹果、甘薯、胡萝卜、花生、山楂、无花果等降脂食物。

②脂肪肝患者要适当控制碳水化合物的摄入，不吃或少吃精制糖类、果汁、蜂蜜、蜜饯、水果罐头和各类甜点心。轻度脂肪肝患者每天不宜吃得太饱和太过油腻，这样可以避免脂肪过多合成；每日食盐摄入量应控制在5克以下，因为盐能增加胃液分泌，促进食欲。切忌酗酒。

③ 要尽量避免过量摄食、吃零食、吃夜宵、进食速度过快以及过分追求调味浓的食物，以防止体内脂肪过度蓄积。

④ 运动应循序渐进，做到有恒、有序和有度。先从小运动量开始，每天20分钟左右。然后逐渐增加运动量，慢慢达到40分钟左右。锻炼后如果有轻度疲劳感，但是精神状态良好，体力充沛，睡眠好，食欲佳，说明运动量是合适的。

肝 炎

多做体操，养肝护肝

肝炎的分型也较多，可分为甲型肝炎、乙型肝炎、丙型肝炎、丁型肝炎和戊型肝炎但不论哪种肝炎，都具有相似的表现，即腹胀腹痛、恶心呕吐、全身不适、厌油、纳差等，重者可出现黄疸、发烧等。具有传染性强、病程较长及危害性大的共性。

对于肝炎的防治，除了药物治疗和饮食调理外，通过适当的运动和锻炼，也能起到一定的辅助治疗作用。适当的运动和锻炼能改善大脑皮层和自主神经系统对肝脏的调节功能，促进肝脏的血液循环，改善肝细胞的营养和氧的供应，有助于肝功能的恢复。部分肝炎患者由于缺少活动，加上有目的增加营养，结果患了肥胖症或脂肪肝。

患急性肝炎期间，应以静为主，多卧床休息，可在床上进行自我按摩，伸展四肢，做腹式呼吸。但随着黄疸消退，精力体力恢复，进食增加时就应当逐渐开始运动，可由床上运动转向下床活动，如散步、做操等。

猫步操

取站立位，左脚抬起朝前迈出，两手同时朝左摆动，手心朝下，脚跟轻轻着地，然后身体重心前移，上身保持放松。右脚抬起朝前迈出，两手同时朝右摆动，手心朝下，同样是脚跟轻轻着地。两腿交替，每天走40分钟左右。

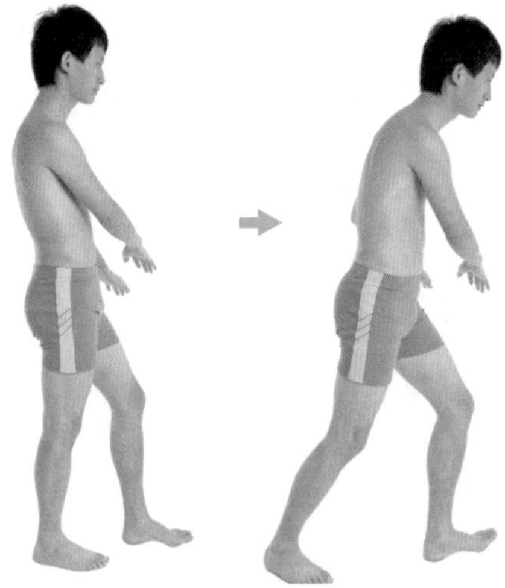

温馨提示

此操有利于消化，可消除肝气郁结、胸胁隐痛，对防治肝炎有一定效果。

腹部按揉操

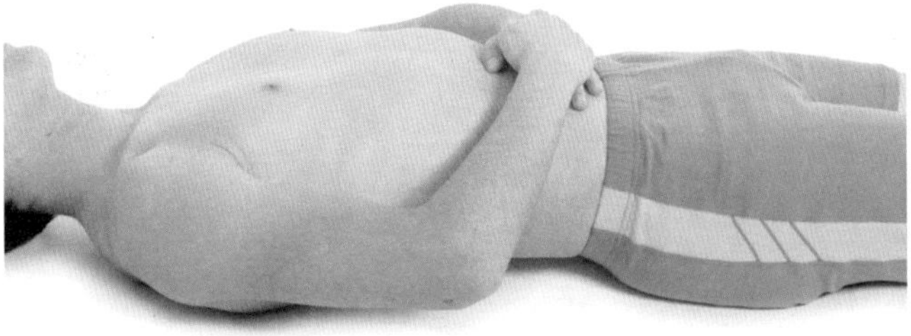

排空小便，取仰卧位，双膝弯曲，全身放松。左手手心按于腹部肚脐，右手叠放于左手上。按顺时针方向绕脐揉腹50～60次，再按逆时针方向按揉50～60次。此按揉操可在睡前和起床前进行。

温馨提示

按揉腹部能平息肝火，使人心平气和，血脉流通，起到辅助治疗肝炎的良好作用。

起床操

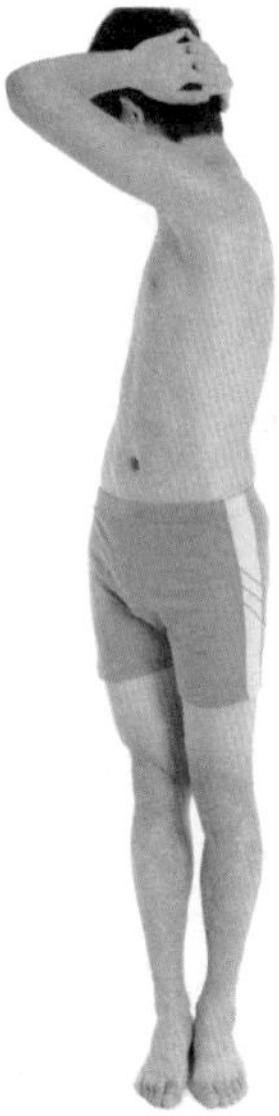

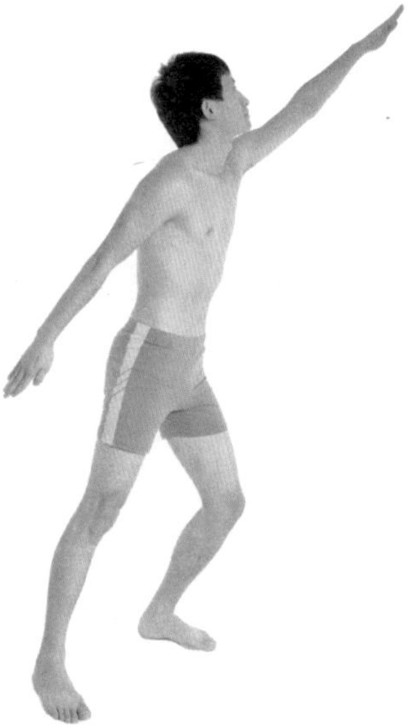

1 取站立位，两脚并立，两臂自然下垂。两手交叉放于脑后。上身向右侧慢慢转动至最大限度，保持5～10秒，再慢慢转回来。左右转体各进行3～5次。

2 取站立位，两脚并立，两臂自然下垂。左腿向左迈出半步，膝盖弯曲，左臂向左上方伸直，右臂向右下方伸直，眼望左手，保持5～10秒。换右腿向右迈出半步，做同样动作，左右各进行3～5次。

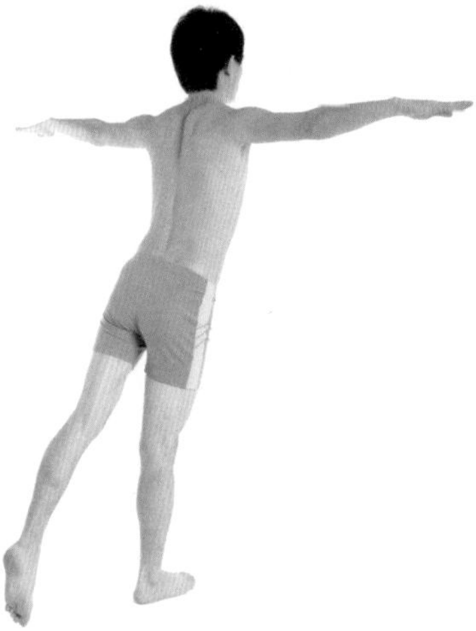

3 取站立位，两脚并立，两臂自然下垂。吸气，左腿向后抬起，绷直，同时两臂侧平举，保持5～8秒；呼气，放下左腿及两臂。换右腿向后抬起，做同样动作，左右各进行3～5次。

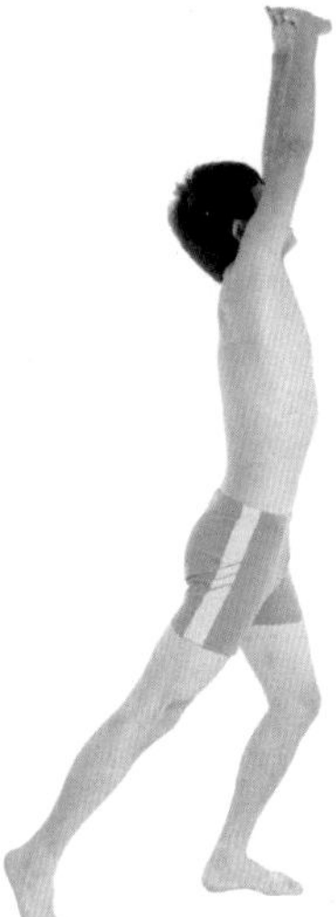

4 取站立位，两脚并立，两臂自然下垂。左腿向前迈出一步，膝盖弯曲，成左弓步。同时两臂高举伸直，双手交叉，掌心朝上。上身向前倾斜，右腿绷直，脚跟抬起，尽力向上伸拉脊柱，保持5～10秒。换右腿向前迈出，做同样动作，左右各进行3～5次。

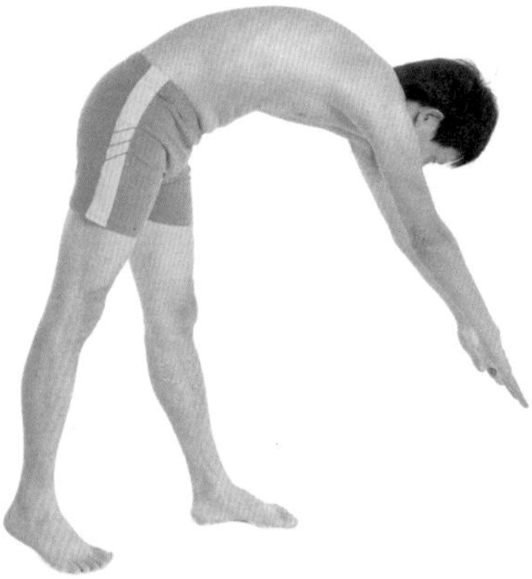

5 取站立位，两腿并立，两臂自然下垂。左腿向前迈出一步，重心落于左腿，右脚跟提起，两腿绷直。呼气，两臂上伸，身体向前弯曲，保持5～10秒；吸气，慢慢抬起上体，收回两臂。换右腿向前迈出，做同样动作，左右各进行3～5次。

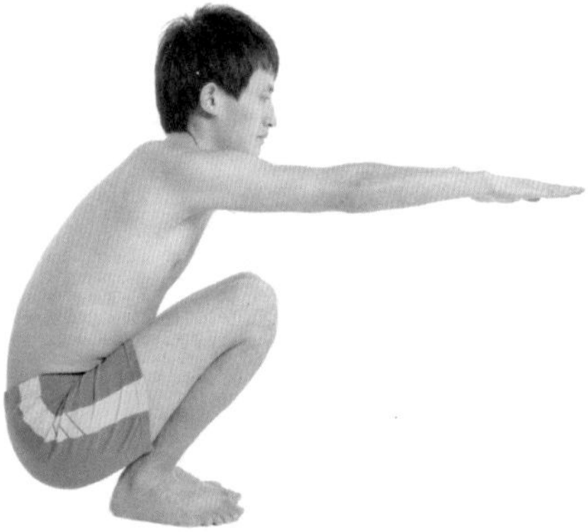

6 取站立位，两脚并立，两臂自然下垂。吸气，两臂向前平举，同时两腿慢慢下蹲，臀部靠拢脚后跟，保持5～10秒；呼气，起立，放下两臂。以上动作各进行3～5次。

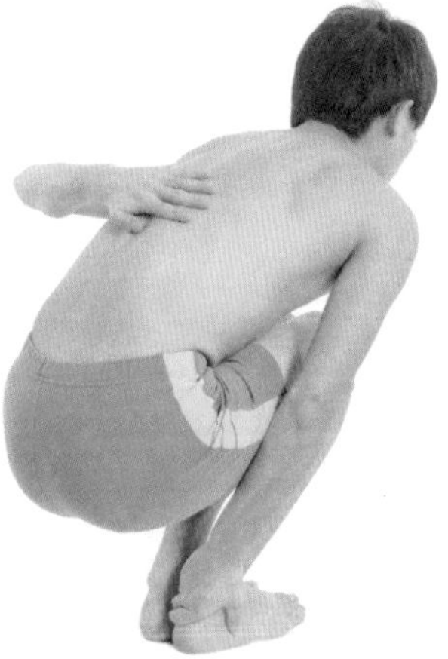

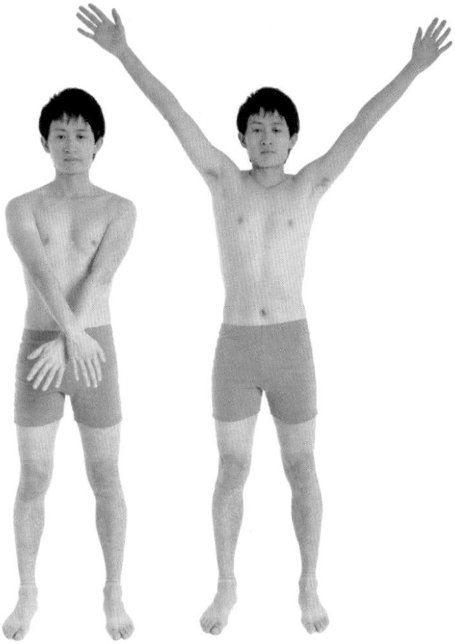

7 两脚并拢下蹲，两臂自然下垂。右手后伸触摸右脚，左臂后伸，屈肘用左手摸脊背，保持5～10秒。换左手触摸左腿，做同样动作，左右各进行3～5次。

8 取站立位，两脚分开，与肩同宽。两臂于体前交叉，然后左右分开向斜上方高举，再下落在体前交叉。重复以上动作，让身体充分放松。

温馨提示

起床操一般起床后于床边完成。开始练习时不宜过于用力，可以选择其中几节站立位完成的运动。随着患者机体功能、活动能力的增强，逐步提高运动量，此操对肝炎患者的康复效果显著。

不可忽视的日常保健

① 肝炎病人在日常饮食中应注意多食含蛋白质丰富的食物，如鸡肉、瘦肉、猪肝、鸭肉、兔肉、青鱼、鲢鱼、鲤鱼、鱿鱼、鳝鱼等。为提高营养素的利用率，烹调上也要注意。做荤菜时尽量采用急火快炒，蔬菜则要先洗后切，同样要急火快炒，肝炎患者宜吃焖饭。

② 肝炎病人日常饮食中应忌食葱、蒜、辣椒等辛辣刺激性食物，生冷，油腻、腥膻、咸寒之物也应禁忌。不宜吃蛋黄，多吃会增加肝脏负担，于病不利。

③ 肝炎病人饭后应卧床半小时，使血液集中于胃、肝、肠部，以利于肝脏血液循环。中午保证1小时午睡，有助于疾病康复。肝炎病人千万不要熬夜。

消化不良

运动让你的胃能正常工作

消化不良通常表现为进食时或食后出现上腹部不适感或疼痛；进食、运动或平卧后，上腹正中有烧灼感或反酸，并可延伸至咽部；经常感到饱胀或有胃肠胀气感，打嗝、放屁增多；食欲缺乏、恶心，有些人轻度腹泻。

消化不良的影响因素主要是受饮食、焦虑和抑郁等负性情绪、工作紧张和家庭环境不良等影响。在饮食因素上主要表现在暴饮暴食、生活无规律、饮酒过量、不良饮食习惯等。易引起体内某些激素分泌和自主神经功能的改变，最终导致消化不良。

消化不良从某种角度上来说，是胃犯了“懒”病，要对付胃的懒病的方法是给“懒胃”加加油，使其在人体内能够正常工作，得法的运动可以防治胃的“懒”病。特别是对于那些长期坐办公室的人来说，每天应抽出一定的时间来锻炼，这不仅有利于改善食欲，也能使肌肉更强壮、体魄更健美。

拱背操

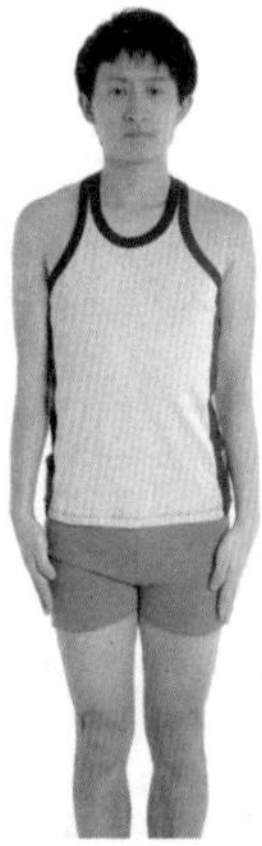

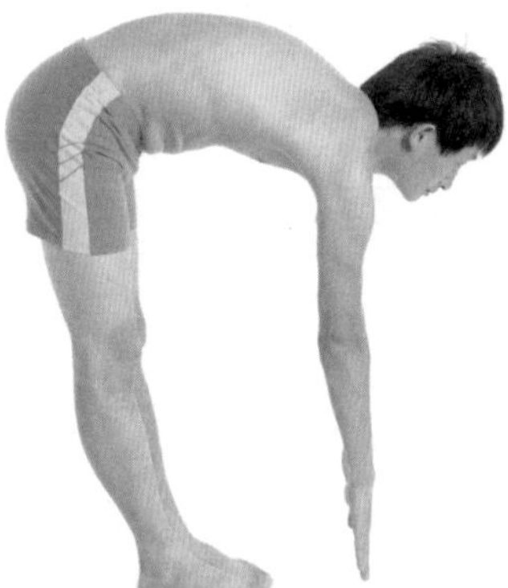

1 身体自然直立，双脚并拢，双手自然垂于身体两侧，自然呼吸。弯腰，上身带动身体前俯，两手自然下垂，与地面成直角，头稍微抬起，双眼平视前方。

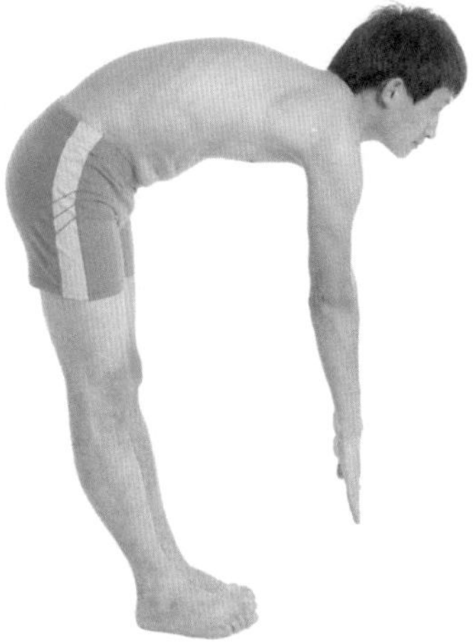

2 用鼻吸气，同时头向上尽量抬起，缩颈，双眼用力瞪视前方，脊背尽力向上向后拱起；同时双脚用力抓紧地面，膝盖后挺，然后闭气5秒。

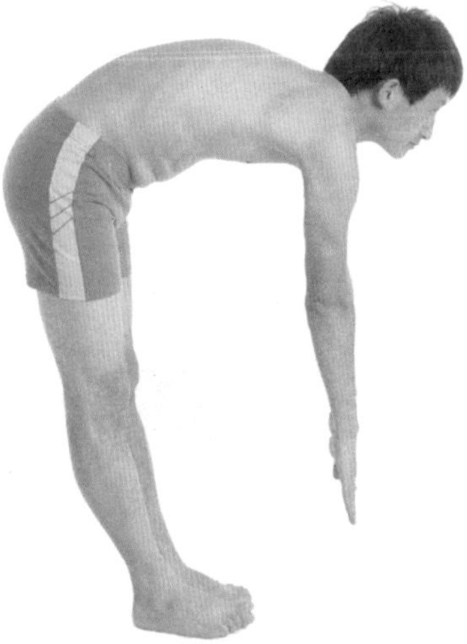

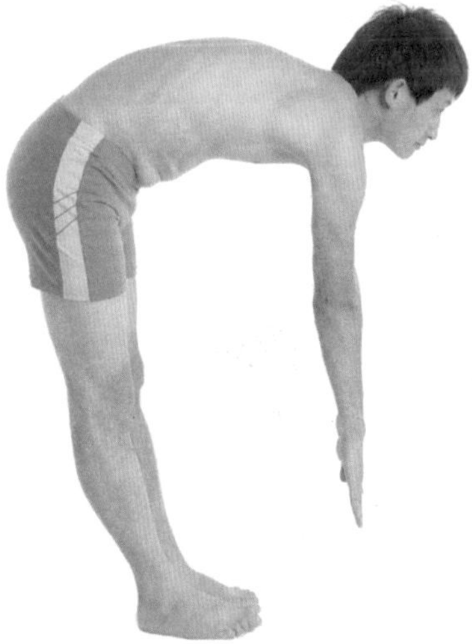

3 用口吐气，全身放松，回到上体前俯状，两手自然下垂，与地面成直角，头稍抬起，胸椎稍低，脊椎平直，约与地面平行，前稍低后稍高，双眼平视前方。

4 接上一动作，重复动作2。如此拱背、缩颈、抬头、瞪视、放松，反复5次。然后用鼻吸气，身体慢慢直立，放松吐气，回到预备式。上述方法早晚各做5～10次。

温馨提示

经常练习这种姿势，可以调节肠胃的正常功能，尤其对肠胃吸收功能较弱者效果更加明显。需要注意的是，整套动作中，腿部一直都要处于直立状态，不可弯曲。在进行上身前俯，弯腰，两手垂直下按时，不要过于勉强，开始阶段可以慢慢让指尖轻轻触地即可，然后循序渐进至手掌全部着地。

猿绕唇舌

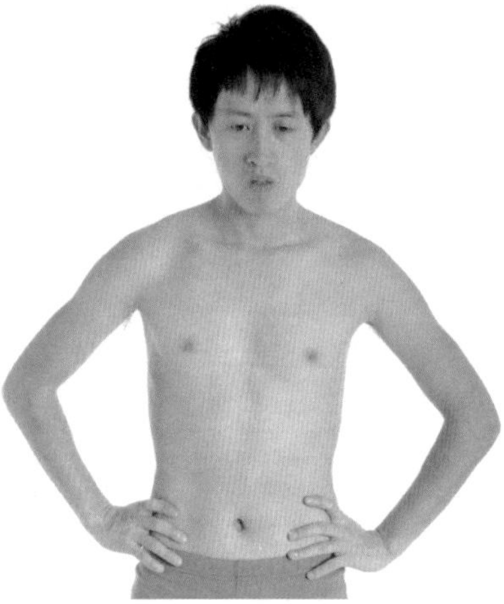

两手叉腰，两脚开立，与肩同宽。紧闭嘴唇，舌头伸至嘴唇和齿龈之间，作缩猿嘬食物状。舌头旋绕舔转10～15次，再反向10～15次。对于初练者来说，舌头旋绕舔转宜缓慢，然后，闭嘴鼓气，直至舌头略酸，口内有津液生出。休息片刻，再度鼓嗽，生出津液徐徐咽下。

温馨提示

常做此动作能使人健胃消食、生津润肠、神清气爽、食欲增强。

砸命门

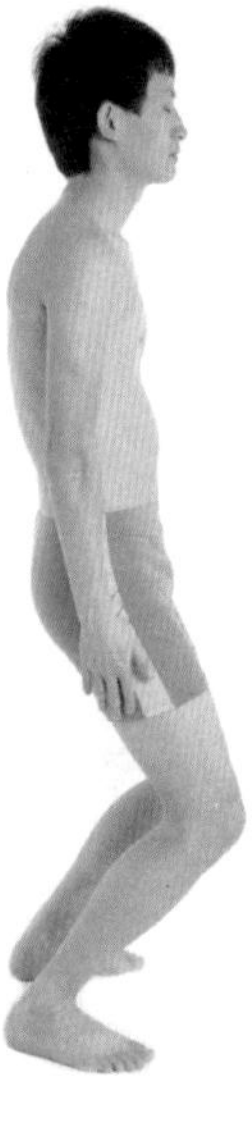

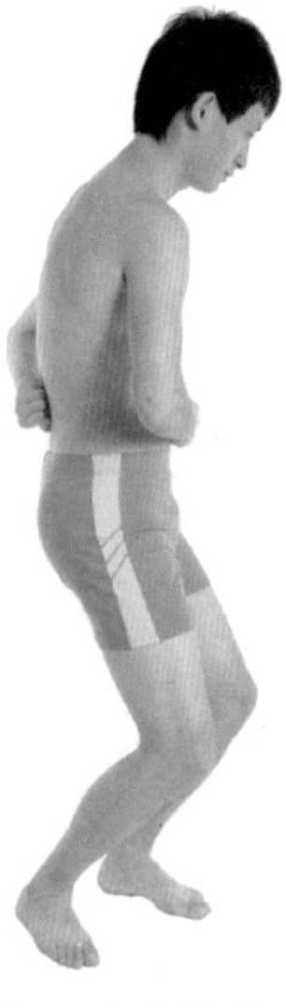

1 两膝微屈，两臂自然下垂，全身放松，意想肚脐。自然呼吸，用鼻或口鼻呼吸均可。

2 腰部向左转动，同时带动两臂，右前臂和拳头砸在腹部肚脐附近，左前臂和拳头同时砸在背部命门附近。

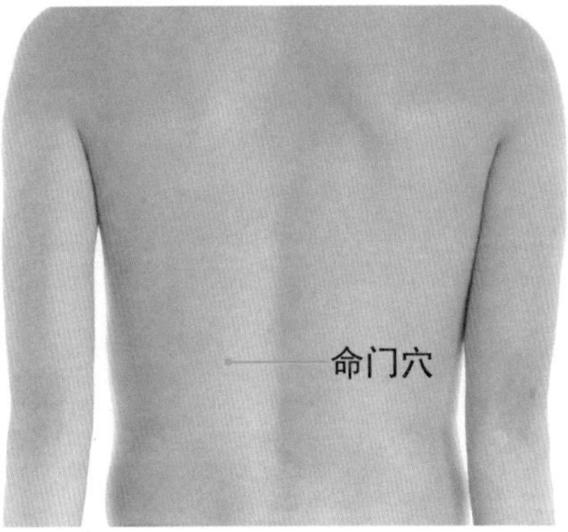

3 腰部向右转动，左前臂和拳头砸在腹部肚脐附近，右前臂和拳头同时砸在背部命门附近。

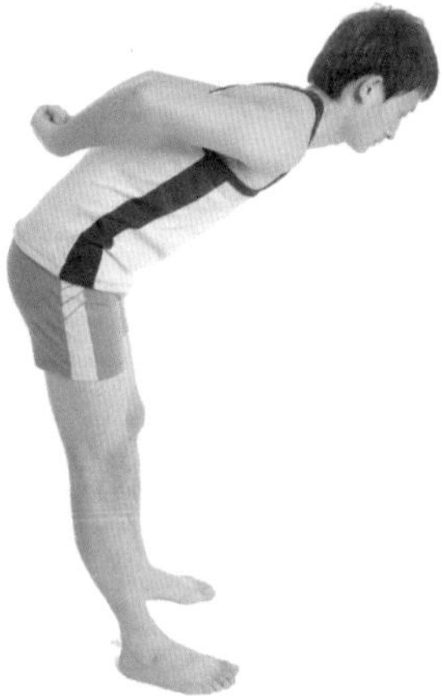

4 腰部左右转动，两臂交替叩打。砸腹背的次数和时间，以感到轻松爽快、微汗为度。

温馨提示

砸腹背对内部器官有震动作用，有利于增强消化功能，加快血液循环。用力应因人而异，循序渐进。为了做到腰转动带动两臂砸腹背，必须做到全身放松，以腰为轴，特别是两臂要放松，以便利用腰转动时的惯力叩砸。

不可忽视的日常保健

① 饮食清淡。

② 保持良好的饮食习惯。

③ 饭后适当活动。

④ 注意防寒。

⑤ 音乐可缓解消化不良。

胃 炎

摩腹让你远离胃炎

胃炎是一种常见病。尤其是在职场人士中颇为常见。在日常生活中，饮食不当、病毒或细菌感染、药物刺激等均可引起胃炎。

一般可分为急性胃炎和慢性胃炎。急性胃炎较轻者，有食欲缺乏、腹痛、恶心、呕吐；严重者可出现呕血、黑便、脱水、电解质及酸碱平衡紊乱，有细菌感染者常伴有全身中毒症状。慢性胃炎病程迁延，大多无明显症状和体征，一般仅见食欲缺乏、饭后饱胀、返酸、嗳气、不规律性腹痛等消化不良症状。慢性胃炎病程长，迁延难愈，常反复出血，可引起贫血、营养不良，甚至可发展成为胃溃疡、胃癌。

运动有利于改善胃肠血液循环，减少胃酸分泌，减少胃病发病的几率。

腹部按摩操

1 取仰卧位，将右手掌贴在胸口左侧，向外推摩做左胸部，反复几遍；然后用左手掌以同样的方法推摩右胸部。

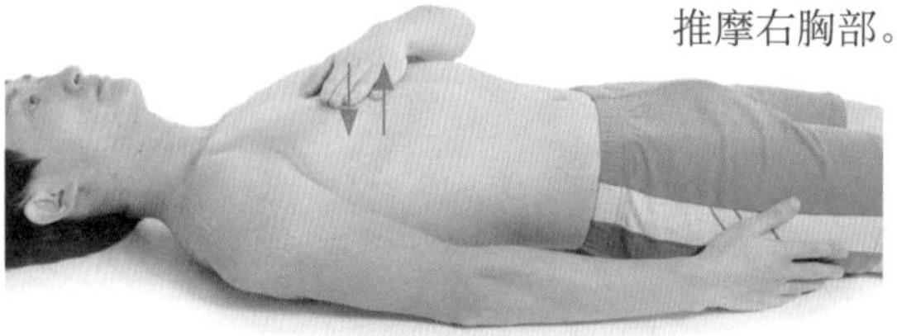

2 仰卧，屈膝。两手掌贴放在上腹部，然后来回由上腹部推至下腹部，做10~20次。

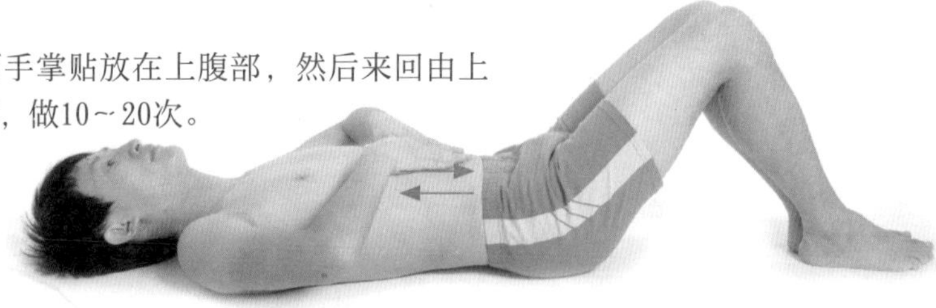

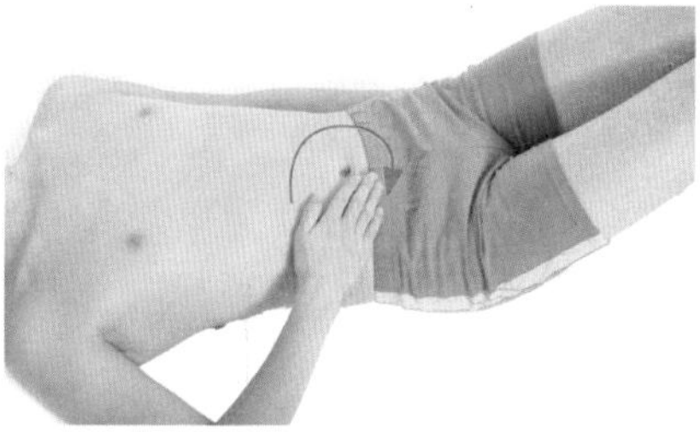

3 右手掌贴于肚脐的右侧，以肚脐为中心，顺时针方向推摩腹部20～30次。

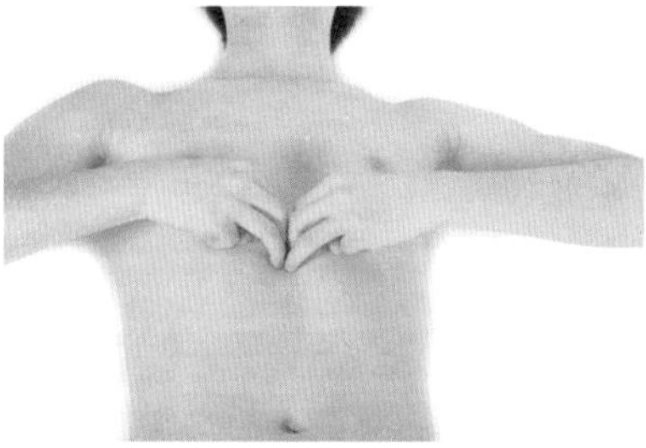

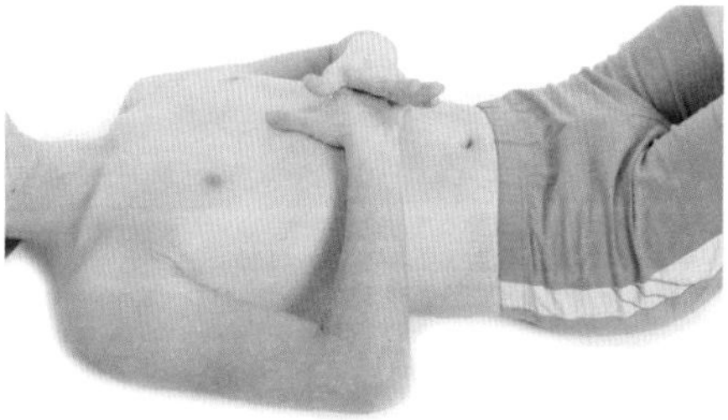

4 示指、中指、环指并拢放在腹部中线上，自胸骨剑突下依次逐点向下按压，每点连按2～3次，每次下按约3秒钟。接着按压部位向下移动3～4厘米，再按压2～3次。逐渐向下按至下腹部为止。

5 右手掌贴于上腹部，拇指外展放在胸骨上，其余四指放在左侧肋骨边缘，然后将左手贴在右手指上，轻轻按20～30秒钟，再慢慢松开。最后，做腹部顺时针推摩2～3遍。

划水吸气操

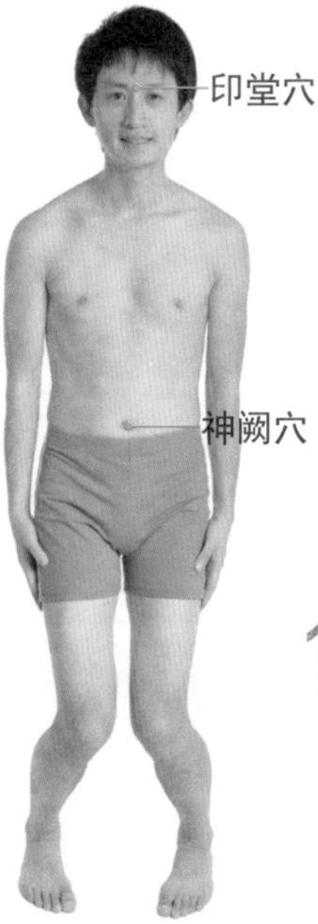

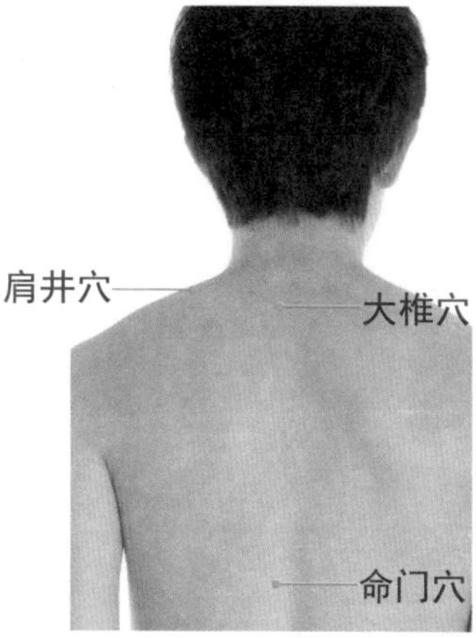

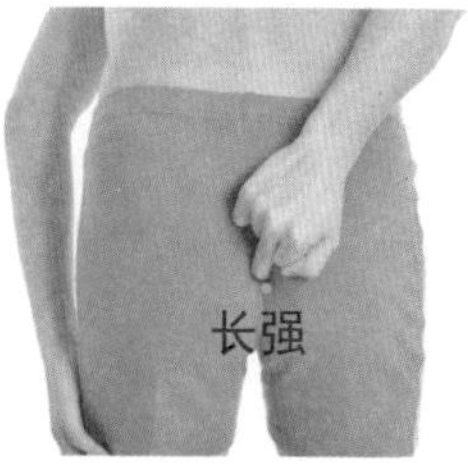

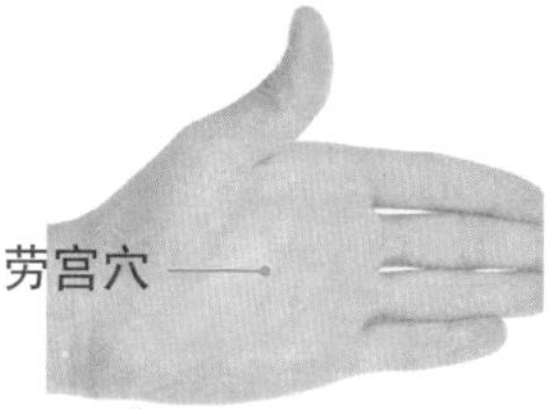

1 站立，双脚平行与肩同宽，后脚跟外开30°；双膝微屈，两肩自然放松，两手自然下垂于身体两侧，中指贴裤缝，手指微向内扣；同时舌顶上腭，似笑非笑；两眼平视前方；使印堂穴、鼻准穴、神阙穴保持在一条直线之上，气沉下丹田，全身自上而下依次放松，并从下丹田引气经会阴、长强穴，沿督脉上升至命门、大椎，分两股沿肩井、手臂到两手劳宫穴。

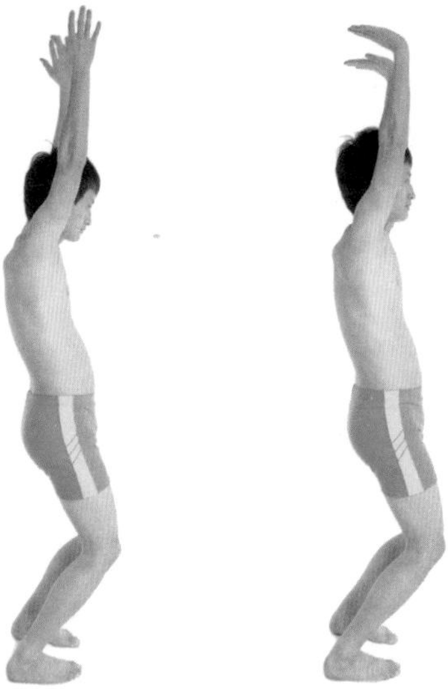

2 两手转掌心向前，以肩为轴，从体前如抱气球慢慢举至头顶，向天目穴贯气，同时鼻孔缓缓吸气至下丹田，腹部自然隆起；双掌稍停，气沿丹田，收紧、稳固。

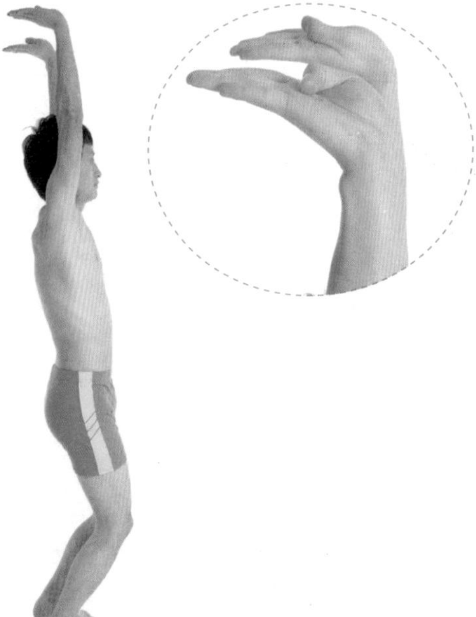

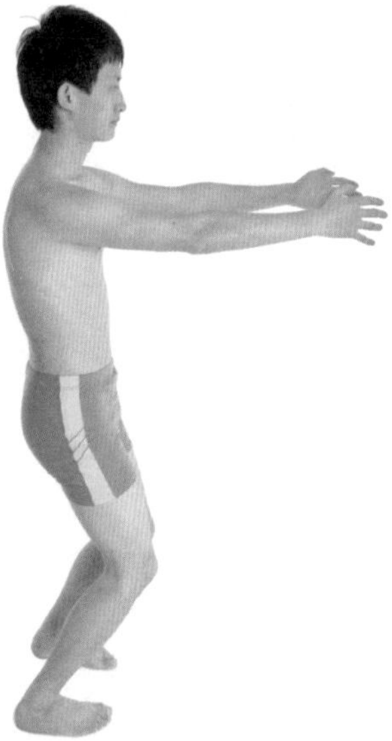

3 两手翻掌向天，大拇指略挡劳宫穴，双肩带动两手从体内抽出浊气，沿任脉将气从口和劳宫穴排出体外。

4 小腹内收，五脏微提，两手前伸至胸前，松开大拇指，如抱球状；再接前边呼气动作再做10次。

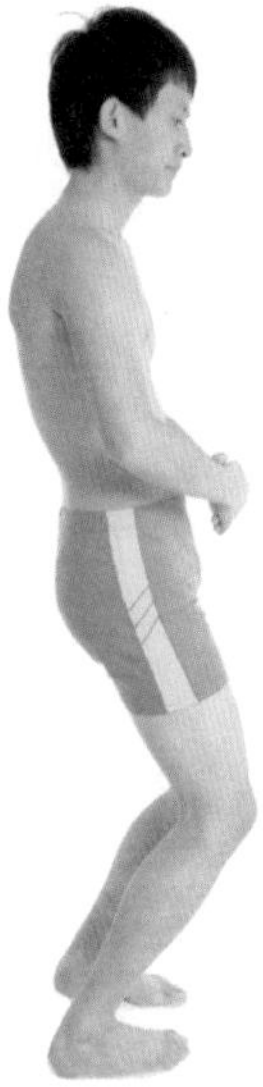

5 两手转掌心向前，以肩为轴，从两侧向前搂气至头顶，向百会、天目穴贯气，并沿身体中心引气至下丹田，同时鼻孔慢慢吸气；两掌移至下丹田处，再向下、向外翻掌，绕手抱球，将气贯入下丹田，意想收紧、稳固、藏紧。

温馨提示

练习此操可以起到锻炼大椎、肩、肘、腕及五脏六腑的作用，可预防和治疗胃炎、肠炎、肝病、肩周炎等疾病。需要注意的是，练习前不宜过饥或过饱，以免影响效果或给身体造成其他伤害。

捏脊法

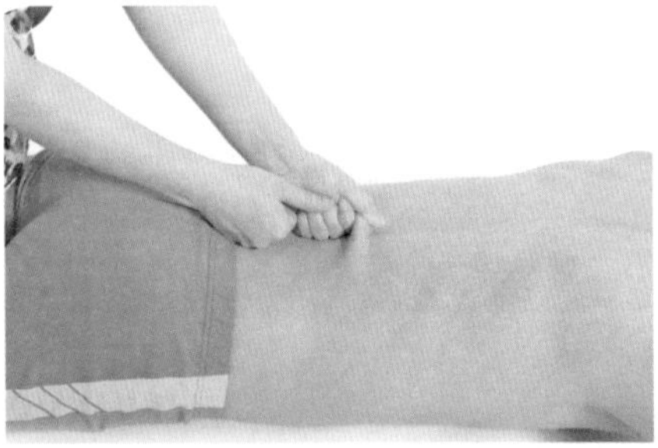

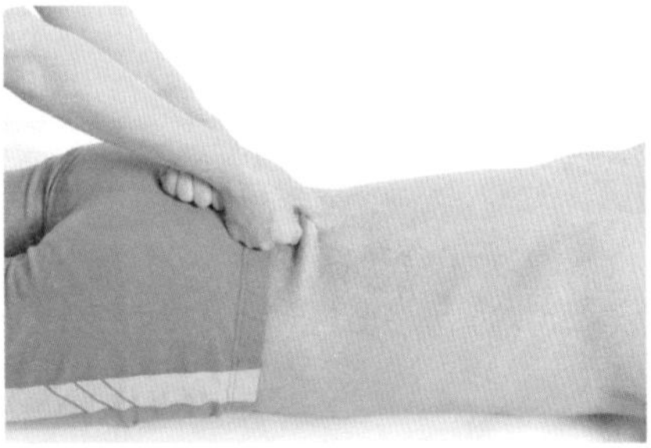

取俯卧位，裸露脊背，全身放松。家人两手弯曲成虚拳状，拇指伸张在拳眼上，示指和中指横抵在病人尾骨上，两手交替沿督脉循行线向病人颈部方向推进，随推随捏，推至第7颈椎为止，如此反复3次。在推捏过程中，每推捏3下就向后上方提一下，若听得到一声清脆响声，证明提捏得法。

不可忽视的日常保健

（1）胃炎患者蛋白质的供给要足够，如牛奶、鸡蛋、各种豆制品、瘦肉、鱼肉等；脂肪供给要适量，碳水化合物供给要充分，如各种粥、面条等；维生素、矿物质供给也要充足。忌辛辣等刺激物；少食或不食易产酸(如番薯、甜食)易产气的食物；不食过硬含粗纤维多的食物；少饮酒及浓茶。

（2）减少药物刺激。不用或尽量少用对胃刺激性强的药物，不要轻易服用解热止痛药、抗风湿药、激素之类药。

胃 痛

原来胃痛可以“按捏”掉

胃痛又称胃脘痛，是以胃脘近心窝处常发生疼痛为主的疾患。多见急慢性胃炎，胃、十二指肠溃疡病，胃神经官能症，也见于胃黏膜脱垂、胃下垂、胰腺炎、胆囊炎及胆石症等病。胃痛常因天气变冷、感寒食冷品而引发疼痛，疼痛时伴有胃部寒凉感，得温症状减轻。

胃病的致病因素有很多，但饮食习惯不良是其主要因素，许多人随着工作压力的增大和生活节奏的加快，传统的进餐时间被打乱，遗忘早餐、延迟午餐、晚餐丰盛，饮食没有规律，经常吃冷饮或冰凉的食物，过度饮酒等，这样对胃肠必定造成较大的损害。另外，精神因素也是引发胃痛的常见原因。

对于胃痛的症状，除了注意饮食调节，保持心情舒畅之外，按摩运动也能起到很好的缓解胃痛的效果。

按捏足三里

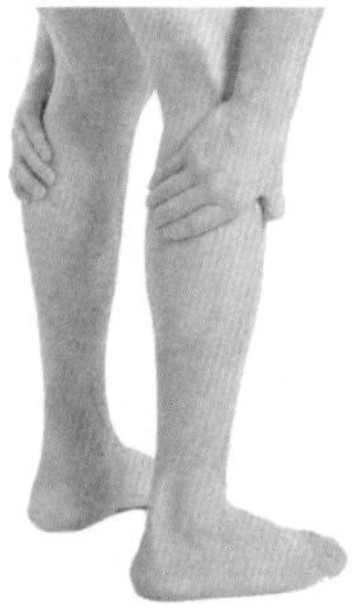

1 用双手分别捏揉双腿小腿肚内侧1/3处的肌肉部分，双手拇指指腹分别对准足三里穴，稍用力，先按顺时针方向旋转点揉40～50圈后，再逆时针方向点按40～50圈。

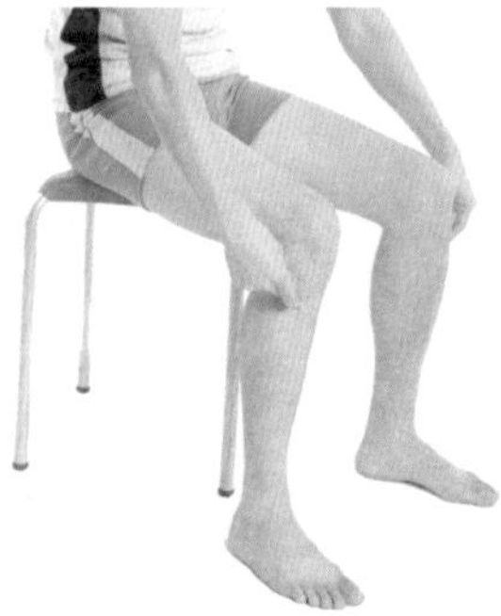

2 用双手拇指指腹从双腿足三里穴自上而下按捏，再自下而上按捏。以15～30次为宜。根据疼痛情况，酌情加减。按此方法，每天进行2～3次。连续2～3天，胃痛症状可缓解或消失。

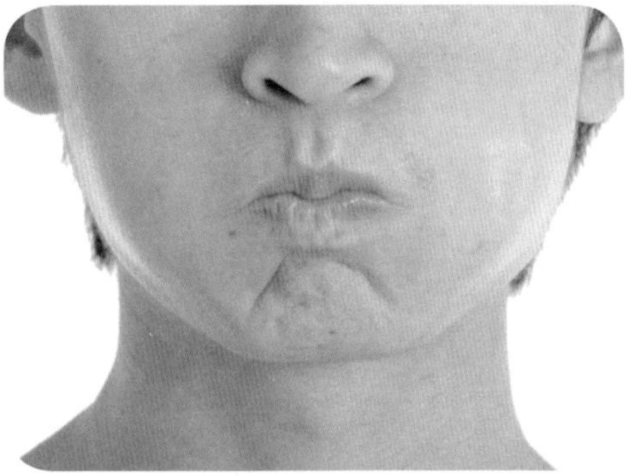

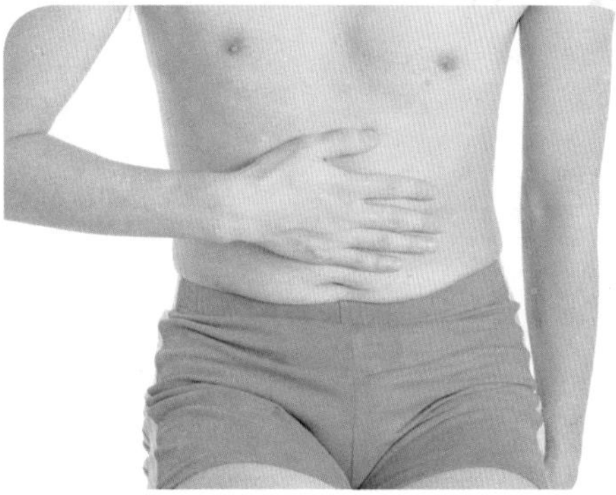

3 鼓漱：闭上嘴唇，用舌沿牙齿边缘左右搅动各18～24次；鼓腮做漱口动作，待口中充满津液时，分3口徐徐下咽。

4 揉腹：饭后先散散步，然后，取卧位或坐位均可。将双手搓热，再分别用左、右手，按顺时针或逆时针方向，按揉上腹部，各做25～30次。

温馨提示

按捏足三里，对因受寒或饮食所伤引起的胃痛可起到缓解或止痛的效果。但对胃溃疡病穿孔或急性胰腺炎等急性剧烈的腹部疼痛，应去医院诊治。

摩胃操

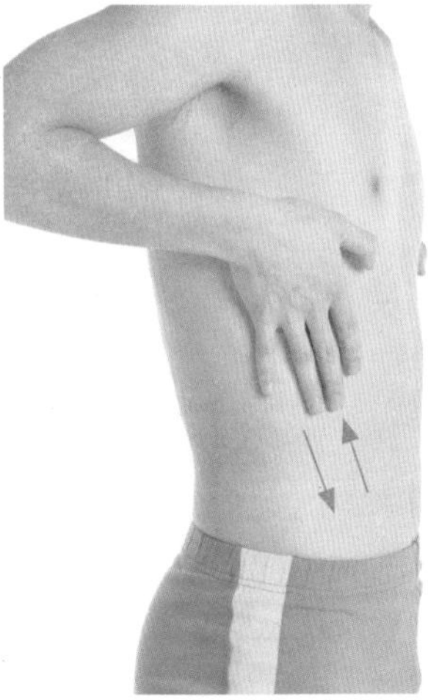

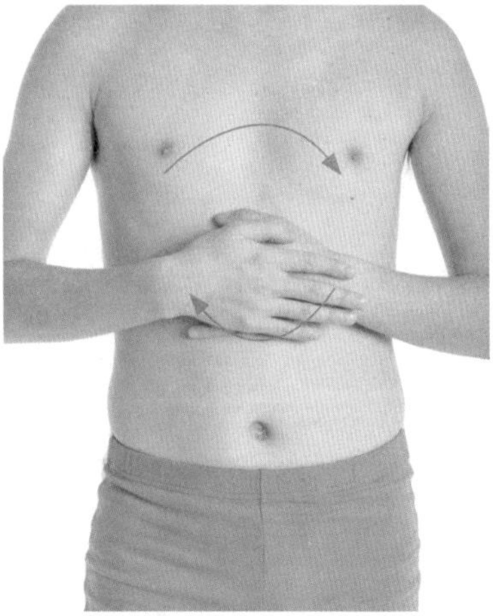

1 擦两肋：用两手掌分别轻擦两侧肋部2～3分钟。

2 摩胃（上腹部）：两手交叉，右手在上，左手在下。将手掌面紧贴于上腹部痛点周围，做顺时针方向按揉30～40圈，逆时针按揉30～40圈，用力宜轻柔，有温热感为佳。

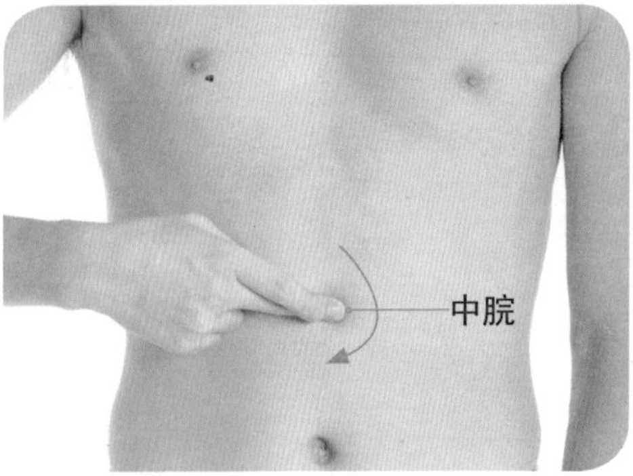

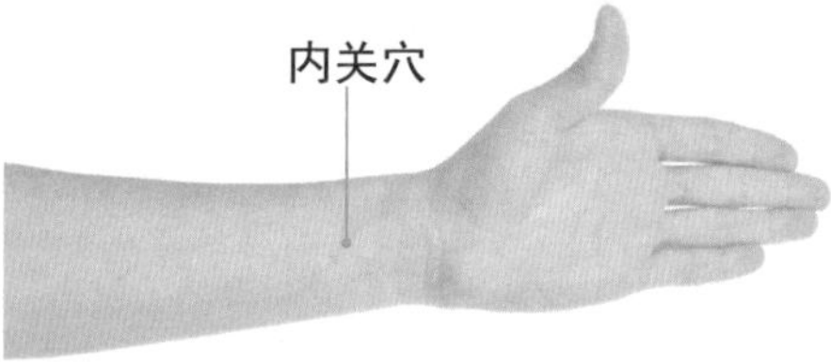

3 点揉中脘穴：中脘穴位于脐上大约一横掌的位置，可用中指指端轻重交替地点揉此穴20～30次。

4 点揉内关穴：位于手臂内侧，手腕横纹肌正中往上约三横指，两根手筋之间。先用一拇指指端用力点按1分钟，再按揉15～20次，反复揉5遍，以局部有酸胀感为佳，两手交替进行。

温馨提示

引起胃痛的部位多在上腹部近心窝处，我们可以通过以上方法做些自我按摩缓解症状，减少痛苦。

背部按压操

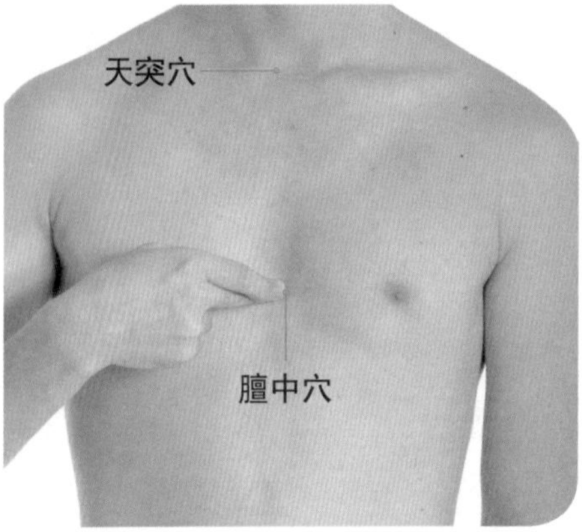

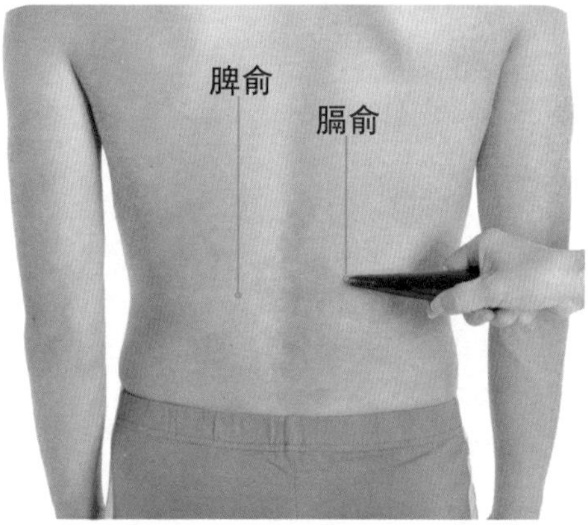

1 用示指、中指按揉膻中穴(两乳头连线中点)1～2分钟。

2 用示指、中指叠加一起，点按天突穴1分钟。

3 用按摩棒或拇指点按膈俞1分钟。

4 用按摩棒或拇指点按脾俞1分钟。

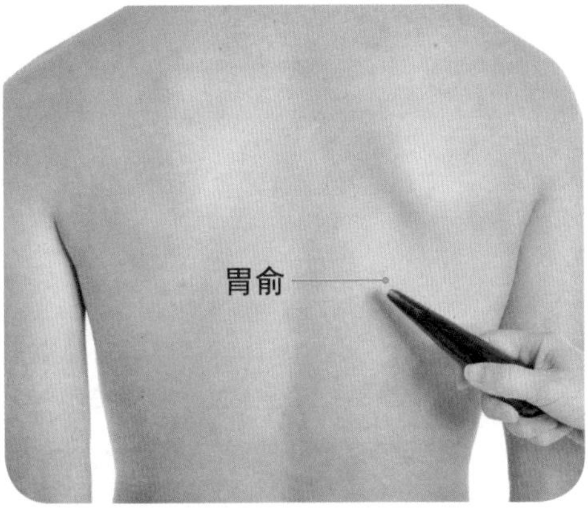

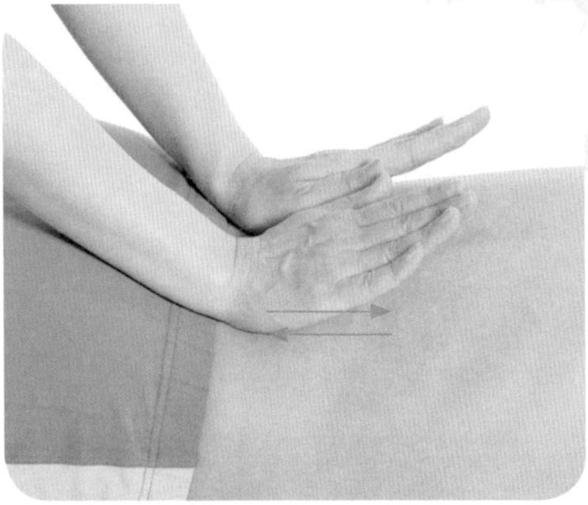

5 用按摩棒或拇指点按胃俞1分钟。

6 取俯卧，用手掌根部沿脊柱两侧由上向下推擦，像搓澡一样，左右各推30～40次。

温馨提示

当遇到不顺心的事情，生气发怒，气得胃疼之时，我们可以通过按摩胸背来缓解症状。

不可忽视的日常保健

① 饮食营养丰富。胃痛患者的饮食要以清淡易消化为主，节制辛辣煎炒及肥甘厚味。当然，提倡清淡饮食并不排除荤食，完全素食是不可取的，太素的饮食难于满足机体营养物质的需要。因此荤素应结合搭配，以能消化为原则。

② 饮食宜软、温、暖。烹调宜用蒸、煮、熬、烩，少吃坚硬、粗糙的食物。进食时不急不躁，使食物在口腔中充分咀嚼，与唾液充分混合后慢慢咽下，这样有利于消化和病后的修复。长期胃痛的病人每日三餐或加餐均应定时，间隔时间要合理。急性胃痛的病人应尽量少食多餐，平时应少食或不食零食，以减轻胃的负担。肝郁气滞者忌在生气后立即进食。不喝浓茶和浓咖啡。戒烟、戒酒。

③ 生活要有规律。良好的睡眠对胃病十分有利，因为睡眠不好时大脑处于兴奋状态，导致胃的分泌和启动功能失调，消化能力下降，出现食欲不佳、腹胀等症状。

④ 调养好自己的情志。平时情志的异常变化是引发胃痛的常见原因。因为长时间的精神紧张可使大脑皮质功能失调，使胃酸与胃蛋白酶分泌增多，平滑肌痉挛，黏膜下血管痉挛缺血。

胃下垂

腹肌运动让你的胃提上来

健康人的胃相对固定在上腹腔，当人站立时，胃的最低点不能超过脐下二横指。所谓胃下垂，就是胃在站立时明显下移，甚至从上腹移至下腹。也就是说，和正常人的胃部相比，胃下垂者的胃位置低了一些。

轻度胃下垂可无症状，下垂较显着时可见有上腹不适、易饱胀、厌食、恶心、嗳气、便秘、脘痛、腹胀等症状。诸症状多在餐后、多站立及劳累后加重，而在休息、平卧时减轻。严重胃下垂还可有眩晕、乏力、心悸、低血压、站立性昏厥等表现。

胃下垂的原因多是由于膈肌悬吊力不足，肝胃、膈胃韧带功能减退而松弛，腹内压下降及腹肌松弛等因素，加上体形或体质等原因，使胃呈极底低张的鱼钩状，即为胃下垂所见的无张力型胃。

治疗胃下垂，积极参加体育锻炼，如散步、体操、打太极拳等。适当的、循序渐进的体育活动有助于胃动力和胃的张力增强，胃蠕动增加则减轻胃下垂。胃下垂患者一定要注意不要参加重体力劳动和剧烈活动，特别是进餐后。

腹肌练习操

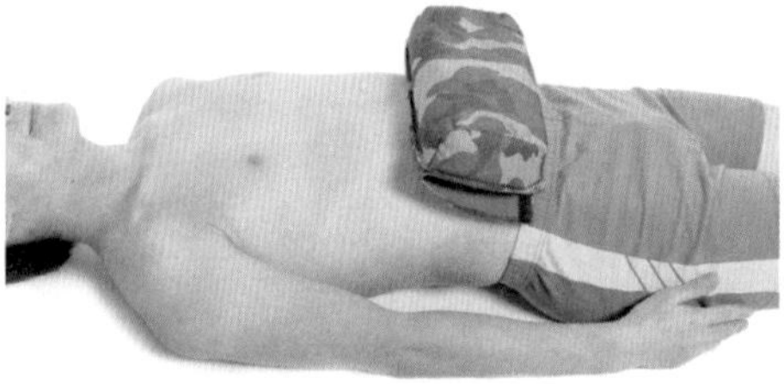

1 腹式呼吸：取仰卧位，双手交叉置于腹部，缓慢呼吸，体会呼吸时腹部的起伏运动，也可在腹部隆起时双手施加阻力，或在腹部放置沙袋，进行抵抗阻力的练习，增加运动效果。如此呼吸2～3分钟。

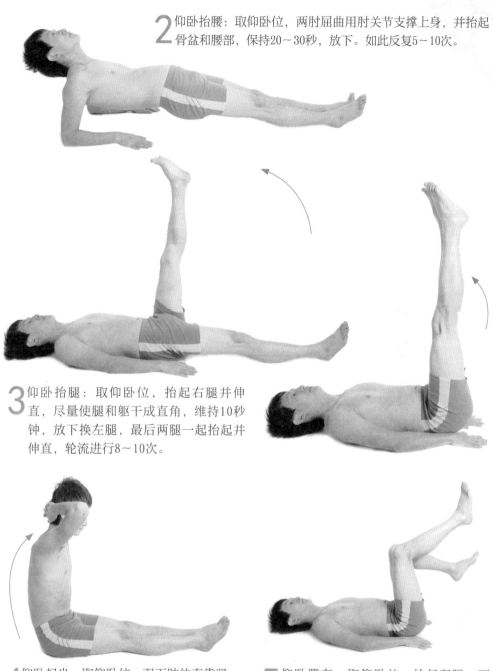

2 仰卧抬腰：取仰卧位，两肘屈曲用肘关节支撑上身，并抬起骨盆和腰部，保持20～30秒，放下。如此反复5～10次。

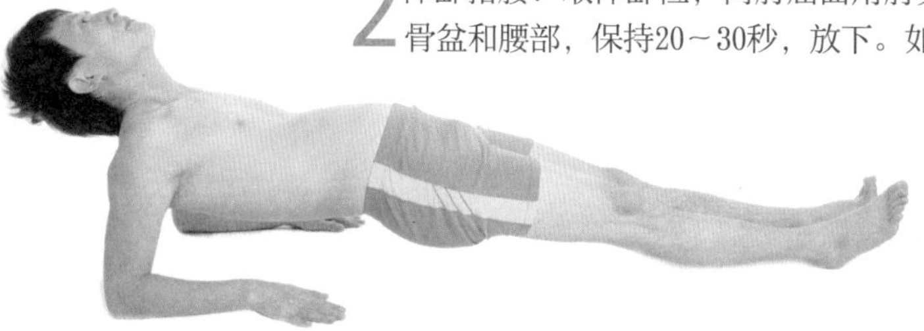

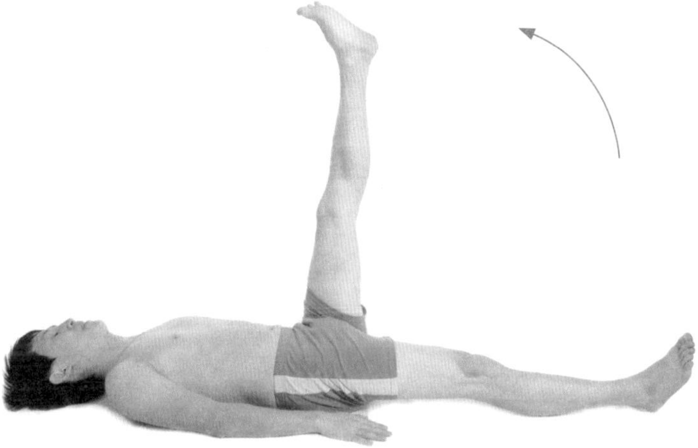

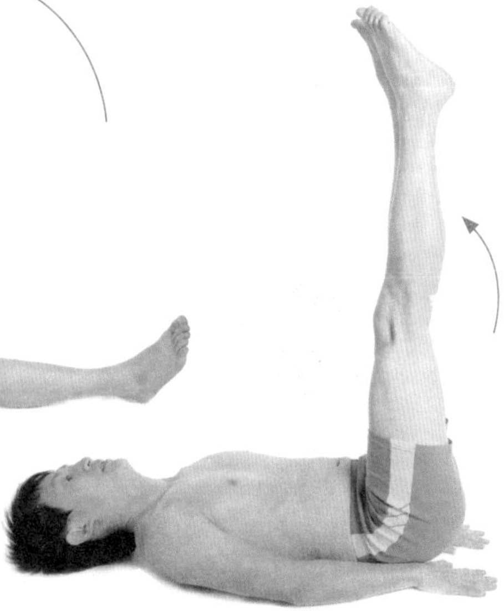

3 仰卧抬腿：取仰卧位，抬起右腿并伸直，尽量使腿和躯干成直角，维持10秒钟，放下换左腿，最后两腿一起抬起并伸直，轮流进行8～10次。

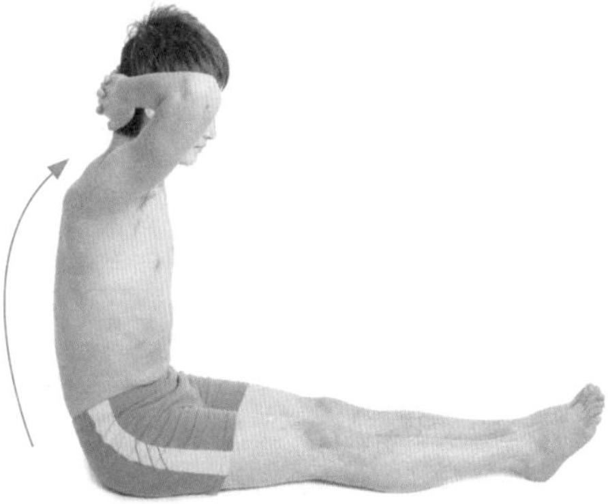

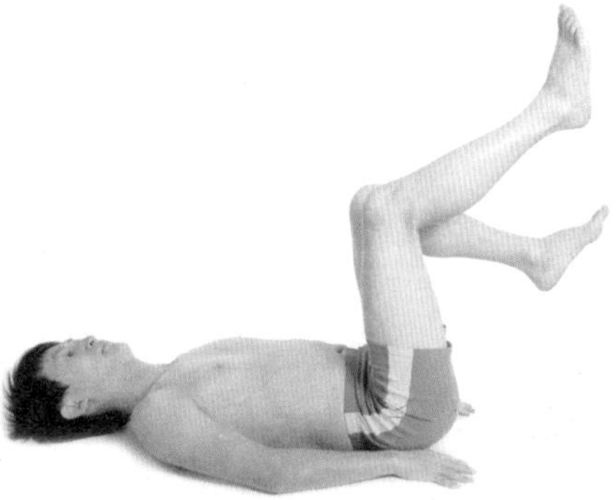

4 仰卧起坐：取仰卧位，双下肢伸直靠紧，两手十指在枕部，可在小腿处放置沙袋压住双腿小腿，也可让别人帮忙压着脚踝处。用力收腹，同时上身抬起坐立，再慢慢躺下还原，如此反复10～15次。

5 仰卧蹬车：取仰卧位，抬起双腿，两脚在空中做蹬自行车动作，交替进行3～5分钟。

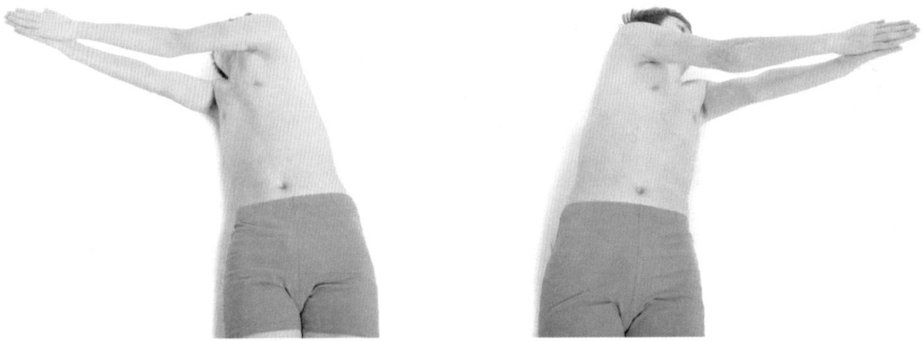

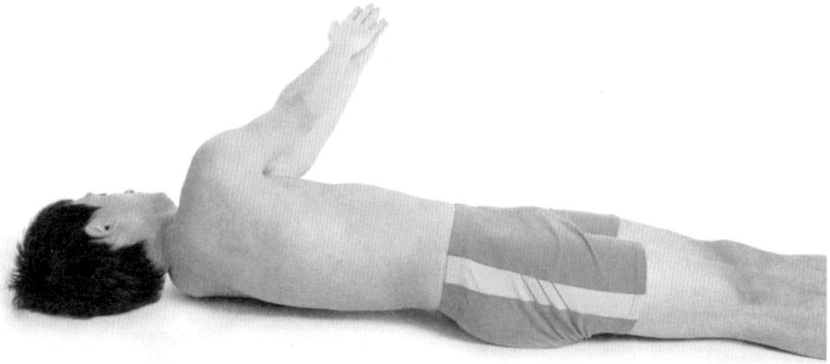

6 仰卧摆手：取仰卧位，两上肢向同侧摆动，带动身体扭转，两手掌心相对，臀部最好不动，再向对侧扭转，交替进行15～20次。

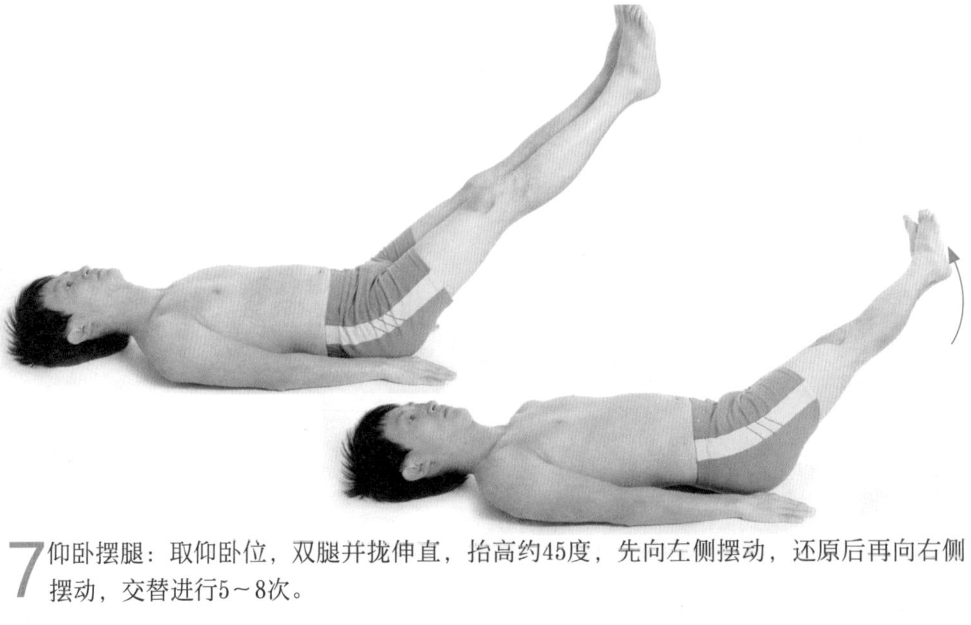

7 仰卧摆腿：取仰卧位，双腿并拢伸直，抬高约45度，先向左侧摆动，还原后再向右侧摆动，交替进行5～8次。

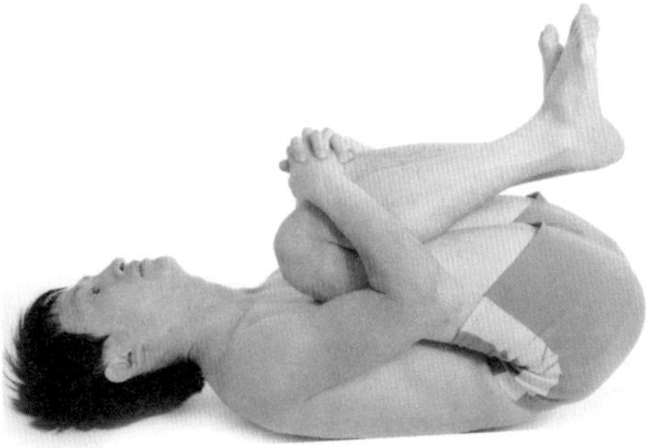

8 仰卧屈腰：取仰卧位，双腿举至约90°屈膝，然后两手抱膝，屈腿抬髋使腰部屈曲，维持10秒钟，复原，反复10～15次。

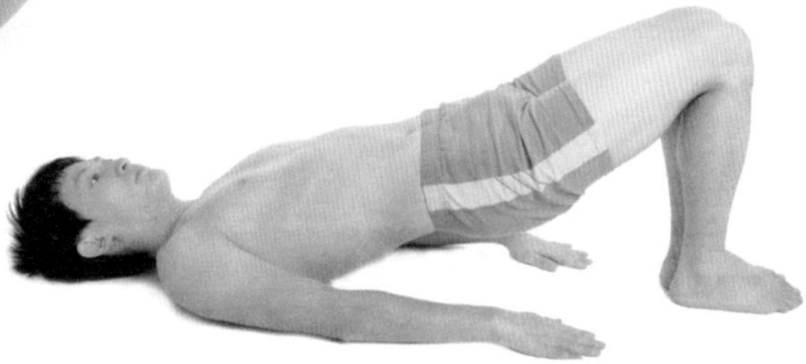

9 仰卧缩肛：屈膝抬臀，足蹬床面，然后收腹缩肛，肛门紧缩停30秒后，臀部着床，腹肌放松，休息片刻，反复8～10次。

温馨提示

治疗胃下垂主要是通过改善全身营养状况，增强体质，增加腹壁肌肉力量来实现的。这套体操能增强腹壁肌力，起到支撑内脏于正常位置的作用。而且，还能促进胃肠蠕动，增进食欲，消除腹胀、嗳气等不适。

卧位呼吸法

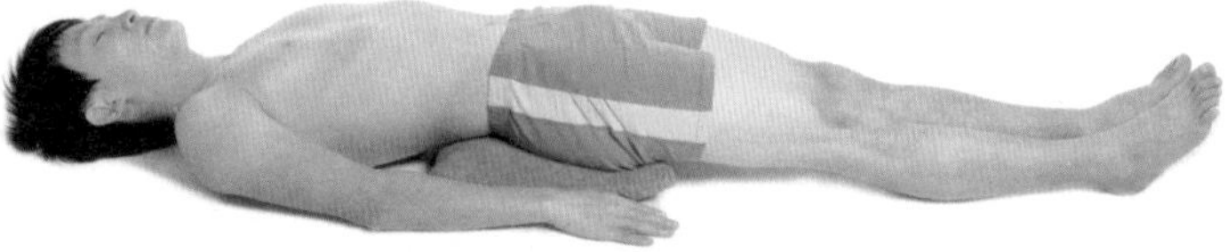

取仰卧位，适当垫高臀部或将床脚垫高5厘米，先吸气再呼气，停闭，重复进行。吸气时舌舐上腭，默念字句的第1个字，呼气时落舌，默念第2个字，停闭时舌不动，默念其余的字，默念字句可为“胃上升”、“胃体上升”等。

不可忽视的日常保健

① 胃下垂患者在饮食上宜选用细软、易消化、富于营养的食物。

② 胃下垂患者忌食忌食过于油腻、粗硬难消化食物。

③ 胃下垂患者要避免暴饮暴食，每次用餐量宜少，但次数可增加，每日4～6餐为宜，以减轻胃的负提。

④ 胃下垂患者要保持放松、平和、愉快的心态，避免精神紧张、思虑过度、情志失调，这样才能使脾胃气机恢复正常。

便 秘

正确运动让你轻松排便

便秘，或称大便干燥，是指粪便在肠内滞留过久，排便周期延长，或粪质干燥，排出艰难，或经常排而不畅的病症。在正常情况下，一个健康的人从进食开始，经过消化吸收到形成粪便和排便，一般需要24～48小时，两次大便间隔时间一般是1～2天。如排泄时间超过48小时，即可视为便秘。

长期便秘往往引起腹胀、腹痛、头晕、食欲减退、睡眠不安等症状，并容易引发痔疮、肛裂等疾病。

引起便秘的原因很多，但多数是因为年老体弱、营养不良、妊娠等，致使腹肌无力收缩或蠕动减弱引起；也有的因进食量过少，水分不足或饮食中缺乏纤维素，以致肠腔黏膜受到食物残渣的刺激减弱而发生。老年人体弱，活动量明显不足，肠蠕动减弱也是引发便秘的原因之一。

便秘不能依赖药物来帮助自己通肠胃，应该注重调解饮食和加强运动来治疗便秘。适当的运动锻炼可以加强腹肌收缩力，促进胃肠蠕动和增加排便动力。

金鱼摇摆操

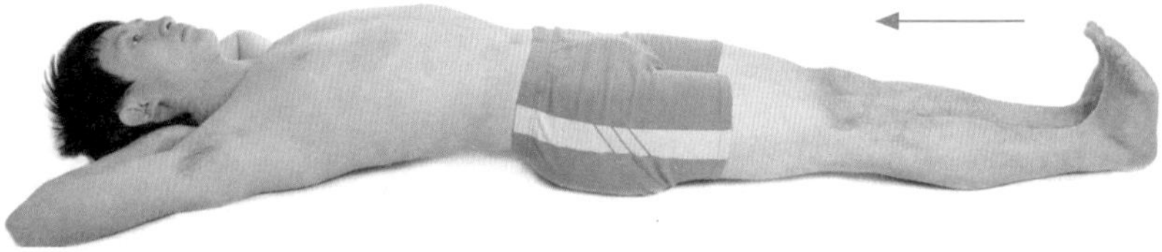

1 仰卧在硬床上，身体尽量保持一条直线。两脚尖并拢，并尽力向膝盖方向勾起，两手十指交叉，掌心向上，放于颈后，两肘部支撑床面。

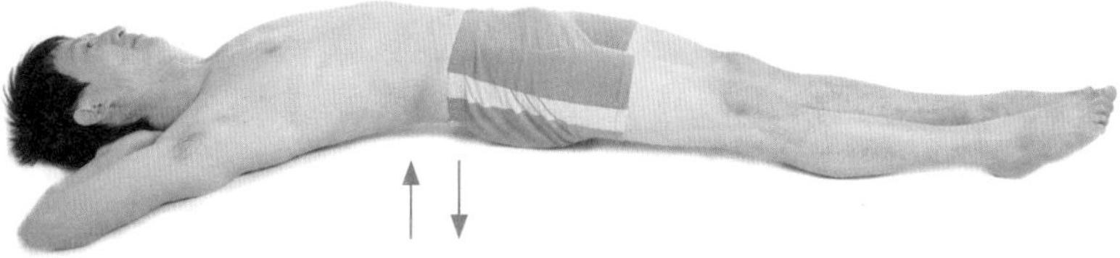

2 模仿金鱼游泳的姿势，身体快速地向两侧做水平扭摆。如果扭摆困难，可用双肘与足跟点地支撑，用以助力。上述动作熟练后，可逐渐加快速度。每天练习2次，每次3～5分钟。

温馨提示

摇摆操通过轻柔的脊柱活动，能减轻局部的疼痛、肌肉麻痹，还可以带动胃肠的活动，从而加强胃肠功能，对防治便秘症状有良好的作用。

跪立后仰操

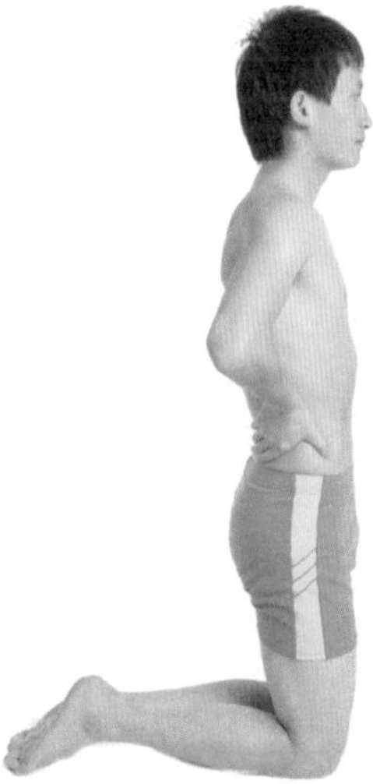

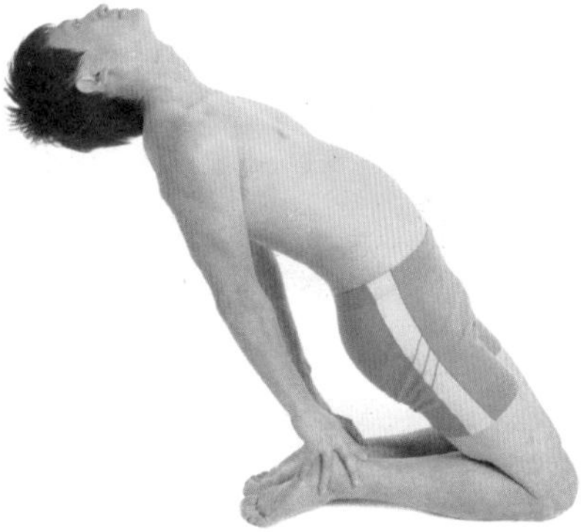

1 双膝着地，采取跪立姿势，双手放于腰间。

2 上身慢慢后仰，仰到几乎无法支撑时，就用双手握住双脚的踝部。保持这一姿势，并以腹式呼吸的方式重复动作3次。

温馨提示

这一姿势可以使腿部和腹部的肌肉得到充分运动，因此能够预防肥胖的发生；并且伸直腹肌，以刺激大、小肠，还能使肠的功能活跃起来，具有防治便秘的功能。

下蹲摆腿操

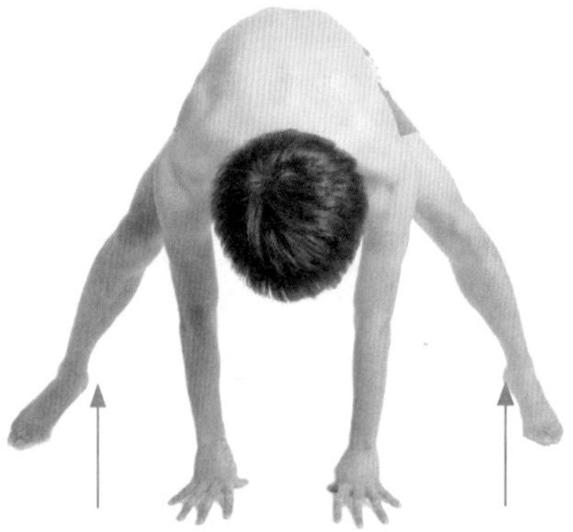

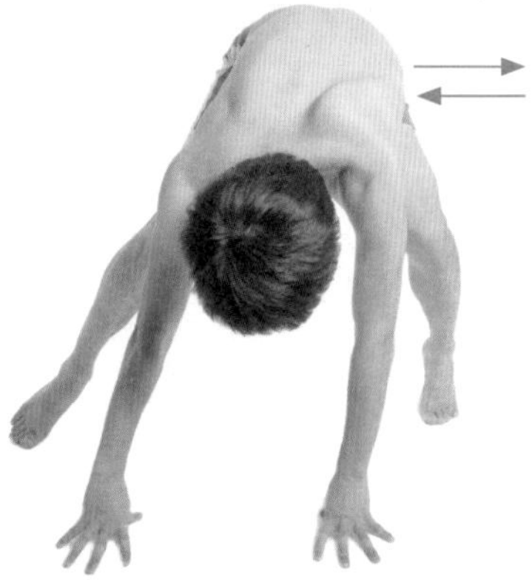

1 身体下蹲，双腿叉开，两手十指撑地，踮脚。

2 来回摆动腿部，同时带动臀部运动。

温馨提示

这一动作看似简单，但经常练习，却可以有效治疗便秘现象。

腹部按摩法

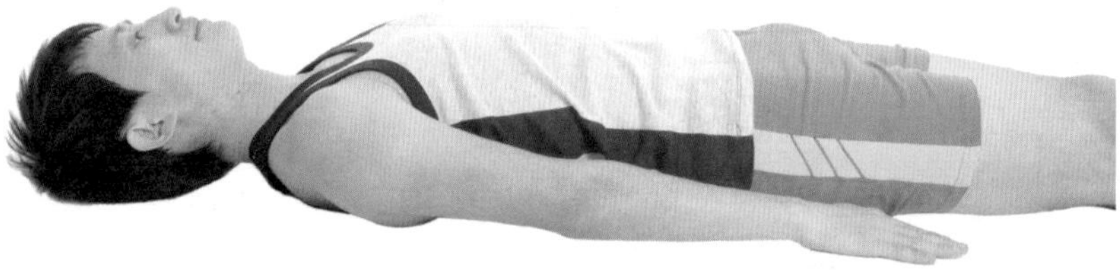

1 平躺在床上，全身放松，自然呼吸。

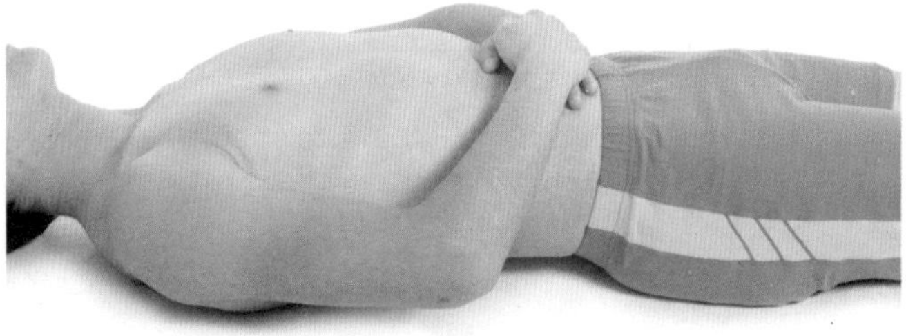

2 两手手心叠放于肚脐上，先按顺时针方向揉80～100次，再按逆时针方向揉80～100次，揉时用力要适度，动作要轻柔。

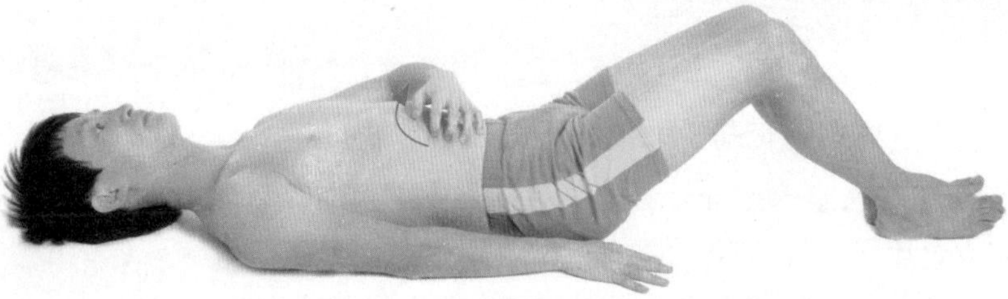

3 弯起双腿，放松腹肌，将一手掌放于肚脐的正上方，用拇指以外的四指指腹，从右到左沿结肠走向按摩。

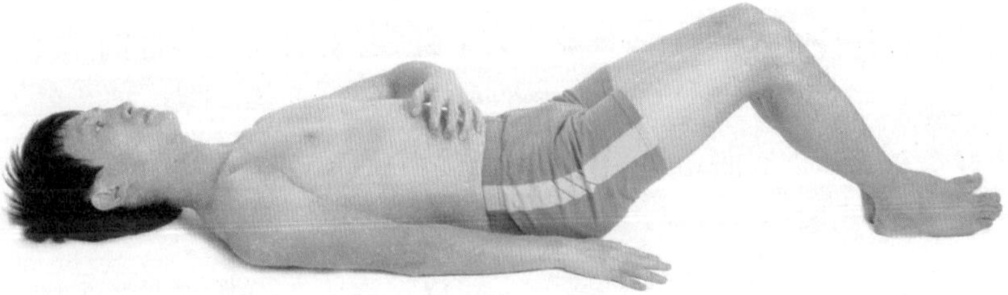

4 当按摩至左下腹时，适当加强手指的压力，以不感疼痛为度。

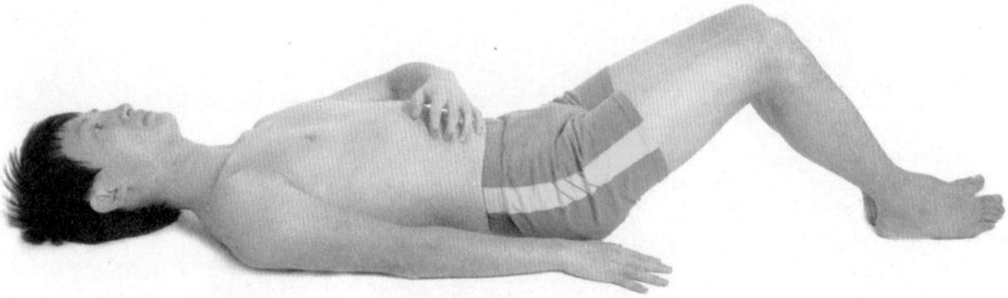

5 按压时呼气，放松时吸气，每次8～10分钟。

温馨提示

腹部按摩能加强胃肠功能，对防治便秘有良好的效果。但要注意腹部按摩前应排空小便，不宜在过饱或过于饥饿的情况下进行。

不可忽视的日常保健

(1) 在饮食上应多摄入食物纤维，定期吃些粗粮，如玉米、高粱、小米、麦麸等，多吃这些食物有利于大便的通畅。

(2) 要避免酒及咖啡、浓茶、辣椒、葱、蒜等辛辣刺激性食物；不食或少食糖；不宜食用炙、炸、烤、熏之食物；慎食温性、热性食物，如羊肉；不可食用具有收敛作用的食物，如石榴、梅子等。

(3) 劳逸结合。对便秘患者来说，过度劳累、过度安逸都是不可取的。过度劳累，易伤气，久之则气少力衰，便秘顽固而难愈。过度安逸，易使人体气血不畅，脾胃功能减弱，可出现食少乏力，精神不振，胃肠蠕动减少，易于形成便秘。

(4) 保持良好的睡眠。对于便秘患者来说，一定要保持良好的睡眠，因为睡眠不好时大脑处于兴奋状态，导致胃肠的分泌和运动功能失调，消化能力会有所下降，出现食欲不佳、腹胀、大便规律紊乱等症状。

(5) 不可常服泻药。便秘患者不要依赖泻药以贪图“一时之快”，因为长期使用泻药，最终可能造成大肠的依赖性，导致肠蠕动无力和肠道更干燥。最好请医生帮你找出原因，有针对性地用药，并保持良好的运动和饮食习惯，彻底解决问题。

痔疮

要防“痔”，多提肛

痔疮是一种常见的肛门病，民间有“十人九痔”的说法。它是肛门静脉曲张所形成的静脉团，经大便摩擦而破裂出血或形成血栓并引起剧痛。有关资料表明，痔疮等肛门直肠疾病的发病率为59.1%，痔疮占所有肛肠疾病中的87.2%，男女均可得病，男性的发病率为53.9%，女性的发病率为67%，任何年龄都可发病，以20～40岁的人较为多见，并可随着年龄的增加而逐渐加重。

痔疮按发病部位的不同，可分为内痔、外痔、混合痔。凡表面是黏膜的痔叫内痔；表面是皮肤的痔叫外痔；内痔较外痔多见。内外痔连成一个痔时称为混合痔，也称内外痔，可有一个或几个，甚至在肛门部连成一个圈。内痔主要表现为便后无痛性肛门便血，血呈鲜红色，滴注状，便后出血可止住，重者会有肛门脱出物，难以回纳。外痔主要表现为静脉血栓引起的剧烈疼痛，站立或坐时都很明显，疼痛难以忍受。混合痔则二者的表现都有。

痔疮的发病原因与现代人日益精细的饮食习惯以及久坐缺乏运动有关。便秘、大便时间过长会加速肌肉的损伤，而缺乏运动会使肌肉发育不良、软弱无力。从职业来看，如机关干部、汽车司机、售货员、教师的患病率比一般人要高。孕产妇由于腹内压力增高，也容易诱发痔疮。

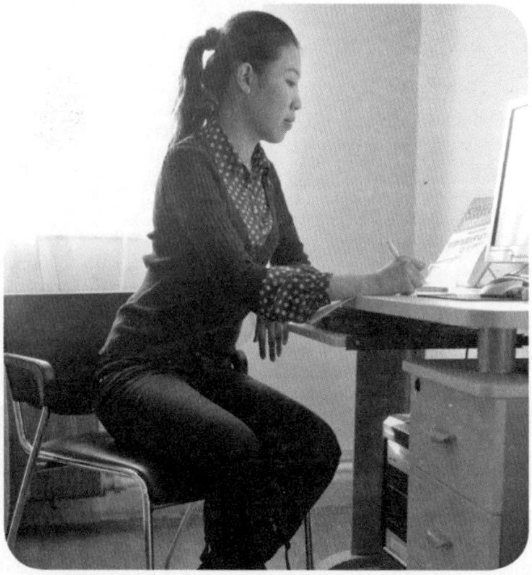

适当的运动，有益于血液循环，可以调和人体气血，促进胃肠蠕动，改善盆腔充血，防止大便秘结，预防痔疮。

提肛运动

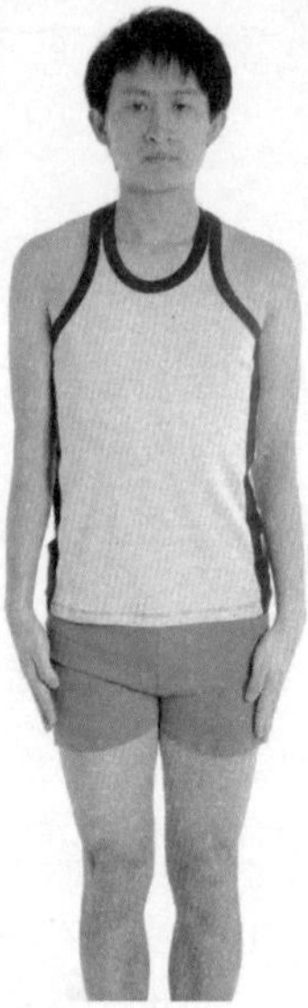

1 取站立位，全身放松，将大腿及臀部用力夹紧，配合吸气，舌舔上腭，同时向上提收肛门，像忍大便的样子。提肛后稍闭一下气不呼，然后配合呼气，全身放松，一提一松为一次。每日早晚各锻炼一次，每次10～15次。

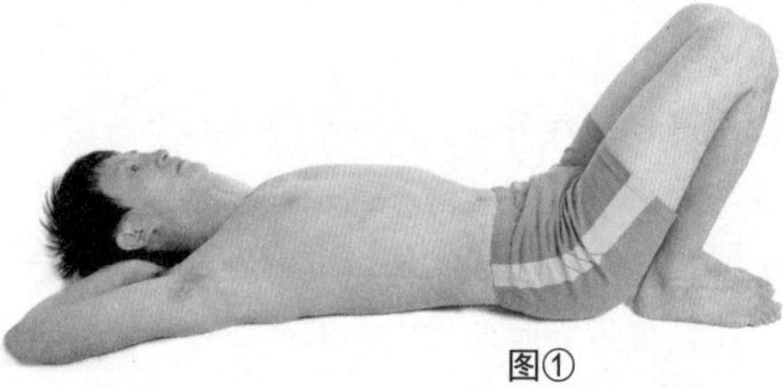

图①

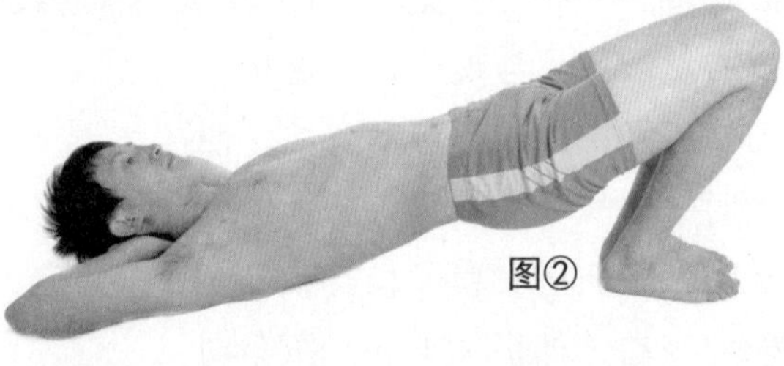

图②

2 取仰卧位，两手交叉放在头下，屈膝（如图②），使脚跟尽量靠近臀部，以脚掌和肩部支撑，使骨盆抬起，同时提收肛门，持续5秒钟左右放下骨盆（如图①）。熟练后，配合呼吸，提肛时吸气，放松时呼气，每日可做1～3次，每次10～20次。

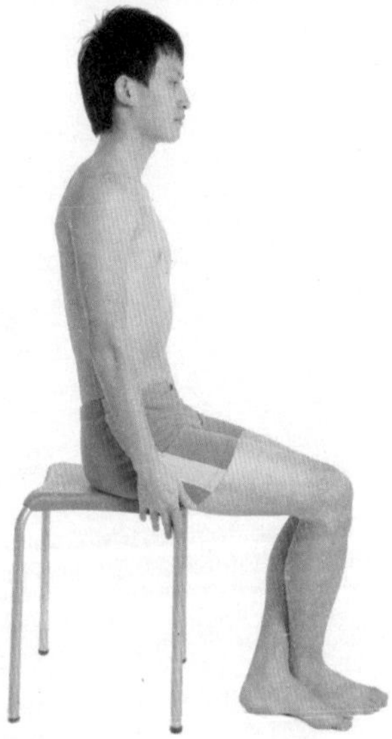

图①

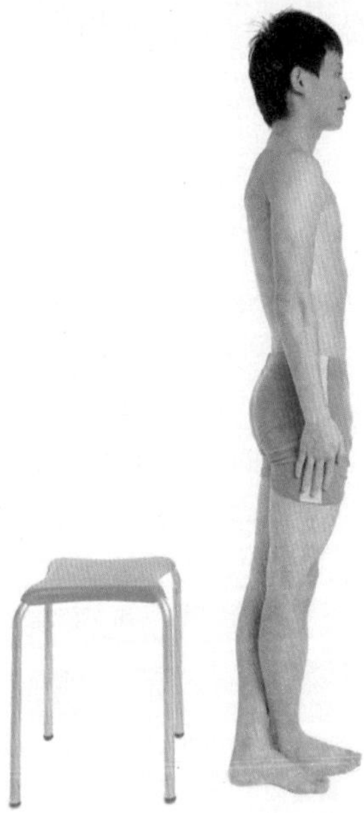

图②

3 两脚交叉，坐在床边或椅子上，全身放松（如图①）；两腿保持交叉姿势站起，同时收臀夹腿，提肛；持续5秒钟（如图②），再放松坐下，重复10～20次。

温馨提示

通过做提肛运动，可以使肛门有规律地收缩和放松，可改善肛门周围的血液循环，使瘀血得以消除，且可减轻或消除肛门括约肌痉挛，使肛门扩大，排便通畅，从而预防痔疮等肛肠疾病的发生。

鞠躬操

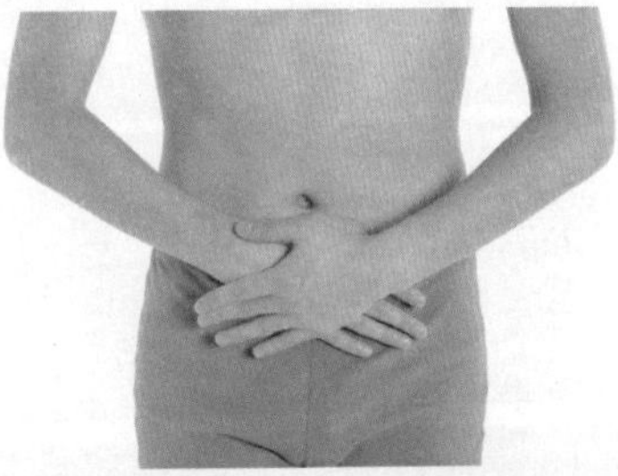

1 取仰卧位或站立位，两腿自然伸展，以气海穴（脐下1寸处）为中心，用手掌做旋转运动；先逆时针旋转20～30次，再顺时针旋转20～30次。

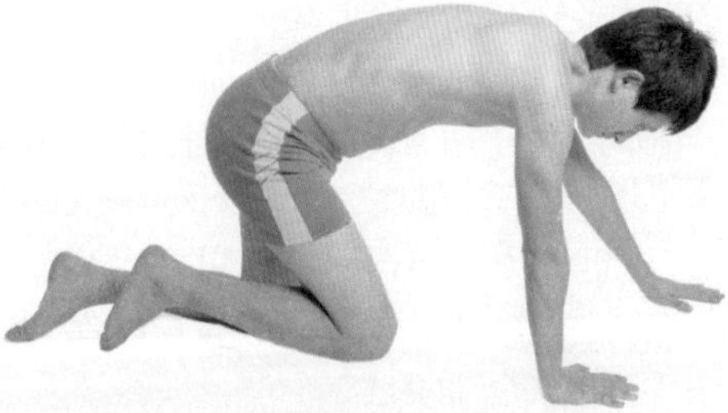

2 四肢着地，像小狗走路一样，将右手和左脚，左手和右脚一起伸出，移动身体前行，每天坚持走20步。

3 站立，两腿开立，与肩同宽，两掌松握，自胸前两侧上提至乳处，同时抬头挺胸吸气（如图①）；然后上身成鞠躬样前屈，同时两拳变掌沿两腋旁向身体后下方插出，并随势作深呼气。如此连续作8～10次（如图②）。

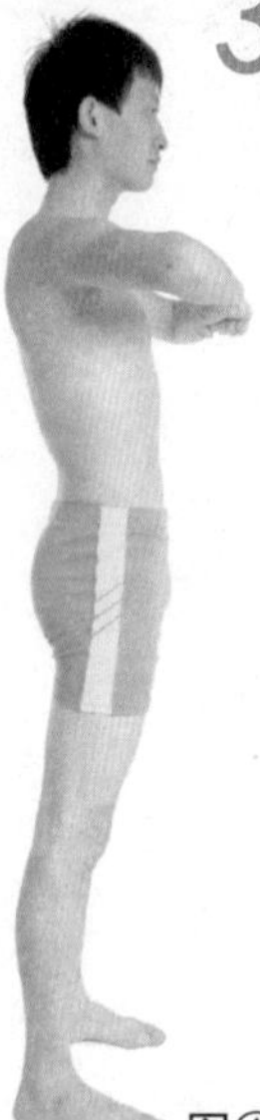
图①

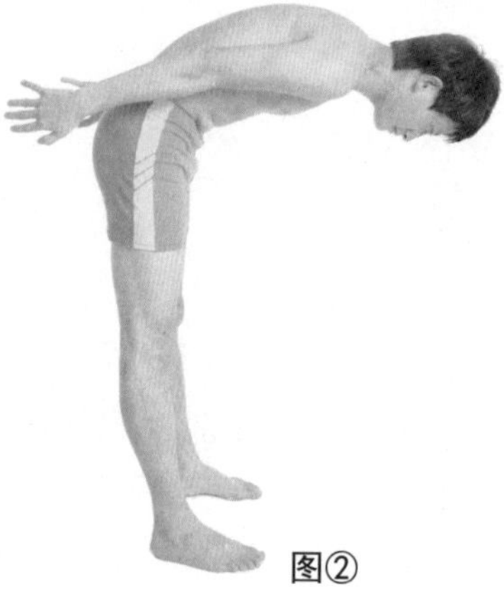
图②

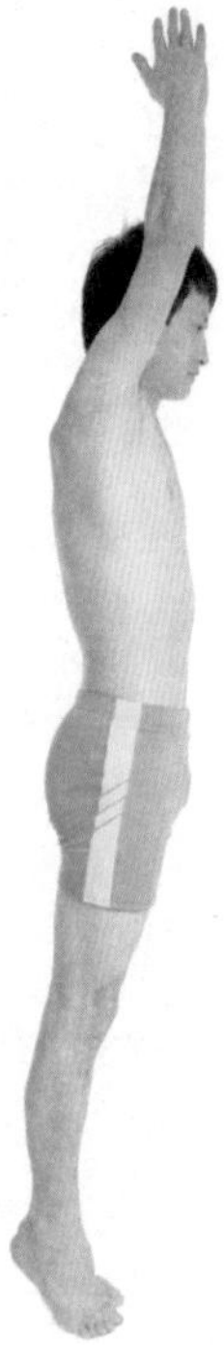

4 两腿并拢，两臂侧上举至头顶，同时提起脚跟，作深长吸气；然后两臂在体前自然落下，同时脚跟也随之下落，并作深长呼气。如此连续作8～10次。

温馨提示

一旦得了痔疮，我们也不要紧张，只要每天进行以上练习，就能有效防治痔疮。

按摩长强穴

临睡前，用手自我按摩尾骨尖的长强穴，每次5分钟左右。用意念，有意识地向上收缩肛门，早晚各一次，每次做20～30次。

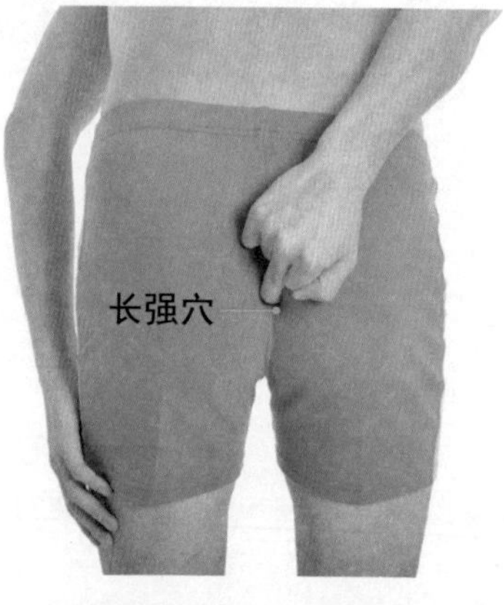

温馨提示

按摩长强穴和收缩肛门都可以疏通经络，改善肛门血液循环，对于痔疮的预防和自我治疗均有一定的作用。

不可忽视的日常保健

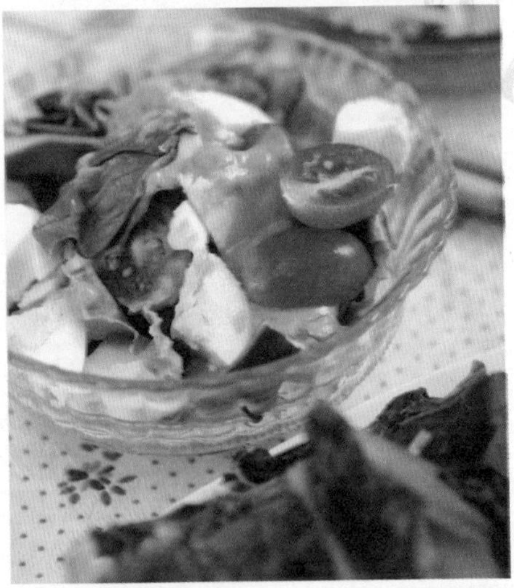

（1）应该有意识地摄取含丰富食物纤维的食物。如豆类、芋类、海藻类、大米等谷物、蔬菜、水果等。宜摄取具有润肠作用的食物，如梨、香蕉、菠菜、蜂蜜、芝麻油及其他植物油、动物油。宜选用质地偏凉的食物，如藕、笋、黄瓜、苦瓜、冬瓜、西瓜、莴苣、茭白、蕹菜、茄子、丝瓜、蘑菇、鸭蛋、鸭肉等。痔疮患者要禁食辛辣刺激、油腻、煎炸熏烤及热性食品，如羊肉、狗肉、生蒜、生葱、辣椒等，同时也应禁烟、禁酒。

（2）避免长时间保持同一姿势。如果长时间保持同一姿势，会使人的下半身血液循环不畅，肛门会因此而瘀血，最终形成痔疮。经常久坐不动的人，可以为自己准备一个圆形转椅效果最好，因为在坐垫上有些小的软的突起物，使肛门中央部位有缝隙；同时，用大腿和臀部支撑体重，减少了肛门的负担。

（3）保持肛门周围清洁。肛门、直肠、乙状结肠是贮存和排泄粪便的地方，肛门周围很容易受到粪便中的细菌污染，诱发肛门周围汗腺、皮脂腺感染，而生疮疖、脓肿。所以，我们一定要保持肛门周围的清洁，每日用温水清洗，勤换内裤，这样可起到防治痔疮的作用。

第八章

运动系统疾病的疗法

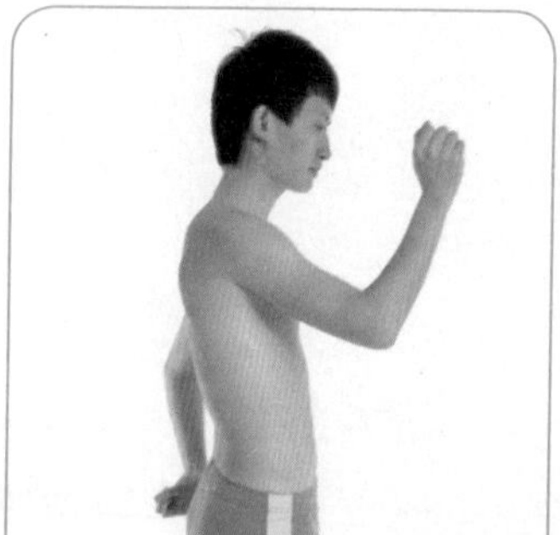
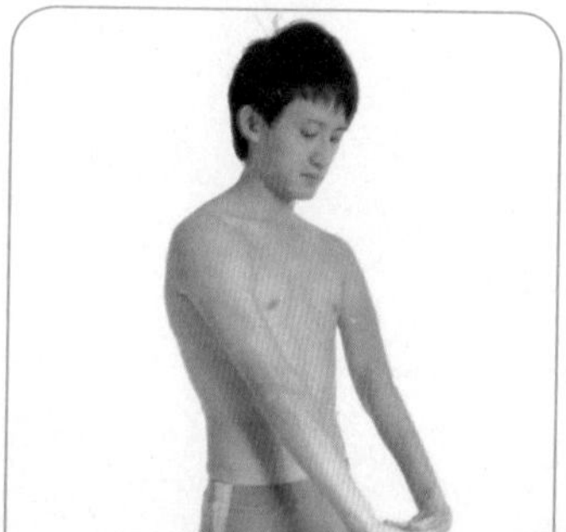
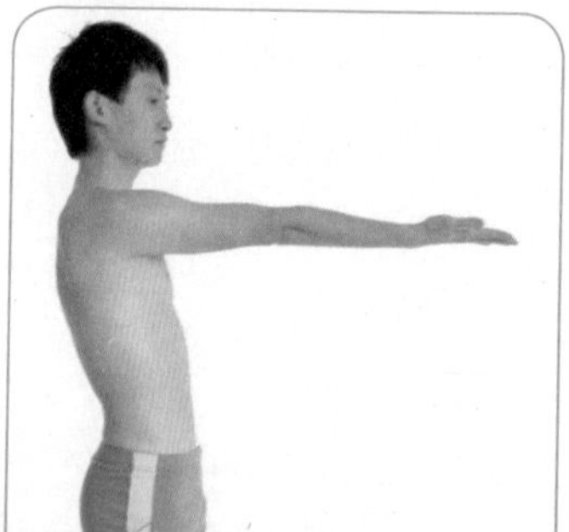

鼠标手

运动让你的双手变得更灵巧

“鼠标手”即“腕管综合征”，是指人体的正中神经在进入手掌部的经络中，在腕管处受到压迫所产生的症状，主要会导致示指和中指僵硬疼痛、麻木及拇指肌肉无力感。“鼠标手”最容易发生在长期使用电脑的人身上。

除了从事电脑职业的人士之外，其他职业，如音乐家、教师、编辑、记者、建筑设计师、矿工等，也有可能患上“鼠标手”，这主要都是和频繁使用双手有关。一般来说，女性发生“鼠标手”比男性多，这是因为女性手腕通常比男性小，腕部正中神经容易受到压迫。

防治“鼠标手”，关键是针对病因减少神经压迫。平时应以预防为主，如多做一些相应的运动，运动可以使受压迫的神经得到放松，血液循环得到改善，从而起到防治“鼠标手”的作用。

掌部运动操

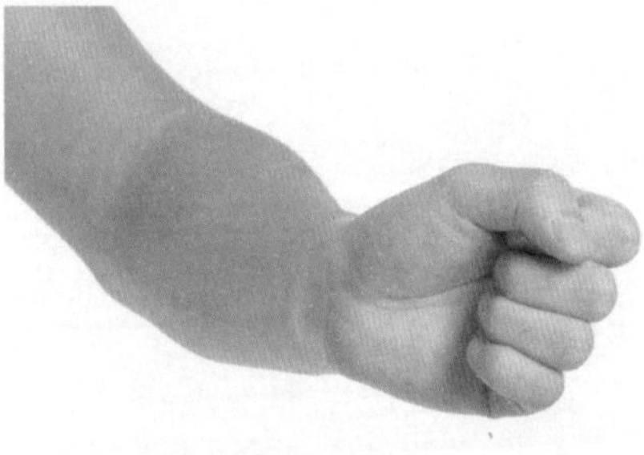

1 手腕依次按顺时针、逆时针方向旋转25次。

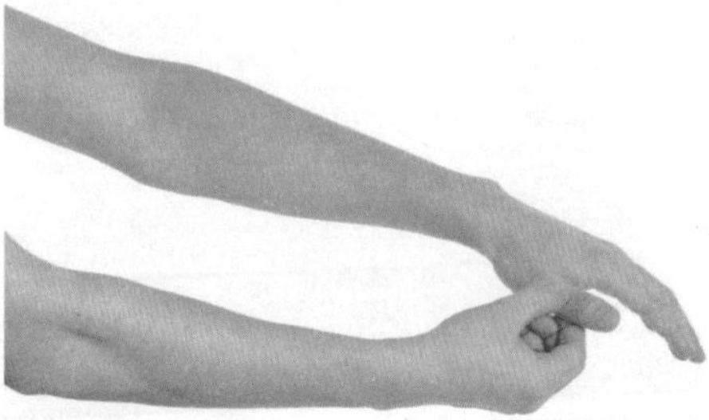

2 大拇指开始，每指各做10秒钟，平稳呼吸。然后换左手揉捏右手。

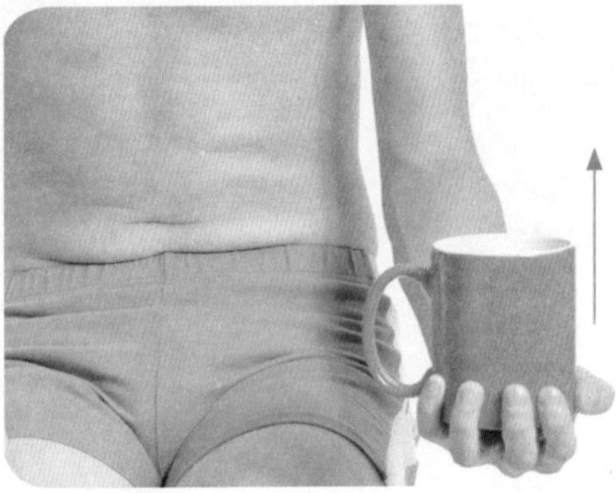 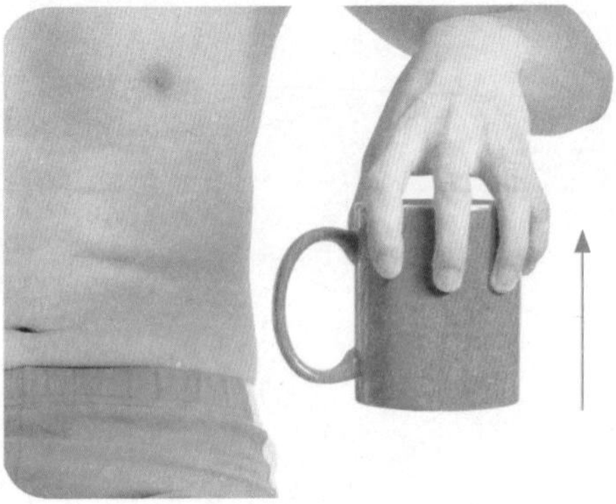

3 手中握一个水杯，先手掌向上握水杯，做从自然下垂到向上抬起动作，然后手掌向下握水杯，做从下到上的运动，各20次。

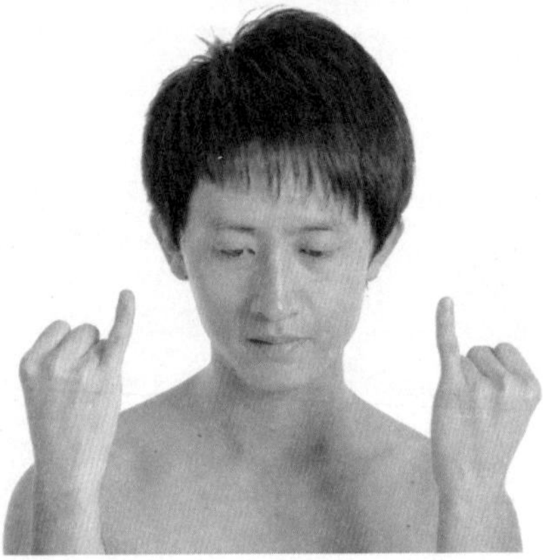 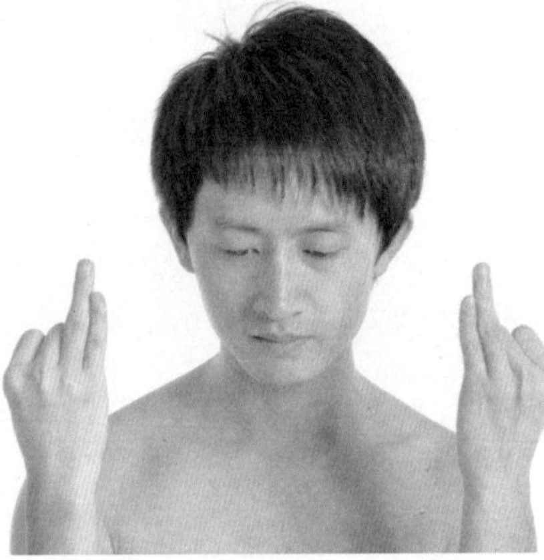

4 吸足气，双手用力握拳，用力吐气，同时迅速依次伸开两手小指、环指、中指、示指。反复进行10～15次。

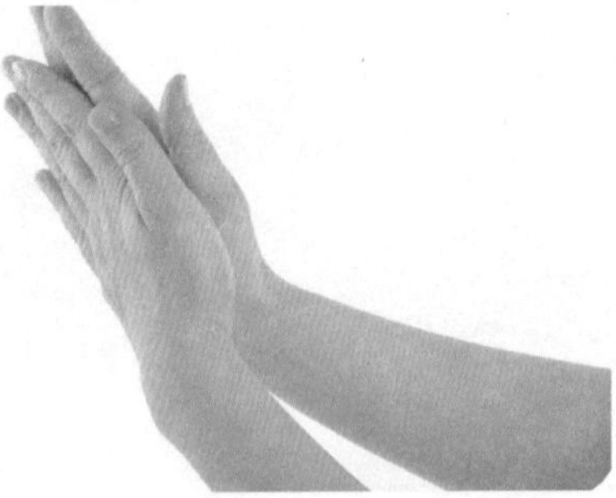

5 双掌合十，互相摩擦致微热。

温馨提示

此操有促进手部血液循环，增强手腕力量，锻炼手部骨节的作用，对于防治“鼠标手”很有效果。

腕部活动操

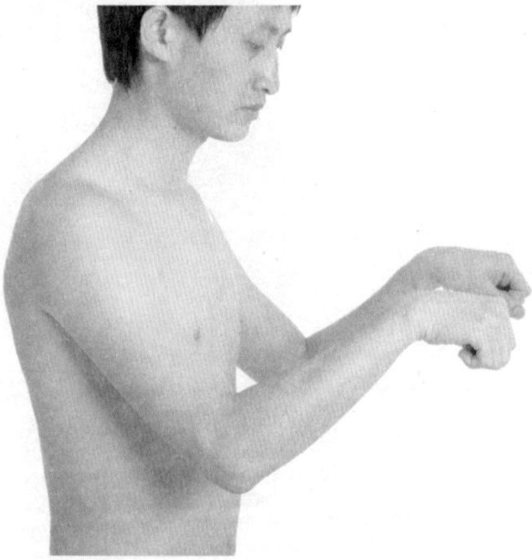

1 取站位或坐位均可，屈前臂，腕部前后或左右活动。手腕依次按顺时针、逆时针方向旋转。

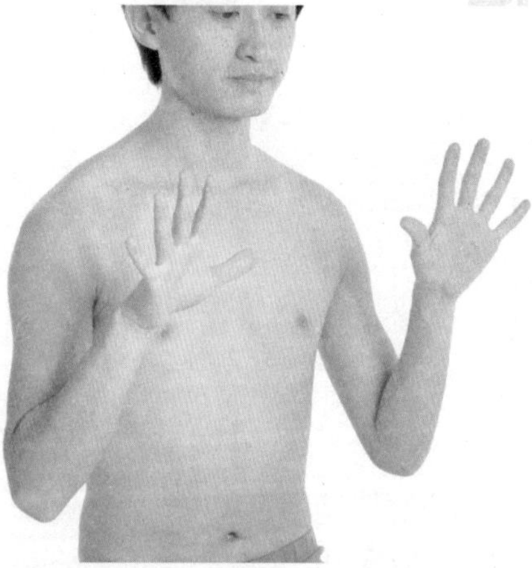

2 握拳，然后两手5指同时用力张开，然后重复握拳张开的动作30次。

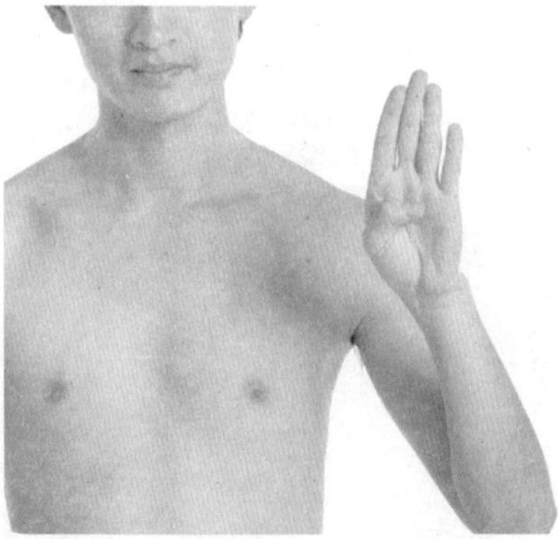

3 手掌打开，一次用力合上一根手指。

温馨提示

以上动作分别做10～20次，每天重复2～3遍，对于防治“鼠标手”很有效果。

全身运动操

1 右手放于背后，并尽量伸向左肩，左臂曲肘，从左耳边伸向后背，尽量与右手接触，并持续30秒；然后左手放于背后，右臂曲肘，持续30秒。

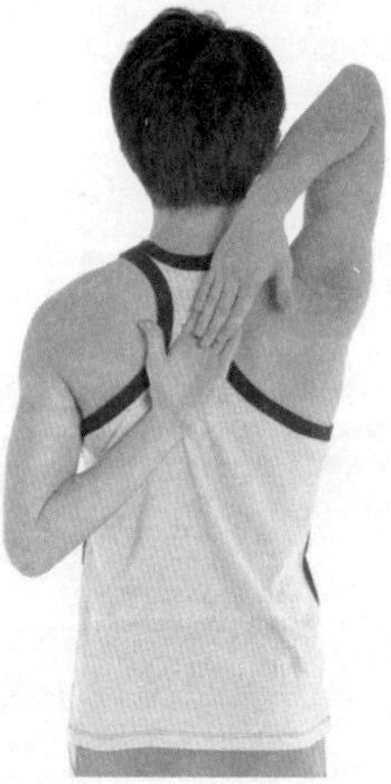

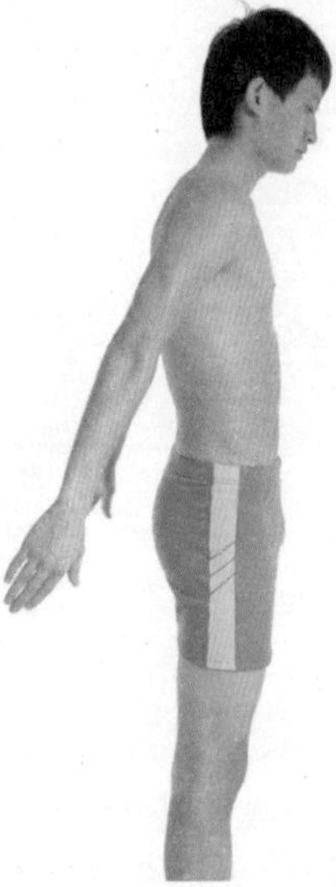

2 取站立位，双脚分开，与肩同宽，双手用力向后甩80～100次。

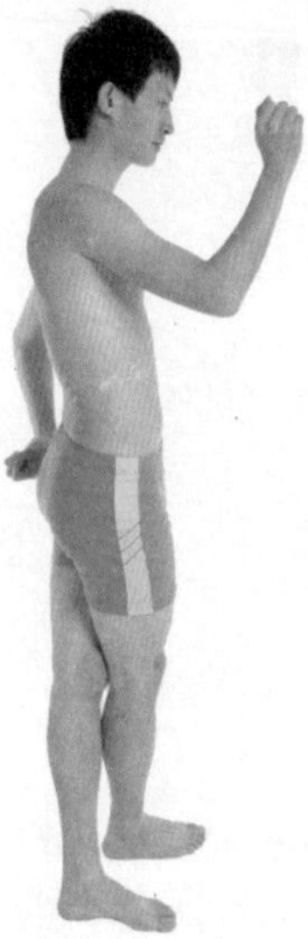

3 走十字交叉步，同时手部特别是手腕部要做各种动作，类似扭秧歌，如能配上音乐，效果会更好，每次走10～15分钟。

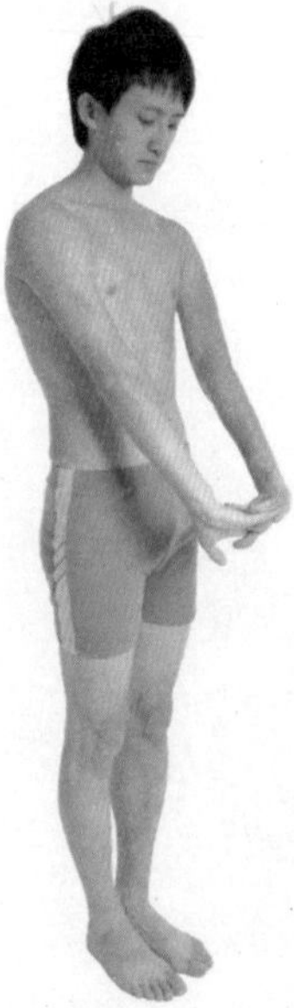

4 两手五指交叉，向外翻转，翻转交叉时，两手尽量从胸前举过头顶，再尽量从头顶向后背伸展100次。

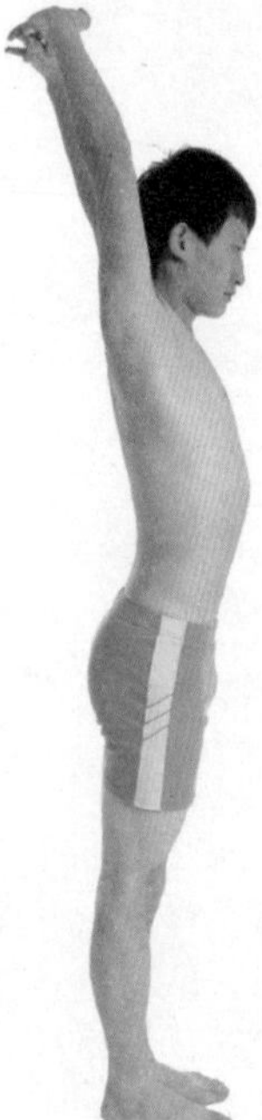

5 双臂尽量沿水平方向向后伸展80～100次。

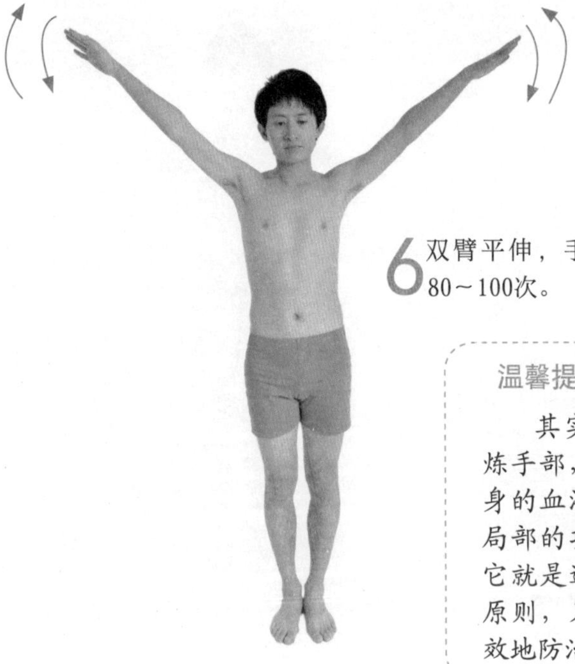

6 双臂平伸，手掌向下，如大雁飞翔，重复动作80～100次。

温馨提示

其实，防治“鼠标手”不能光锻炼手部，还要进行全身锻炼，增强全身的血液循环，从而改善和提高身体局部的功能。这套全身性的小体操，它就是遵循局部功能障碍全身锻炼的原则，只要每天抽出几分钟，就能有效地防治“鼠标手”。

曲肘转头操

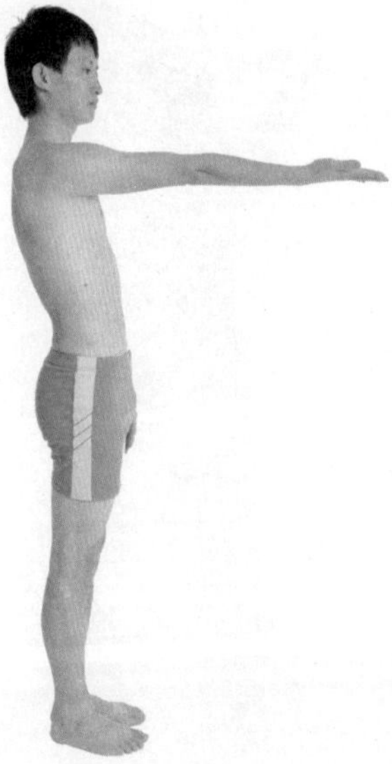

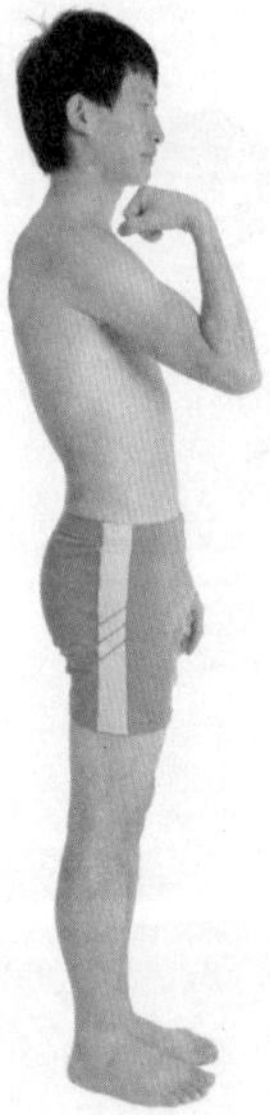

1 取站立位，两臂自然放于体侧。右臂向前伸直，与肩平齐，手掌朝上，手指分开。

2 手指及手腕向上移动，同时慢慢握紧拳头，屈腕使拳头指向自己。

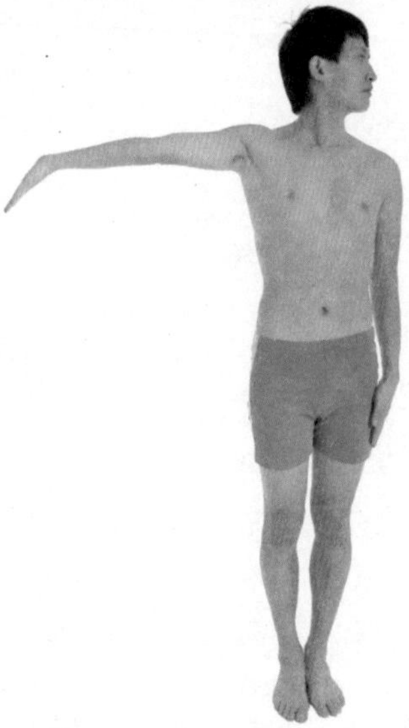

3 依次伸直肘关节和手指，使手指指向地面，缓慢将头转向对侧肩部。换左臂重复以上动作。

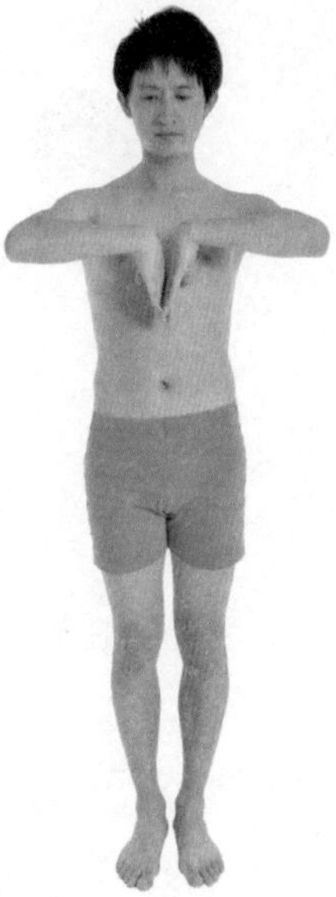

4 两上臂与肩平，手背相贴，手指伸直，指向地面。

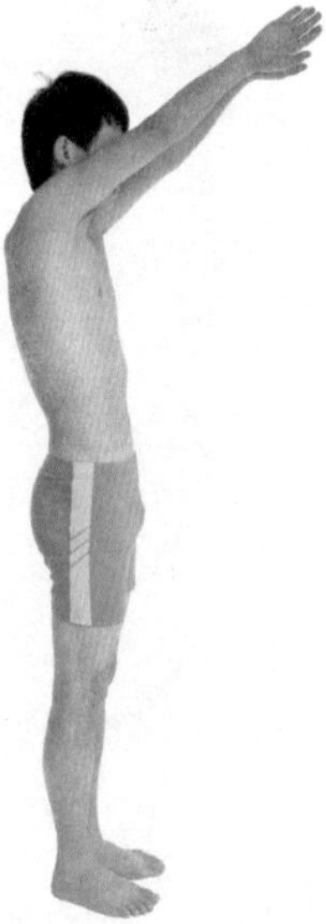

5 两手向外翻向上方，手背手指紧贴，然后，停留一会。

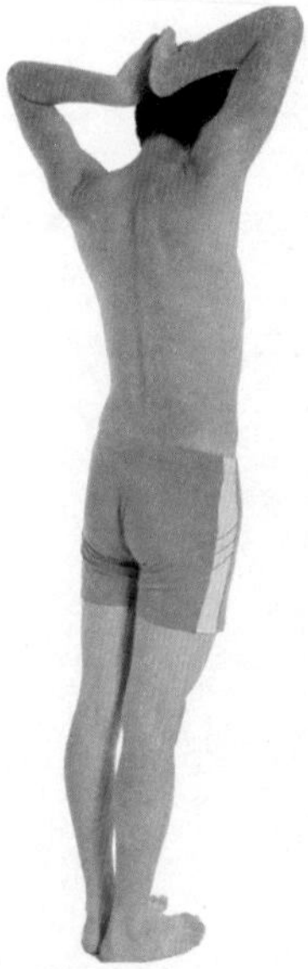

6 两手紧贴放置在头上方，并逐渐移向头部后方，肩关节同时向后移动。

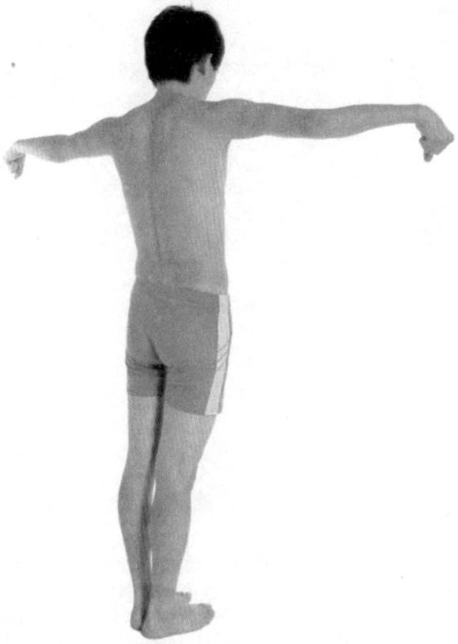

7 两上臂向外伸直与肩关节平齐，握拳，腕关节弯曲。

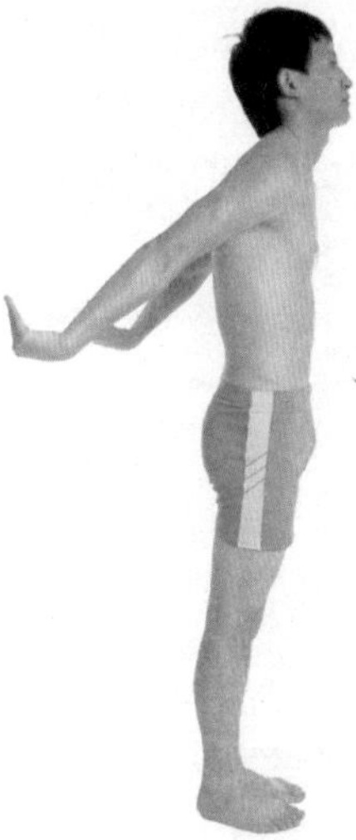

8 两上臂逐渐放下至身体两侧方，并伸向身体后方，手指尽量向上，下颌向上抬起，两手轻轻抖动。

温馨提示

此操对于防治“鼠标手”非常有用。需要注意的是，整套动作应持续，缓慢连贯，每一步应保持5~10秒钟左右。

不可忽视的日常保健

（1）不要长时间保持同一姿势。要避免上肢长时间处于固定、机械而频繁活动的工作状态。在连续使用鼠标或打字1个小时后，要起身活动活动肢体，做一些握拳、捏指等放松手指的动作。

（2）不要选择过小的鼠标。购买鼠标时，不要贪漂亮选择过小的鼠标，应选用弧度大、接触面宽的款型，这样有助于力的分散。

（3）科学放置鼠标和键盘。鼠标和键盘的位置越高，对手腕的损伤越大；鼠标和键盘距离身体越远，对肩的损伤越大。因此，电脑桌上的键盘和鼠标的高度，最好低于坐着时的肘部高度。如果调节鼠标和键盘位置很困难，可以把鼠标和键盘都放到桌面上，然后把转椅升高。桌面相对降低，也就缩短了身体和桌面之间的距离。

（4）日常生活也要注意保健。每天洗澡或采用温热水泡手腕、泡脚，以利血脉保持通畅，促进局部血液循环；坚持补充钙质，多去户外晒太阳。

颈椎病

颈部体操是治愈颈椎病的妙药

现代上班族白天在办公室里对着电脑一坐就是一整天，晚上回到家里还要加班，如收发电子邮件、网络会议等。即使偶尔休息一下，也是“窝”在沙发上看电视、看碟片。长时间久坐不动，不仅会引发肌肉劳损，还会带来颈椎病的危险。对于女性朋友来说，长期如此还会让脖子上的皱纹增多。

颈椎病在萌芽时期是肩背酸痛或单纯脖子疼痛，这是局部软组织的劳损，而经常落枕的人也要注意这也是颈椎病的早期信号。一旦身体报警了，我们应该马上改变自己的生活习惯，要注意劳逸结合，看电脑、电视时，一定要注意休息。此外，下面的几种颈部体操也是治疗颈椎病的好方法。

十点十分操

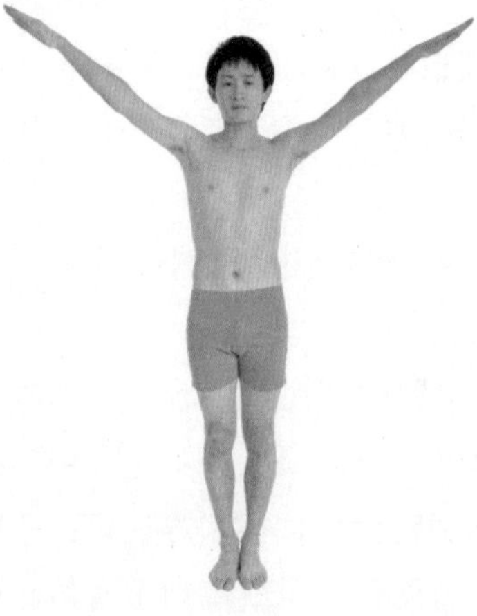

1 取站位，保持身体挺直，收下颌、挺胸收腹。两腿直立，两脚尖朝前。双手侧平举，像钟表九点十五分时时针、分针的位置。

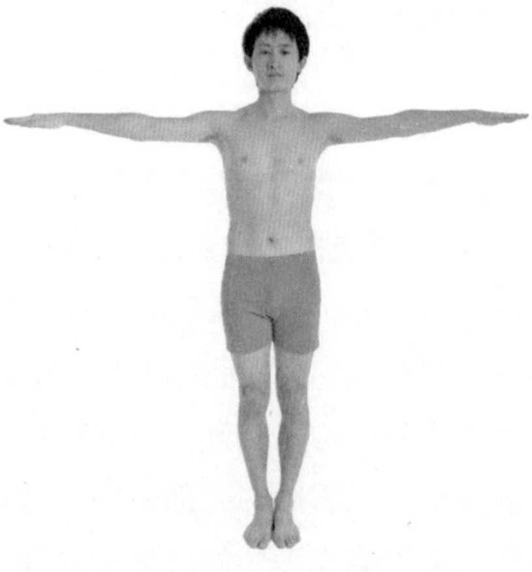

2 双手从九点十五分慢慢举到十点十分处，当你认真的反复若干次后，就会感到颈部后面肌肉有酸胀的感觉，这说明有效果了。

3 练习这套操要保持全身挺拔、双手展开就像鸟在天上飞一样。每天做1遍，每遍做100～200次即可。

温馨提示

这项运动可以缓解颈部很多问题，对患有颈椎问题的女性是一种很好的练习手段。对中老年人的肩周炎也有一定的疗效，是一种非常理想的颈肩康复方法。

隔墙看戏操

身体保持挺直站立，将头、颈、背、腰、臀、腿部拉直。收下颌、挺胸、收腹。两腿直立，两脚尖朝前。将足跟慢慢抬起，双臂保持叉腰动作，下颌上抬，双眼正视前方，头顶向上拔直，就像隔着墙看戏一样。保持全身挺拔，颈部肌肉要尽全力挺拔脖子，要保持一定的时间，大约2～4分钟。

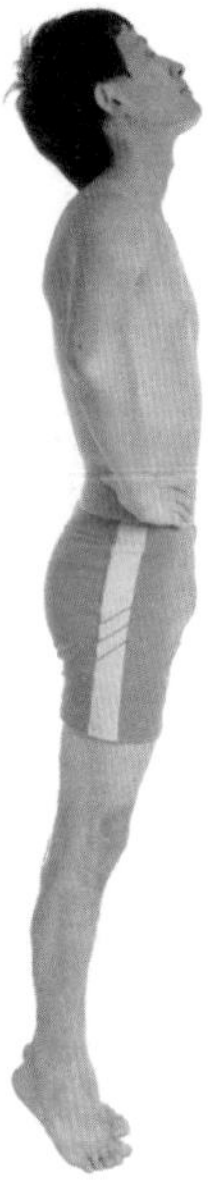

温馨提示

这套颈椎保健操对颈椎关节、颈部纵向肌群是一种综合锻炼，能缓解长时间静态式办公造成的颈椎不适。

猿据操

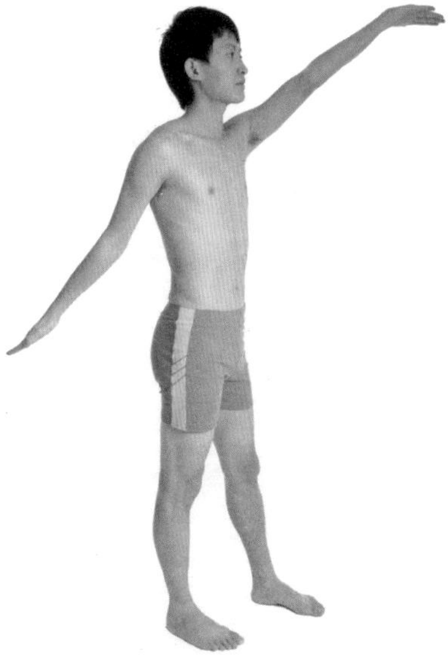

1 取站立位，两脚分开，与肩同宽，两手自然垂于身体两侧，唇齿微闭，下巴微收，全身放松。两脚掌向左侧转约45°，以鼻吸气，同时，左手向左前上方直直举起，指尖朝前，掌心朝上，右手向右后方直直伸起，约45°，指尖、掌心均朝下。

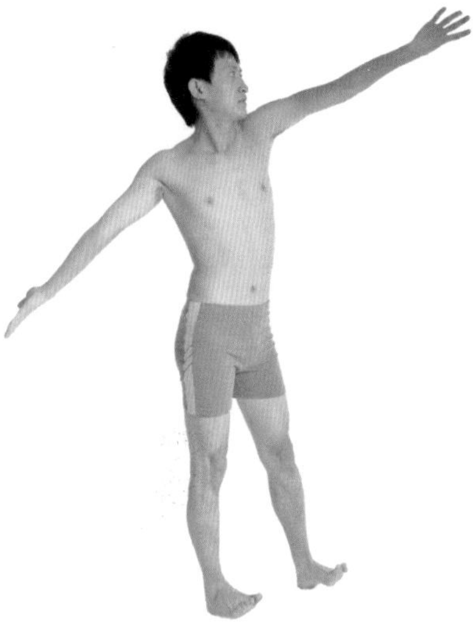

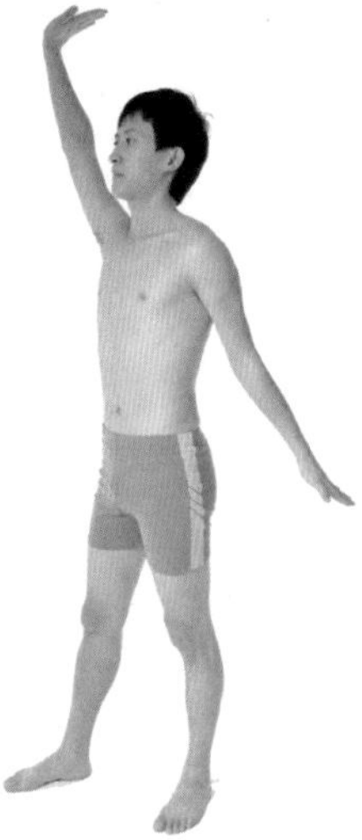

2 吐气、再吸气，同时翻掌并扭转双手。左手翻掌由内而外，右手翻掌由内而上而外尽力拉伸。同时头颈部向左扭转，脚尖翘起。接着吐气放松，双手回转并慢慢放下，自然垂于身体两侧，头颈转回，趾尖放下，脚尖翻前。

3 按照依前1～2动作，换右侧练习。如此一左一右为1次，练习5～10次，每日早晚各练习一遍。

温馨提示

在动作中，颈部随着手足而扭转、摆动，可活化颈部经脉血管、颈椎，并牵引整个颈椎以下的脊椎运动，对于颈椎、脊椎病的保健预防有独特疗效。需要注意的是，在扭转翻掌时，上身保持正直，双脚直立，放松时，膝盖微弯曲；扭颈时，速度不可过快，应配合吸气慢慢扭转。

鹤首龙头操

1 预备姿势：两脚并拢，身体中正，两手叉腰，拇指按在背部京门穴(第十二软肋端)，示指按在章门穴上，其余各指按于胯上。

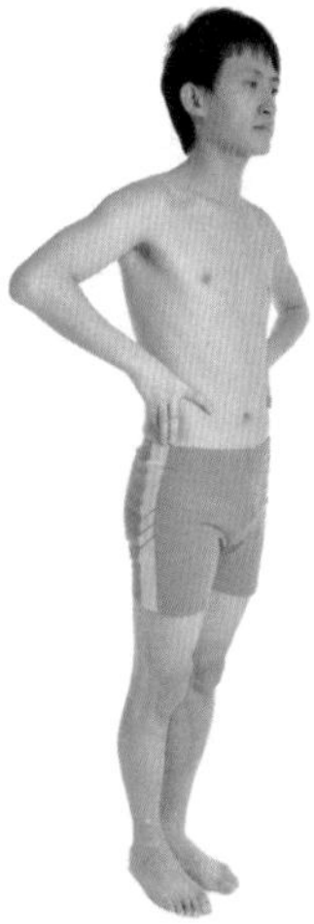

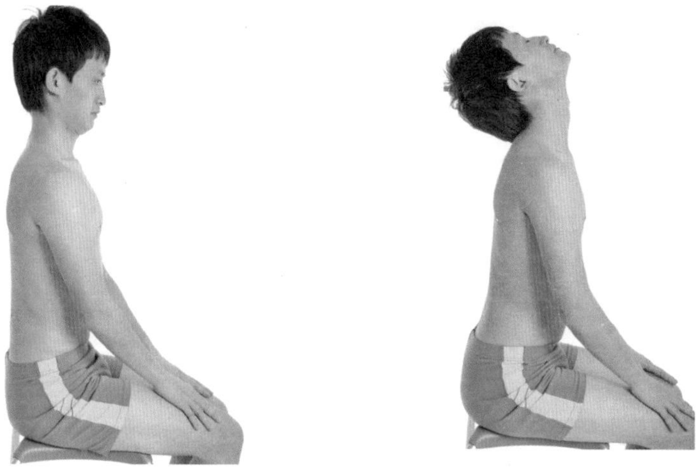

2 鹤首运动：下颌回收，颈项后突、上拔。头后仰，下颌上翘；颈项放松，下颌由上向前、向下、向内、沿胸向上划圆弧。共做10次。以上动作称“正鹤首”。按上述动作之相反方向，即下颌沿胸向下、前伸，由下而上划弧至下颌上翘，头后仰，随即颈项后突、上拔，下颌回收。重复10次。以上动作称“反鹤首”。

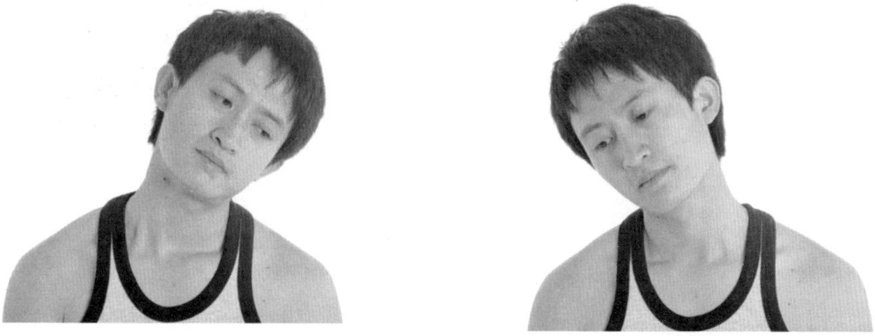

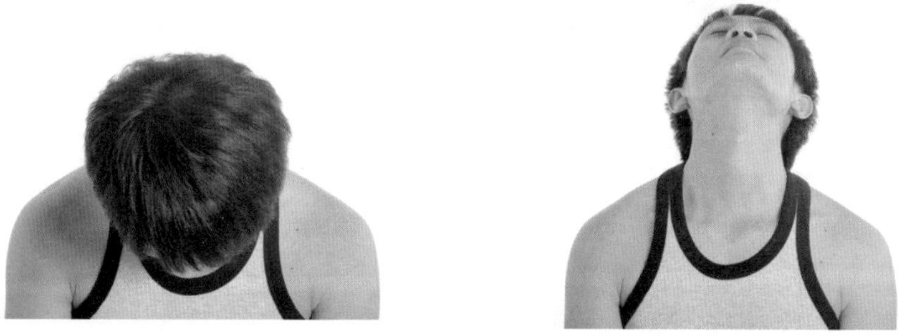

3 龙头运动：将左侧头角(位于左侧顶骨结节，耳上约2寸处)向左下方倾斜，随即向斜上方划圆至恢复原位。同样，右侧头角向右下方倾斜，随即向斜上方划圆至恢复原位。每侧各做20次。

温馨提示

这套鹤首龙头操不仅把整个脊柱拉开了，而且把脊柱的几条韧带如脊上韧带、脊间韧带、脊柱里头的黄韧带等慢慢地都运动开了。此操对治疗头部、颈椎、脊椎等疾病有很好的效果。

不可忽视的日常保健

（1）保持良好的睡眠体位。卧床休息或睡眠时，最好采用质地柔软的枕头，以维持颈椎的生理弧度，枕头高低最好在10厘米左右。

（2）工作时保持正确的坐姿。某些工作量不大、强度不高但处于坐位，尤其是低头工作者的颈椎病发病率特别高，如电脑操作员、财会人员、刺绣女工、办公人员、编辑校对人员、仪表流水线上的装配工等。

（3）饮食要合理。颈椎病病人应根据病情的寒、热、虚、实适当调整饮食，这样有利于病情的改善。平时可多吃水果、绿色蔬菜，补充维生素及多种微量元素则有利于受损神经的恢复，有助于延缓组织的退变。

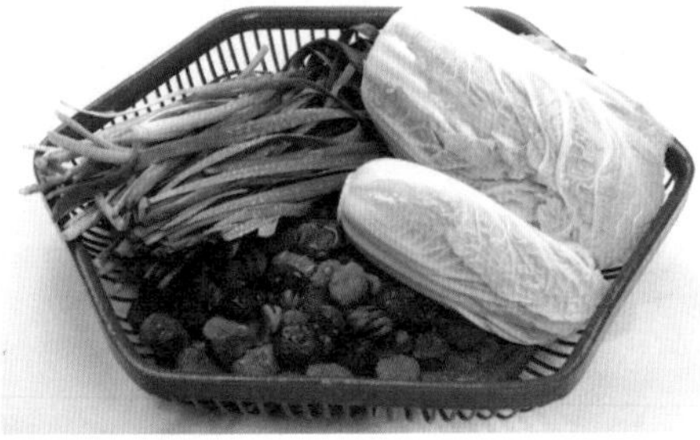

肩周炎

合理运动祛除“五十肩”

肩周炎又称“冻结肩”，是以肩部疼痛和活动障碍为主要症状的疾病，一般多发生于50岁左右人群，所以俗称“五十肩”。

肩周炎的主要表现以肩部疼痛和活动受限为特点。发病初期会出现侧肩部一处或几处疼痛不适，夜间比白天痛得厉害，劳累后更易加剧。疼痛性质为钝痛，有的为刀割样疼痛，也有的为针刺样或牵拉样痛。除局部疼痛外，还可以牵扯至后颈部、上臂甚至手指。随着病程延长，疼痛蔓延至整个肩部，程度有所增加，甚至影响夜间睡眠。此时肩关节活动困难或受限制，如举手、双手侧平举、背手等动作受限，影响穿衣服、提东西、挠痒痒、梳头等动作。发展到后期，肩部活动完全受限制，严重时手不能梳头，甚至不能穿衣服，给患者的日常工作与生活带来极大的不便。

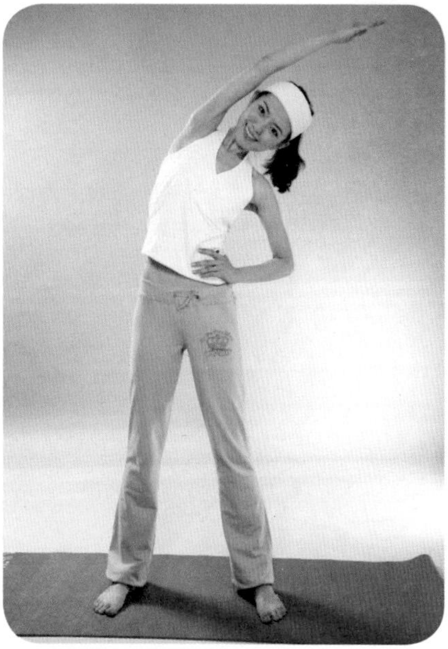

肩周炎的发生常由于肩关节周围的肌肉、肌腱、滑囊或关节囊的慢性损伤性炎症所引起。一些肩部以外的疾病，如颈椎病、心脏病、肺部肿瘤等也可引发。

防治肩周炎最理想又简单的方法就是坚持运动锻炼，如行走、跑步、登山、球类、游泳、舞蹈、太极拳、五禽戏、做操等。由于肩关节是全身最灵活的关节，活动范围最大，因此动作也是多种多样。原则上，只要健侧肩关节能完成的动作，均可作为锻炼方法。

肩周保健操

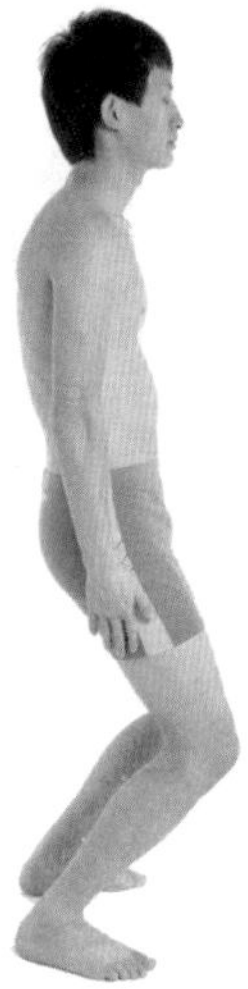

1 站立，两脚分开，与肩同宽，膝盖微屈，两手垂放于身体两侧，唇齿轻闭，自然呼吸。

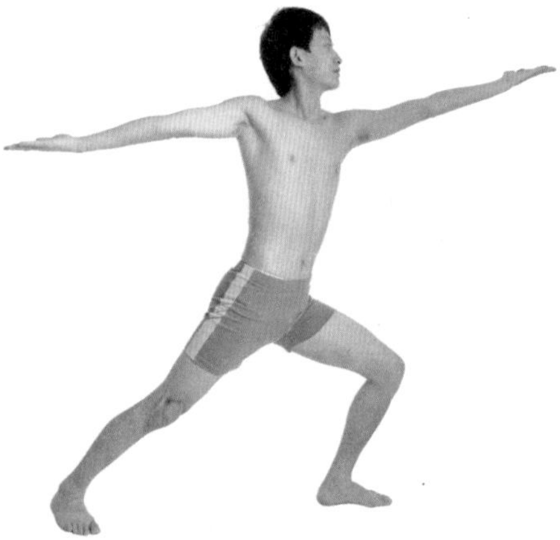

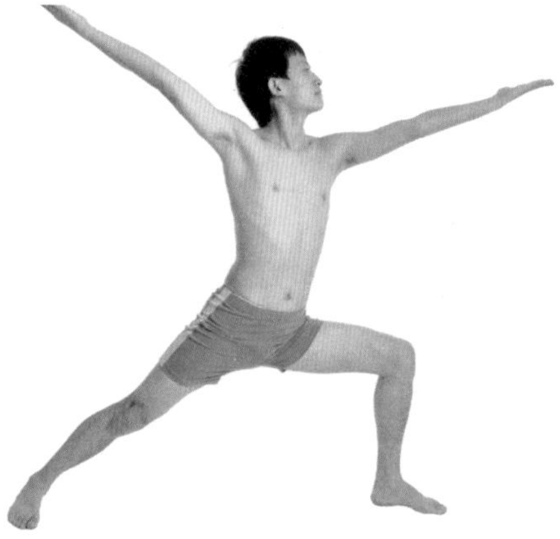

2 左脚向左前方45度角跨出，形成弓箭步，左脚大腿与小腿约成垂直，右脚尽量向后伸直。同时左手上举伸直，掌心朝上，比肩稍高，右手由前上举超过头顶，尽力后拉，头颈正直，双眼正视左手中指尖，并超越指尖向前方极目远眺，如雄鹰飞翔一般。

3 左脚跨出时大吸气，完成上述动作，保持姿势，闭住呼吸5～10秒。大吐气，两手放下，左脚收回，成预备式。

4 接着换右脚，跨出时同样大吸气，闭住呼吸5～10秒后大吐气，收回右脚，回复预备式，如此一左一右是为一次。早晚各做5～10次。

温馨提示

做此动作时，上举臂极力向后，牵引肩胛骨的活动，对于肩背疼痛、膏肓疼病、五十肩的患者非常适宜。由于四肢极力向外伸张，因此可促进四肢气血缩张，对于四肢酸胀麻病，手脚冰冷等症功效极佳。

上肢活动操

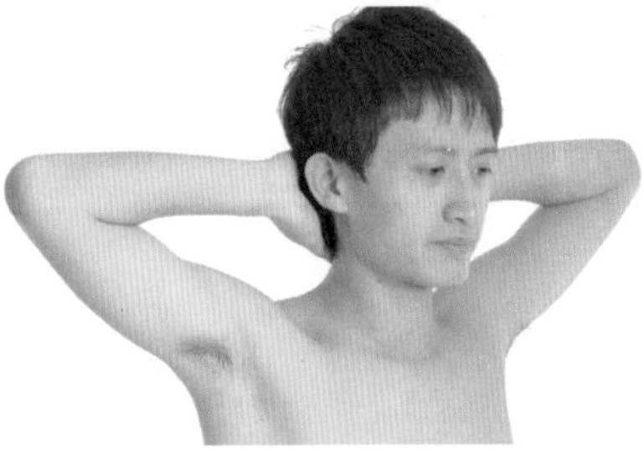

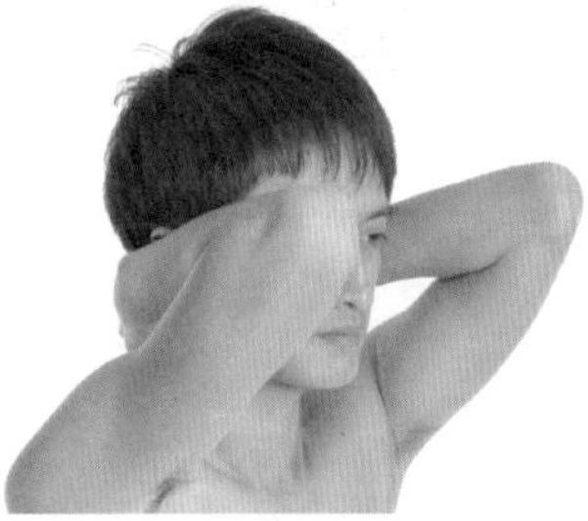

1 双手抱头：双手指交叉抱住后颈部，两臂夹住两耳，然后用力向后煽动，重复此动作30～50次。

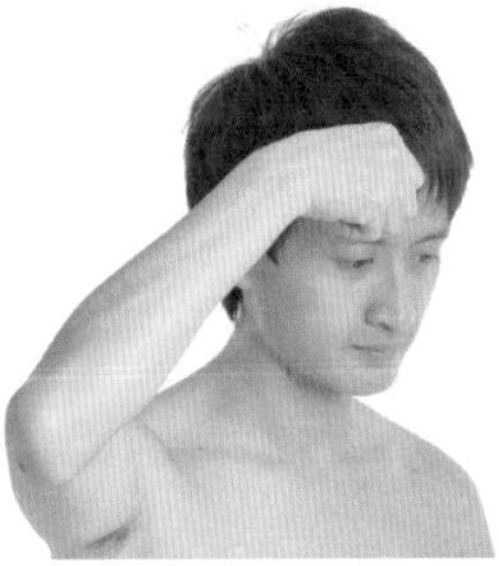

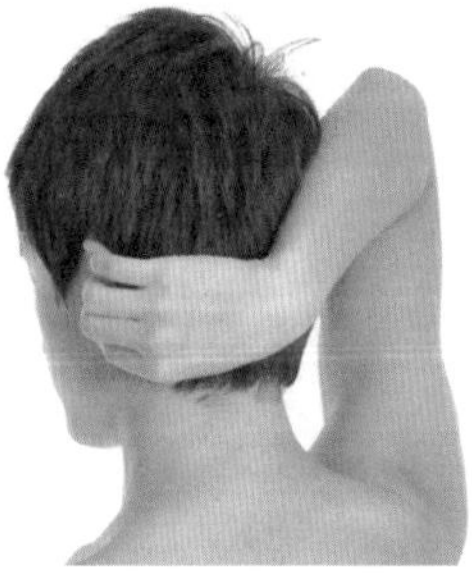

2 反复梳头：患肢进行反复梳头动作150～250次。

3 拉手触耳：手从后颈部伸过去，触对侧耳部。要尽最大的努力接近对侧耳部，最好触耳，保持1～2分钟，再重复做10～15次。

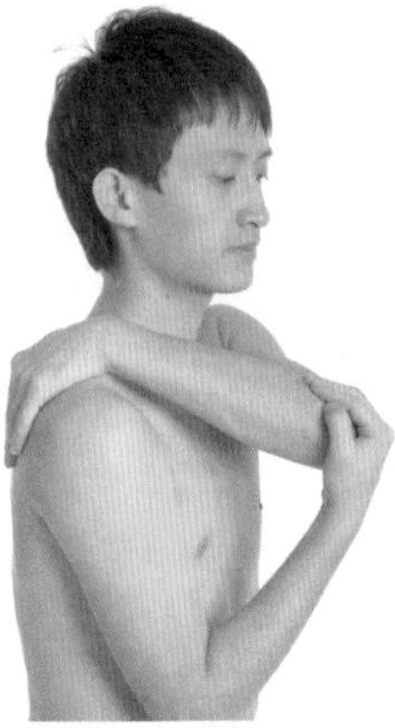

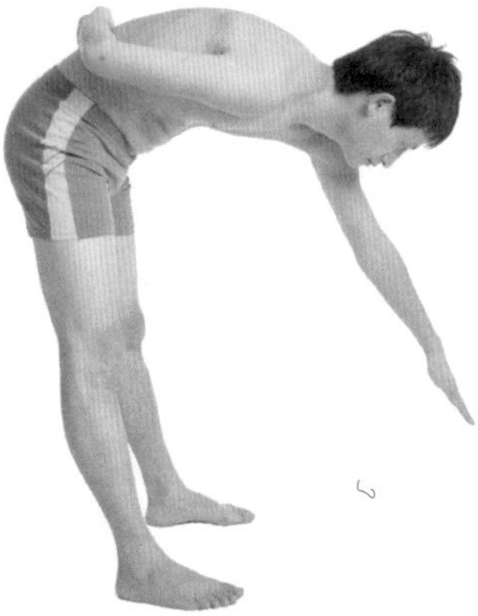

4 搭肩推肢：患侧屈肘，手部搭在对侧肩上，以健手托住患肢，尽力使患肢向健侧肩胛骨移动。重复此动作30～50次。

5 摆动患肢：取站立位，身体前屈90°，患肢下垂，向前后、左右摆动，然后再做画圈摆动。练习时肌肉要放松，幅度由小而大。若病人有高血压，身体前屈不宜过低。

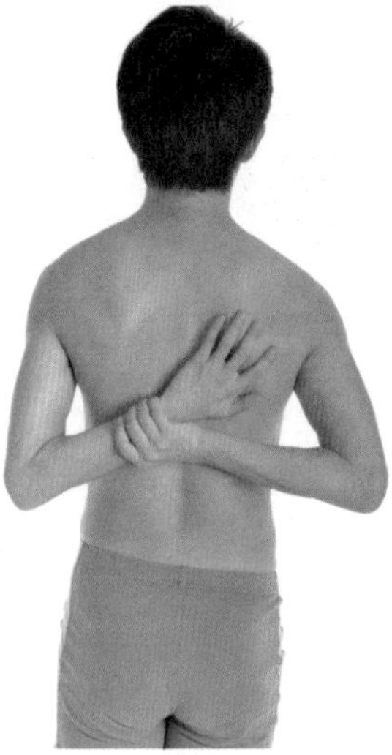

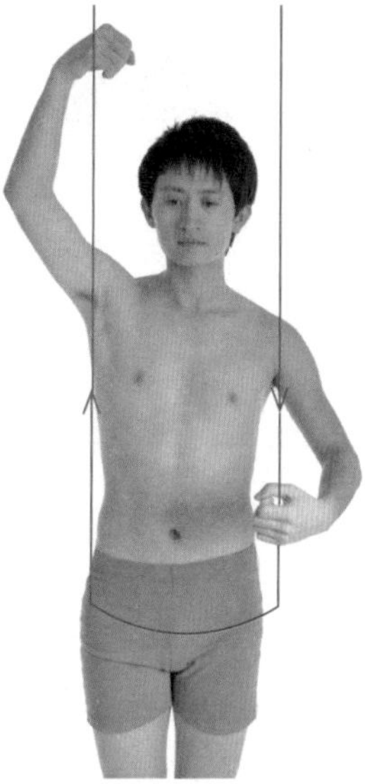

6 后背拉手：双臂后伸背手，健侧手握患肢手腕，慢慢向上抬，逐渐达到正常活动范围，患肢可摸到对侧肩胛骨。反复进行10～20次。

7 滑轮练习：想象做滑轮动作的练习，两手分别抓在绳子的两端，然后以健侧上肢的活动带动患侧上肢。动作要慢，过快的动作易致新的损伤而加重病情。

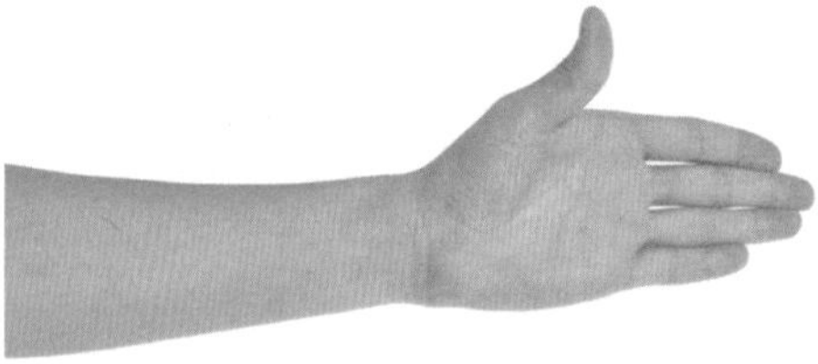

8 手指爬墙：面墙而立，患肢手指扶墙，手指活动慢慢向上爬行，使上肢抬高到最大限度，保持2～3分钟，然后再慢慢放下。持之以恒，每日提高1～2厘米。每天早晚练习3～5次。

温馨提示

患者可根据自己的情况，适当选择以上几种动作或方法进行习练，每天3～5次，只要持之以恒，对肩周炎的防治会大有益处。需要注意的是：锻炼时切忌用力过大，或者锻炼的时间过长，这样会造成肩部疲劳，反而加重病情。

送肘推肘操

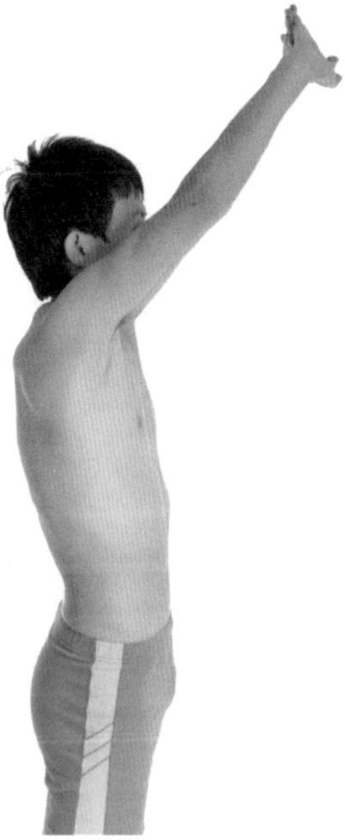

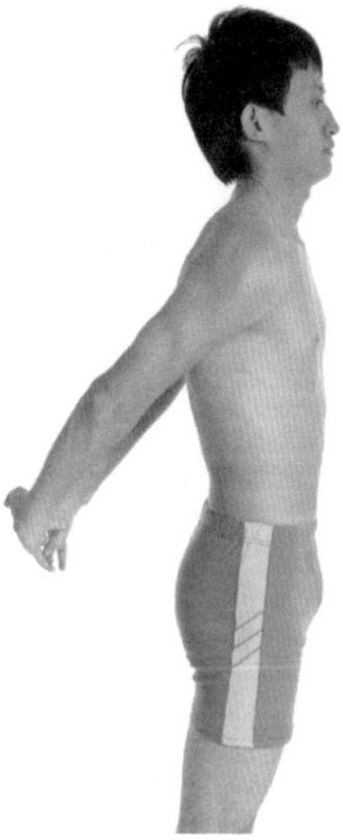

1 取站立位，双脚分开，与肩同宽，双手叉握，掌心向下。深吸一口气，然后慢慢呼气，同时双臂用力伸直，并慢慢上举。再深吸气，一边呼气，双手一边尽力向上方伸展。重复此动作10～20次。

2 取站立位，双脚分开，与肩同宽，双手背后叉握，用力向后伸展肩部，同时挺胸。

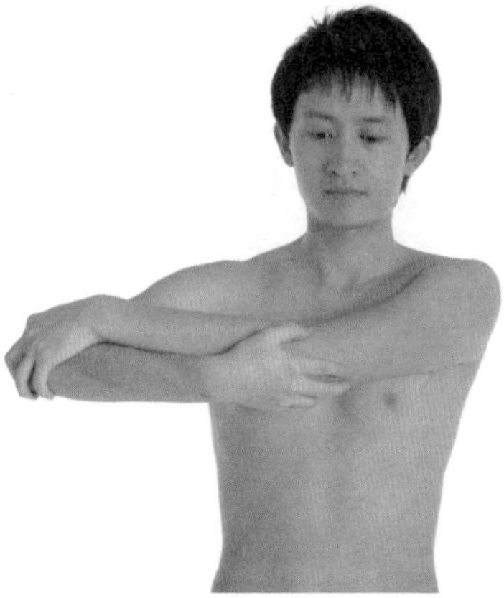

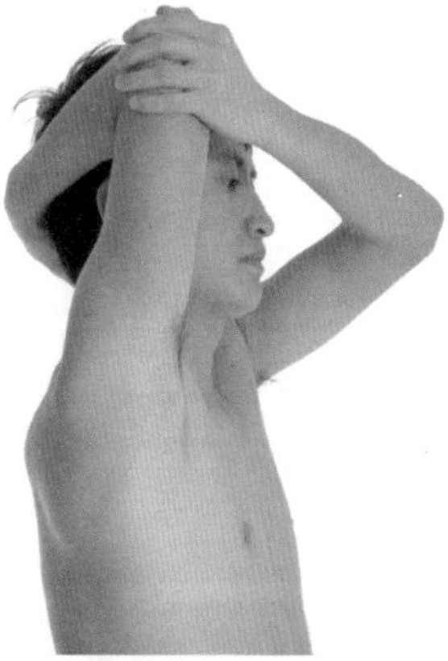

3 取站立位，双脚分开，与肩同宽，上体不动双臂屈肘抬起，双手抱肘部。向右侧尽力送肘至最大限度，然后还原，左侧做同样的动作。重复10～20次。

4 取站立位，双脚分开，与肩同宽，双手背后叉握，用力向后伸展肩部，同时挺胸，保持10秒，重复此动作10～15次。

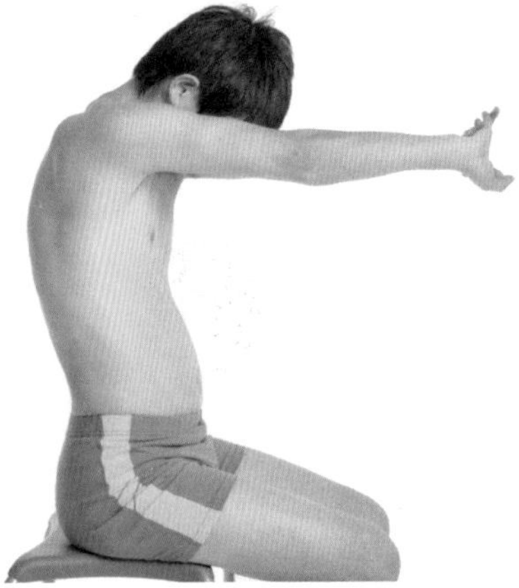

5 坐在椅上，两臂向前平举，双手叉握，掌心向前。两臂用力前伸，同时低头，含胸。

温馨提示

此操非常适合肩部酸痛者练习，只要坚持每周做5次就能解除患者的痛苦。

划水操

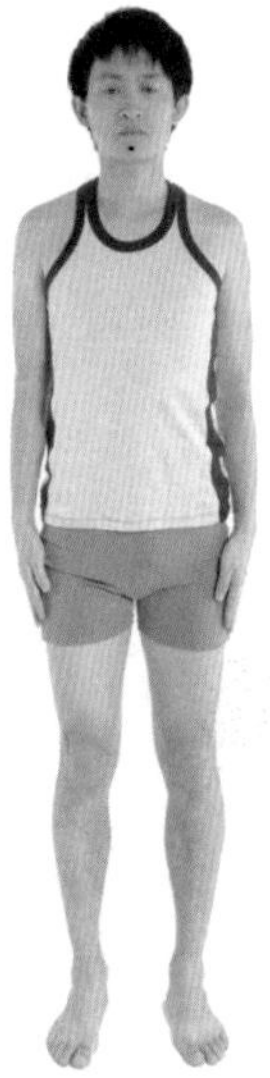

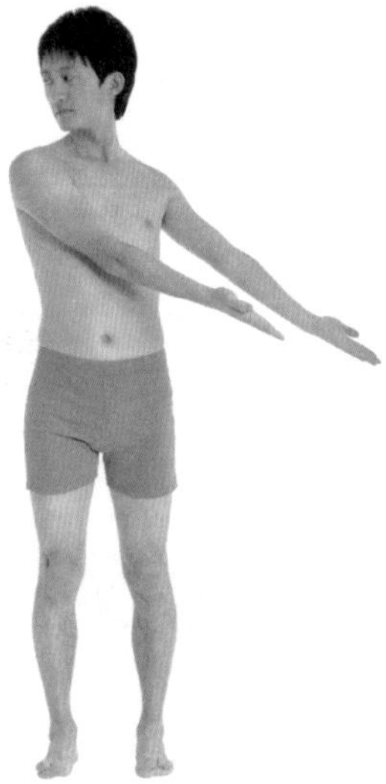

1 取站立位，两脚分开，与肩同宽。

2 两手往前上举约45度高，手掌心向上，划向左侧，头颈向右侧扭转，同时，两脚尖尽力上翘用鼻慢慢吸气，一直到无法再吸为止。然后慢慢吐气，同时手、头、脚趾也缓缓放松，慢慢回复到预备式。

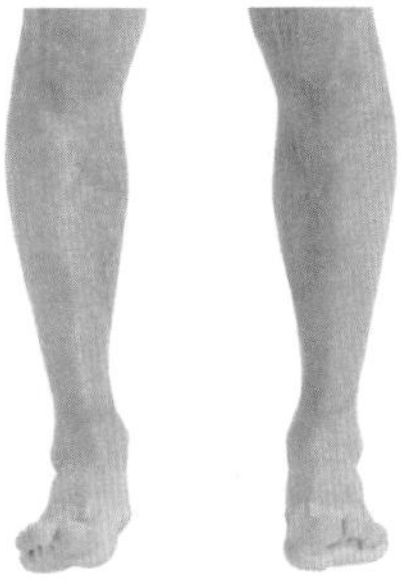

3 脚趾上翘，两手前举，掌心向上并划向右侧，头、肩扭到左侧，同时吸气，至极限，再慢慢吐气，手、头、脚趾并同时还原，慢慢回复到预备式。一左一右为1次，重复此动作10次。

温馨提示

做此动作时，在摆手的同时，向另一侧转颈，有拉伸、按摩颈动脉与斜方肌的作用，对于肩、颈僵硬、酸痛及肩周炎，有很好的治疗作用。需要注意的是：在划手时，两手掌心一定要向上。转颈动作也要慢慢侧转，还原时亦要和缓。动作不要过急，以防受伤。

不可忽视的日常保健

（1）注意肩部保暖。随气候变化随时增减衣被，特别在夜间睡眠时要保护好肩部，不要露肩裸背；不久居湿地，不冒雨涉水，居室温暖、干燥、防寒防潮。

（2）劳逸结合。中年人体质逐渐下降，休息对于机体功能的恢复十分重要。不要过度劳累，保证充足时间和有质量的睡眠，避免各种过度的活动，如看电视、玩电脑、打牌下棋等。也不可突然做强力劳动或卸过重物体，以防肩部发生扭伤。

（3）合理饮食。适量服用黑芝麻、当归、木瓜、胡桃、杜仲、枸杞子等，可调理气血，舒筋通络，滋补肝肾，有利于预防和配合治疗肩周炎。老年人要加强营养，补充钙质，如经常食用牛奶，鸡蛋，豆制品，骨头汤，黑木耳等，或口服钙剂。

（4）注意睡姿。睡眠的姿势避免固定一侧侧卧，致使在下面的一侧受压。并侧卧时注意患肩在上。睡觉姿势应以仰卧为宜。

腰肌劳损

腰部体操壮腰身

腰骶关节是人体唯一承受身体重力的大关节，无论是前俯、后仰、左右侧弯、转身，都要牵涉到此关节。而关节的活动，都有肌肉的参与，所以这里的肌肉容易发生疲劳和损伤。也是我们所说的腰肌劳损。

腰肌劳损后，会出现腰或腰骶部疼痛，反复发作。疼痛会在劳累后加剧，休息后减轻，并与天气变化有关。在急性发作时，各种症状均显著加重，并可有肌肉痉挛，脊椎侧弯和功能活动受限。部分患者可有下肢牵拉性疼痛，但无串痛和肌肤麻木感。疼痛的性质多为钝痛，可局限于一个部位，也可散布整个背部。

运动对于腰肌劳损有较好的效果。适当的锻炼能使肌肉、韧带、关节囊处于健康良好的状态。肌肉强健、韧带弹性大者，发生劳损的概率会大大减少。

腰部按摩操

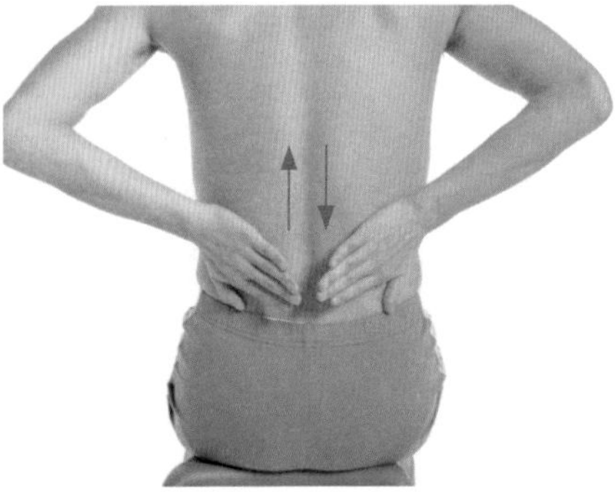

1 揉腰：取坐位，两手五指并拢，分别放在后腰左右两侧，用掌心上下缓慢揉搓，以发热为度。

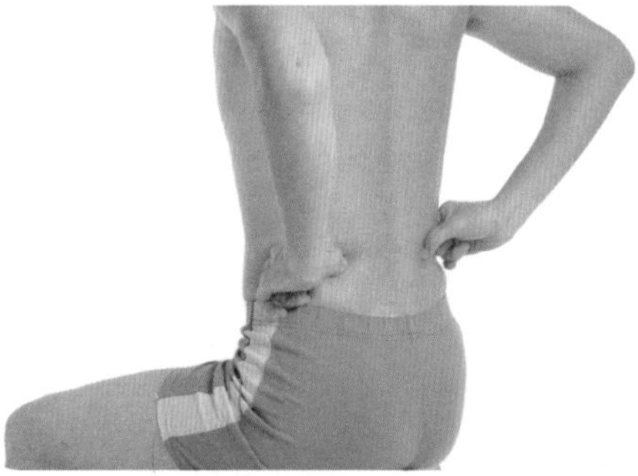

2 捏腰：取坐位，脚前伸，或弯曲膝盖，均可。两手分别捏拿、提放腰部肌肉20～25次。

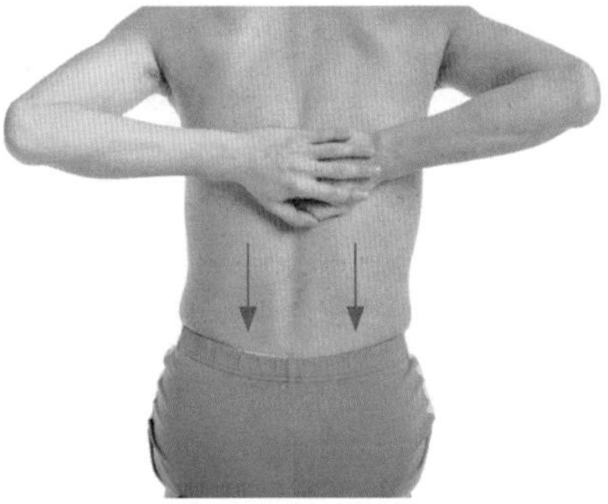

3 推腰：取坐位，两手搓热后，重叠放于腰椎正中，由上向下推搓30～40次，至局部产生热感为止。

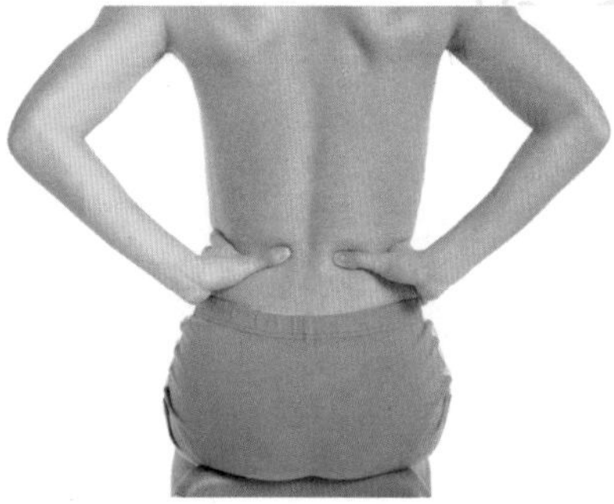

4 压腰：取坐位，两手叉腰，大拇指分别按于两侧腰眼处，用力挤压，并旋转揉按，先顺时针，后逆时针，各20～30圈。

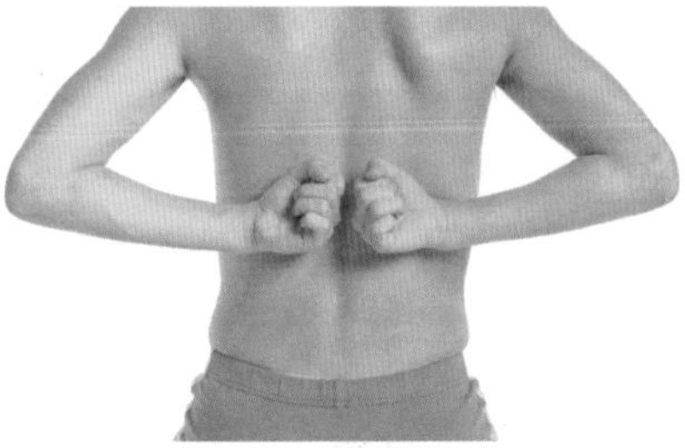

5 滚腰：取坐位，两手握拳，在腰部上下滚动、按摩。先自下而上，再自上而下，反复进行30～40次。

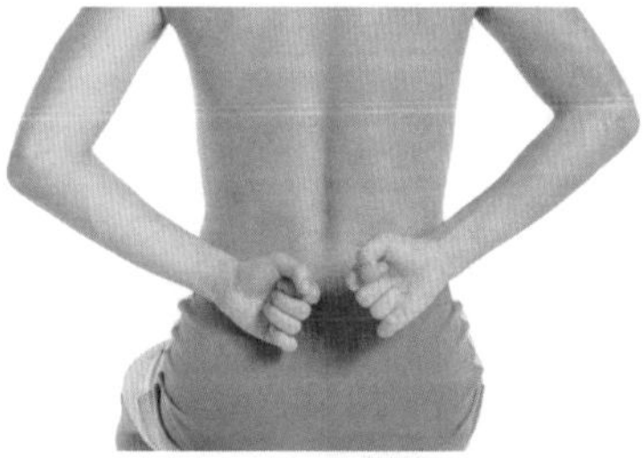

6 叩腰：取坐位，双手半握拳，用两拳的背面轻叩腰骶部，以不引起疼痛为度。左右同时进行，各叩30～40次。

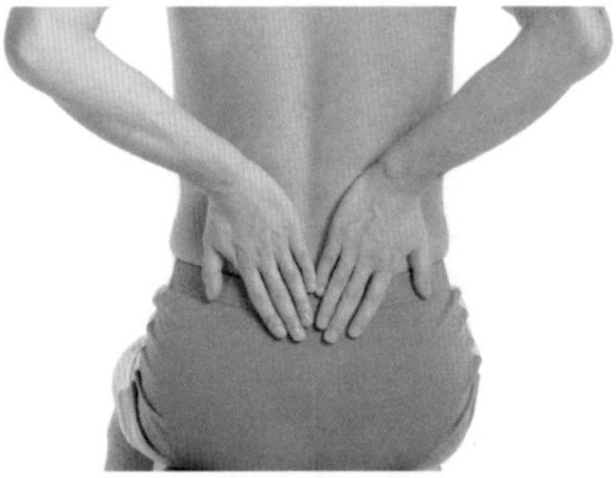

7 抖腰：取坐位，两手放于腰部，掌根按于腰眼处，快速上下抖动20～30次。

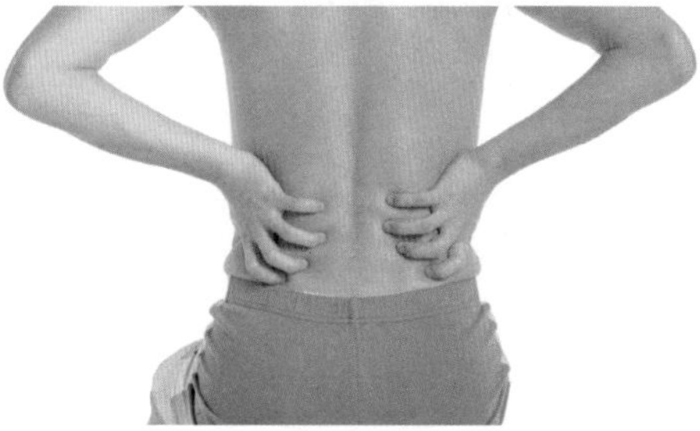

8 抓腰：取坐位，双手反叉腰，拇指在前，按压于腰侧不动，其余四指从腰椎两侧用指腹向外抓擦皮肤，两侧各抓30～40次。

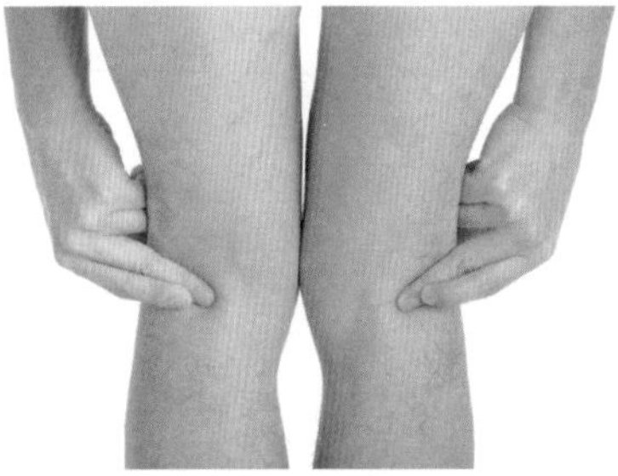

9 点穴：取坐位，用两手中指指尖分别点按两腿委中穴（膝关节后窝正中）1～2分钟，被按部位应出现酸、麻、胀的感觉。

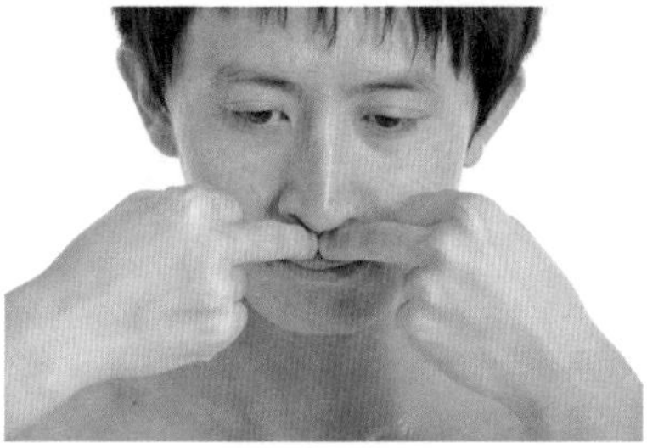

10 按穴：取坐位，以两手中指指尖揉人中穴1～2分钟。

温馨提示

只要能掌握这套按摩操中的1～2种，并持之以恒，可对腰肌劳损起到积极的防治作用。

伸臂起飞操

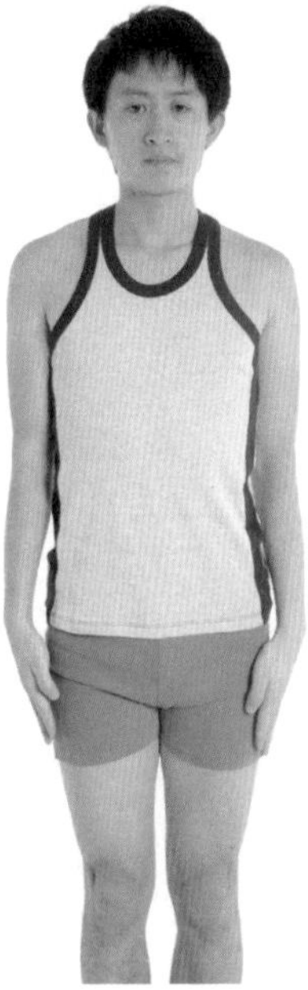

1 取站立位，两脚并拢，双手自然垂于身体两侧，全身放松，两眼正视前方，自然呼吸，预备式。

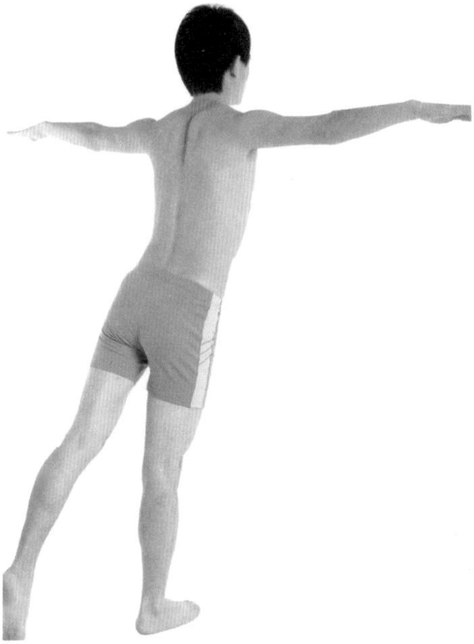

2 缓缓用鼻吸气，同时两手掌心朝下，掌背朝上，自然侧平举，与肩同高。

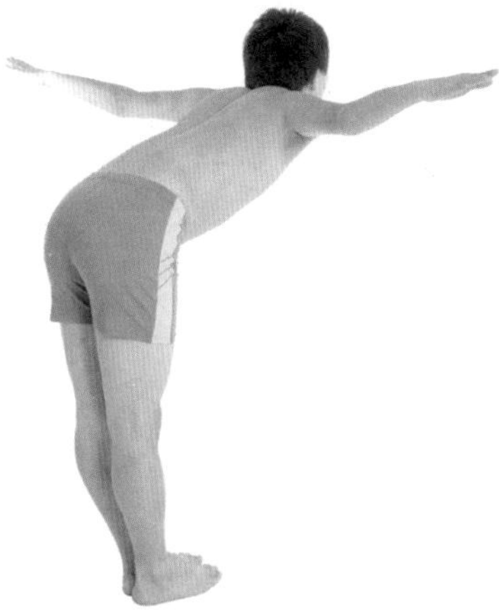

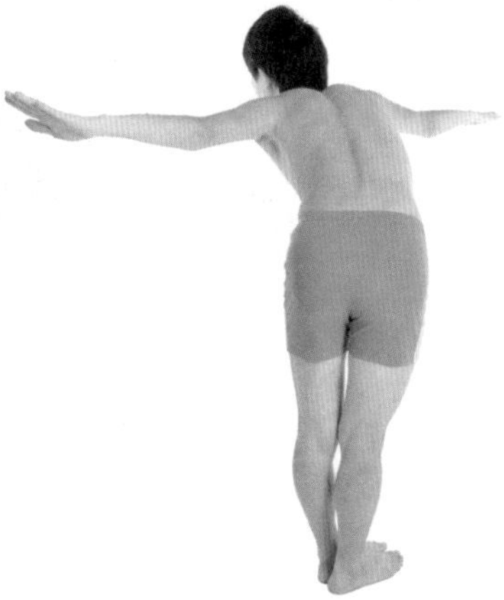

3 慢慢用口吐气，同时上身向前俯，但头部与颈部要尽量抬高，两眼仍然保持正视前方姿势，整个人有如模仿飞机起飞的形象。

4 再用鼻缓缓吸气，上身尽力向左侧扭转，头、颈、胸、腹、腰部位也同时缓缓转动，至气满，保持此姿势闭气约5～10秒。

5 慢慢用口吐气，身体缓缓向右侧回转至原位，如第3式。再用鼻吸气，身体向右侧转，姿势同第4式。

6 这样左右各扭转一次为1回，然后再用鼻吸气，同时身体缓缓直立，两手顺势放下，回预备式。每日早晚可根据自己的身体状况各做5～10次，长期坚持。

温馨提示

做此动作时，仰头、俯身、伸臂、转腰等动作，除了可以活络相关部位的经脉气血外，还能够共同强化整个脊椎，对于经常腰酸背痛的症状，有立竿见影的效果。

腰部伸展操

1 坐于椅上，身体伸直，紧靠坐椅后背。双腿自然弯曲垂立。双手先将右膝盖拉至胸前，持续30秒，回复后换左膝盖。

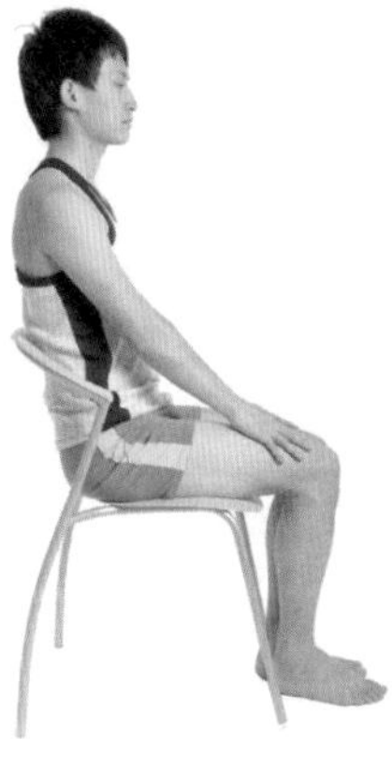

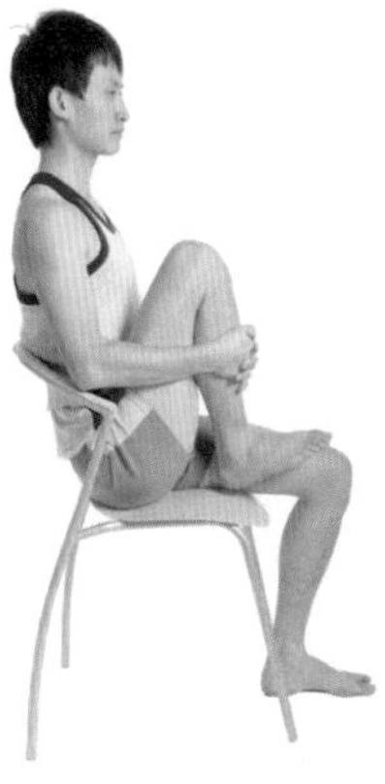

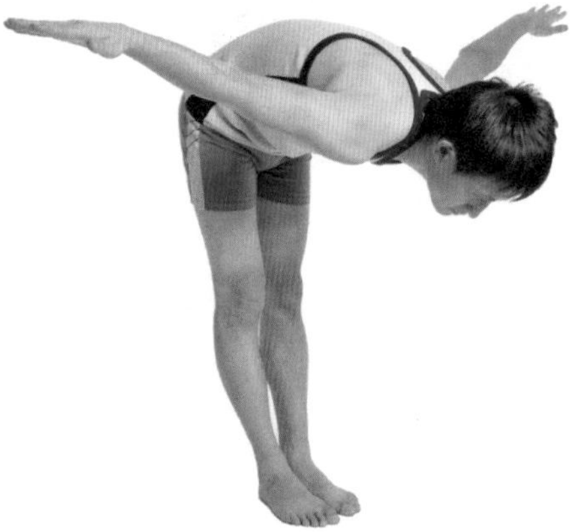

2 取站位，双臂侧平举，与肩齐，身体尽量向下弯曲，停留10～20秒后，再恢复身体直立。

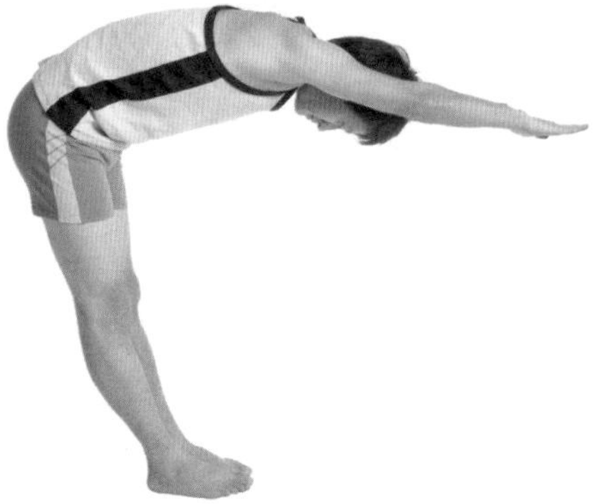

3 双臂向前举起，身体向下弯曲，停留10～20秒后，再身体直立。

温馨提示

这几个简单的伸展运动可以解除腰部的僵硬感。

不可忽视的日常保健

（1）保持良好的姿势。站立时胸部应尽量少向前屈。如站立时间较长，最好有个高约20厘米的踏脚板或小凳，双脚交替踩在上面，以减少腰椎前弯和腰部劳损。坐的时候要使膝部高于臀部的水平位置，这样可减轻脊柱的压力。我们可以在椅下放一块高低适当的踏脚板。久坐起立时，避免突然起身，否则腰部陡然受到牵动，会产生腰痛。平时在工作与活中要注意自我调节，工作时要经常变换体位，避免长期固定在一个姿势，工作间隙可以蹲一蹲，做做保健操。

（2）选择好卧具和睡姿。高枕厚褥或席梦思床垫不能保持脊柱的正常生理曲度，会引起轻微腰痛，原有腰病症状更会加重，最好睡硬板床或绷紧的棕绷床。睡觉时最好腰下垫一个小枕，这样也可以预防腰肌劳损。睡姿也有讲究，姿势不宜固定一种，最好仰卧、侧卧交替，但注意不要俯卧。

（3）避免潮湿和受寒。不要随意睡在潮湿的地方。根据气候的变化，随时增添衣服，出汗及雨淋之后，要及时更换湿衣或擦干身体。天冷时可用电热毯或睡热炕头。

骨质疏松症

科学运动让你的骨头变强壮

骨质疏松症是一个静悄悄的流行病，被称为“寂静的杀手”。目前全世界约2亿人患有骨质疏松，其发病率已跃居常见病、多发病的第7位。老年人患病率男性超过60%，女性超过90%。最新研究表明，骨质疏松症在儿童时期就已存在，正呈越来越年轻化的趋向。

骨质疏松症常常是无声无息、缓慢发生。大多数人没有明显症状，随着年龄增长，逐渐发现自己的身高比年轻时矮了一些，部分人还出现驼背、腰酸背痛、关节疼痛、行走和活动不便，常感精神疲乏，四肢无力，休息后也不容易恢复。稍吃硬、酸、冷或热的东西就容易牙痛，或牙齿碎落，轻轻跌一跤或轻轻碰撞一下就出现骨折，个别人用力咳嗽也容易发生肋骨骨折。骨质疏松症最大的危害是容易出现骨折的并发症，尤其并发髋部骨折。

对于骨质疏松症的防治，除了饮食疗法、药物疗法外，运动疗法也非常重要。因为运动可促进血液循环，增强骨钙的利用率，减少骨钙的“迁移”，维护骨骼的健康。

起床伸颈运动

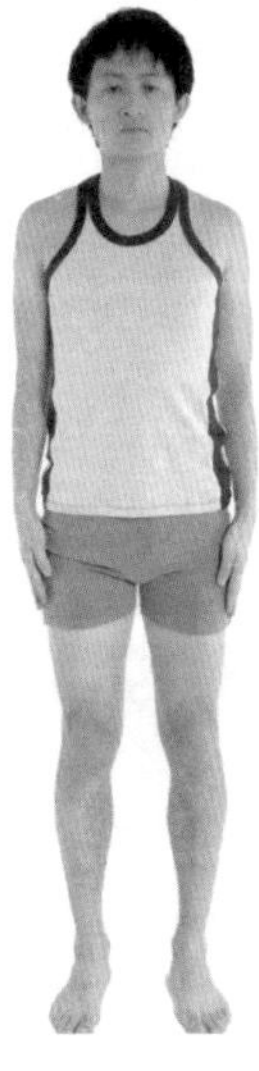

1 取坐位或站位均可，坐时两手掌放在两大腿上，掌心向下；站时双脚分开与肩同宽，两手臂放在身体两侧，指尖垂直向下。两眼平视前方，全身自然放松。

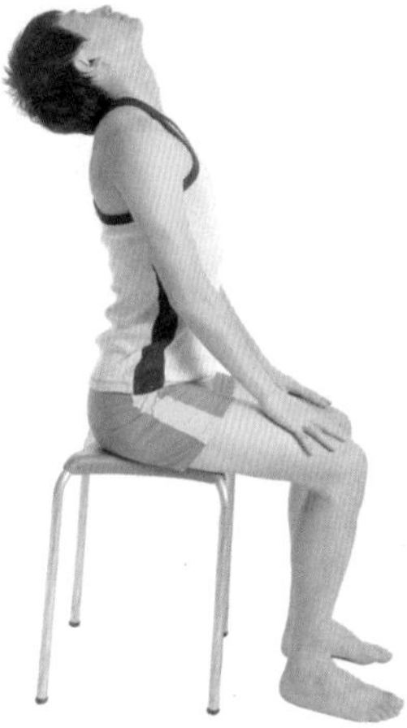

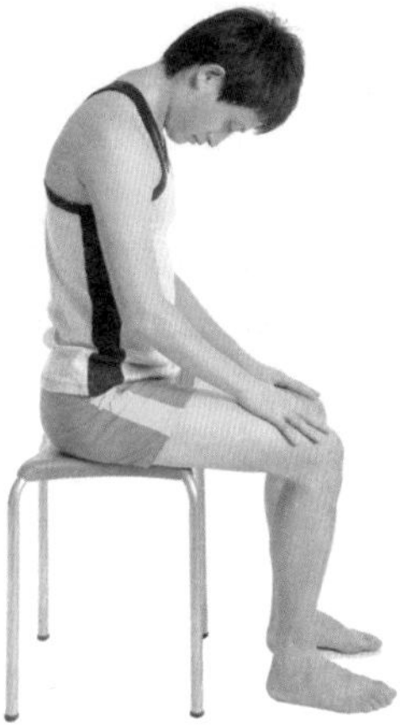

2 缓慢抬头向上看天，尽力把头颈伸长到最大限度，并将胸腹一起向上伸。

3 随后将伸长的脖颈慢慢向前向下运动，拉伸后颈及肩颈部肌肉群。接着再缓慢向后向上缩颈，停留10～20秒。

4 每连续做上述3个动作算一次，每个人可结合自己的不同情况每天可做10～15次。

温馨提示

伸颈运动可使颈椎得到锻炼，加快血液循环，改善颈部肌肉韧带的供血，使肌肉韧带变得强壮，并能使骨密度增加，预防骨质疏松。

骨质疏松保健操

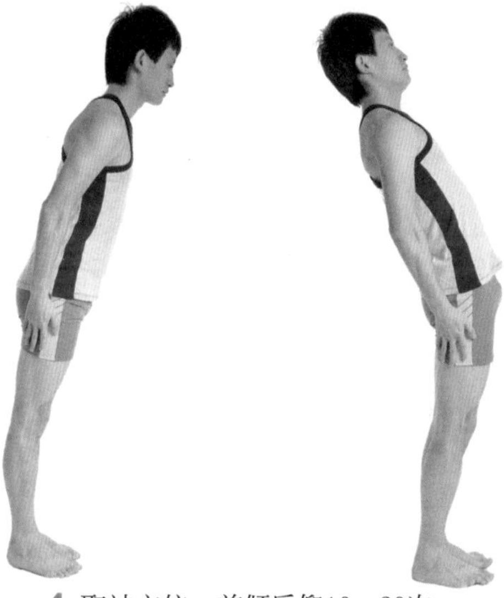

1 取站立位，前倾后仰10～20次。

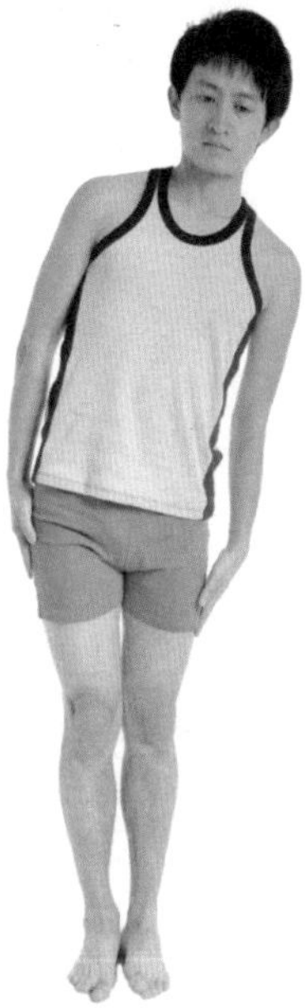

2 取站立位，左右侧身10～20次。

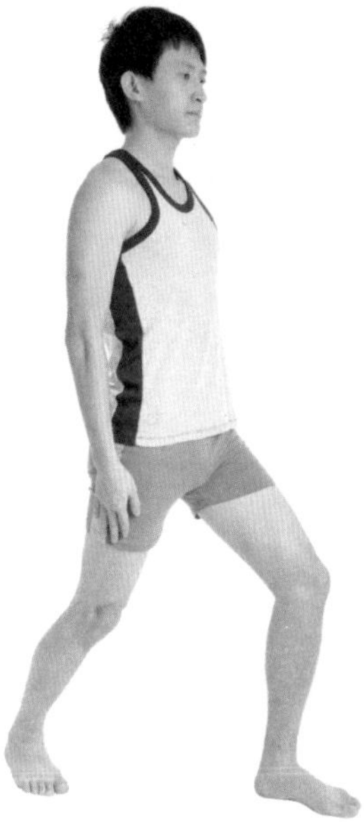

3 取站立位，弓箭蹲步，左右反复进行10～20次。

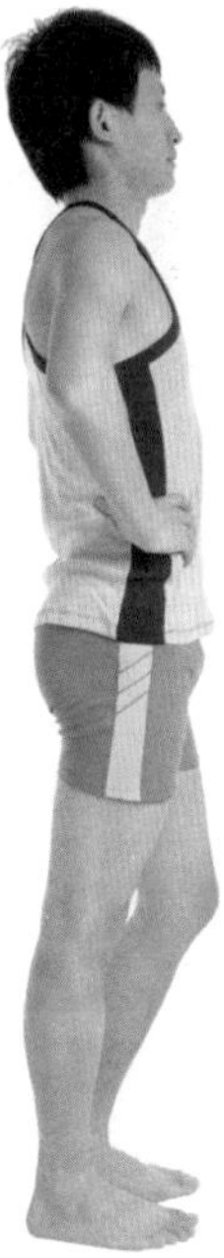

4 取站立位，弓箭举手步，左右反复进行10～20次。

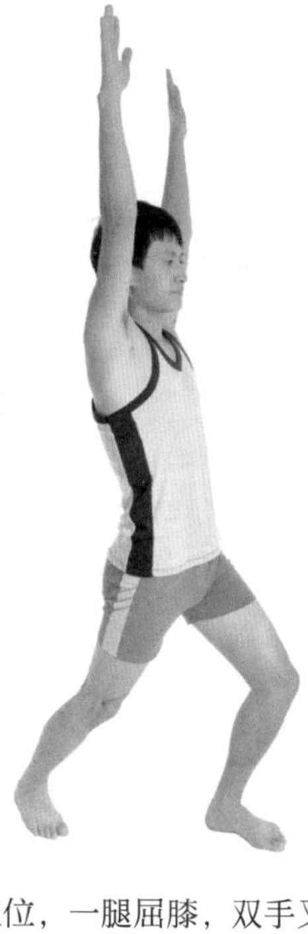

5 取站立位，一腿屈膝，双手叉腰，两腿交替10～20次。

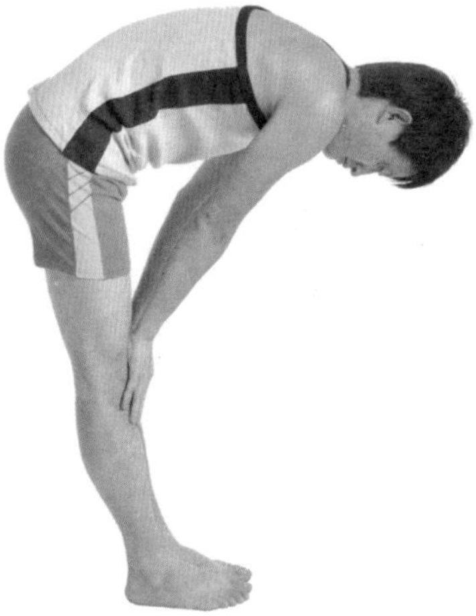

6 取站立位，双手扶膝，然后双手上举，反复进行10～20次。

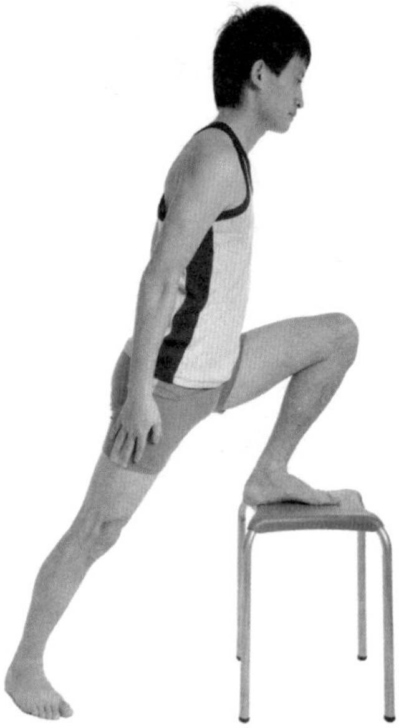

7 取站立位，一腿放于支撑物上，与髋平行，用力前倾10～20次。

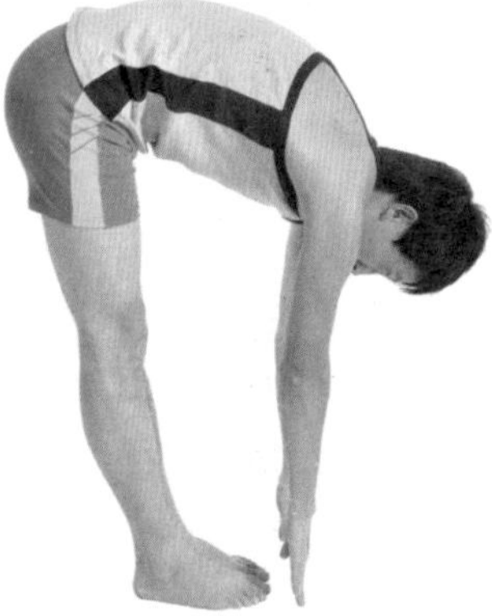

8 取站立位，两手向前着地，再起立，反复进行10～20次。

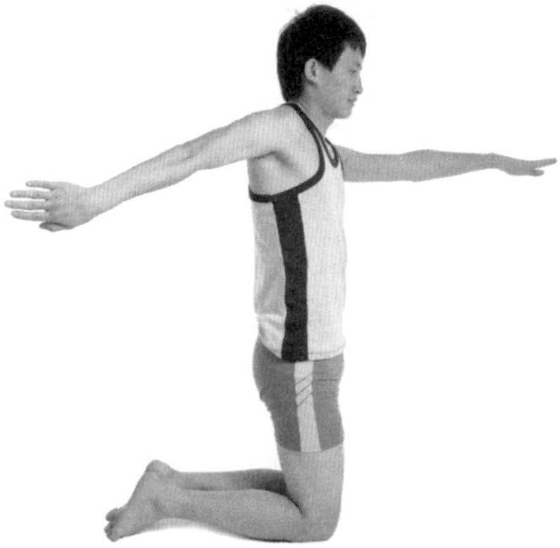

9 跪膝，前后举手，左右反复进行10～20次。

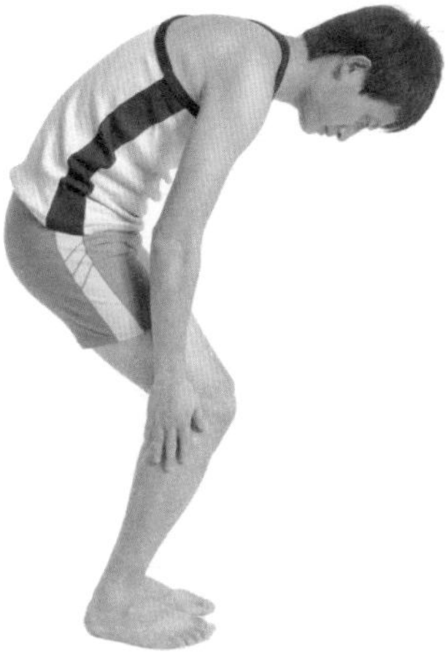

10 取站立位，蹲足屈身，每次持续3分钟。

温馨提示

此操对于防治骨质疏松有非常好的效果。要注意的是，在练习时要保持良好的精神状态，不要在生气或是考虑别的事情时练习。如果遇到难度或强度较大的动作，可自行降低难度和强度来完成。

肩腹伸展操

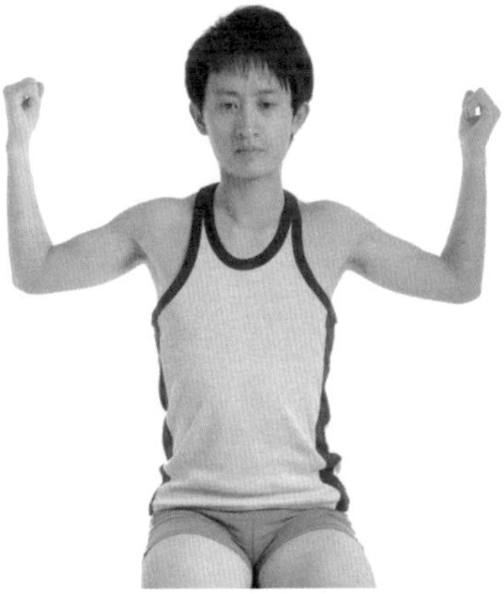

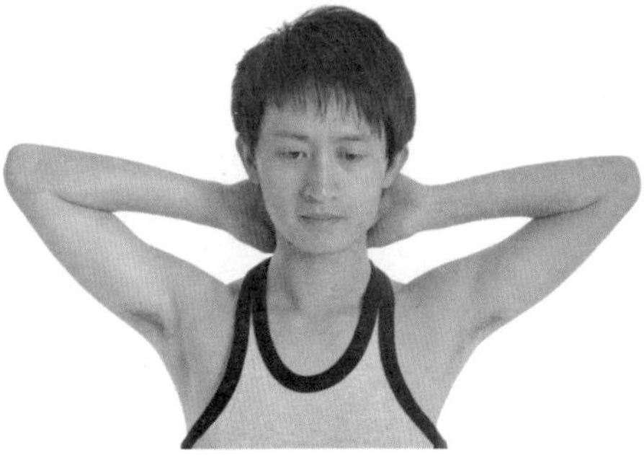

1 取坐位，挺直腰板，两臂于体侧屈肘90°，双手握拳，双肩尽力后展，保持此姿势1～2分钟。

2 取坐位，挺直腰板，双手十指交叉，放于颈后，双肩尽力后展，深吸气，还原，深呼气。就这样，双肩后展，还原，反复进行10～20次。

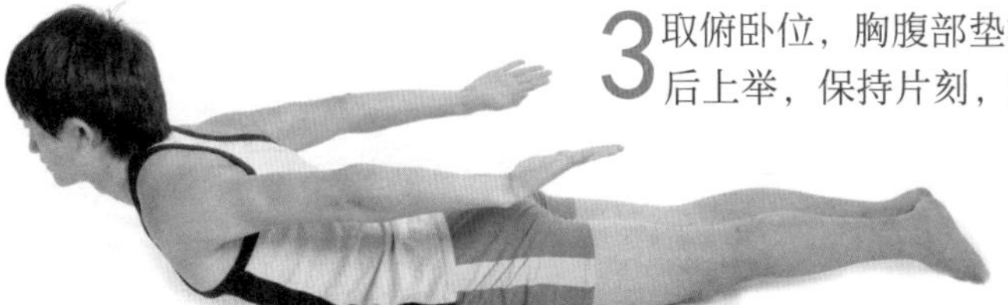

3 取俯卧位，胸腹部垫枕，头尽力向后伸，同时双手后上举，保持片刻，还原。反复进行10～20次。

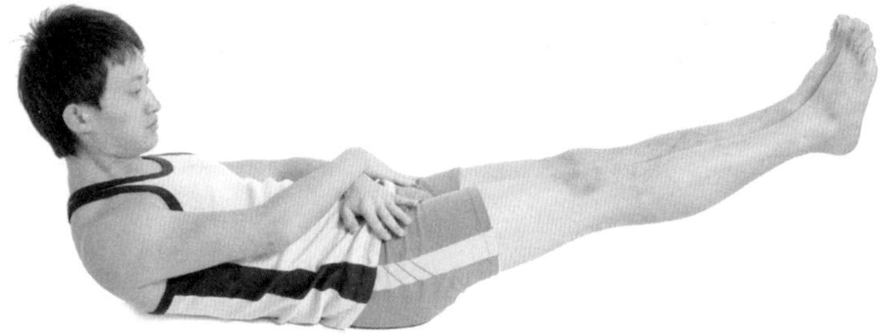

4 取仰卧位，双腿并拢，离开床面或地面，双手于腹部交叉，头向上抬起，保持此姿势1～2分钟。

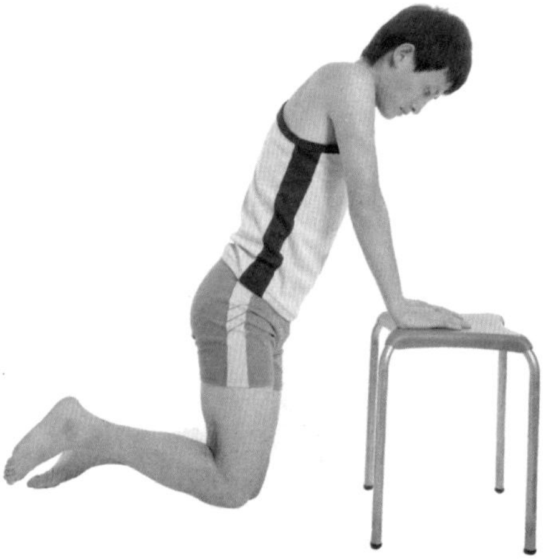

5 取膝跪位，双手撑于床面或椅子上，左腿保持膝跪位，右腿于屈膝状态下抬髋，左右交替。反复进行10～20次。

温馨提示

此操对于防治骨质疏松有很好的作用，持之以恒，定能收到理想的效果。

不可忽视的日常保健

（1）加强营养。对于骨质疏松症患者来说，高钙食物是日常生活中的重点选择，如牛奶、奶制品、虾皮、虾米、鱼(特别是海鱼)、动物骨、芝麻酱、豆类及其制品、蛋类及某些蔬菜等，都是含钙丰富的食物。

（2）养成良好的生活习惯。生活要有规律，不要彻夜唱卡拉OK、打麻将、夜不归宿等，这会加重体质酸化，导致骨质疏松症。多晒太阳，使皮肤维生素D合成增加，有利于钙质的吸收。

（3）保持良好的心情。心理压力不要过大，压力过重会导致酸性物质的沉积，影响代谢的正常进行。适当的调节心情和缓解自身压力可以保持弱碱性体质，预防骨质疏松症的发生。

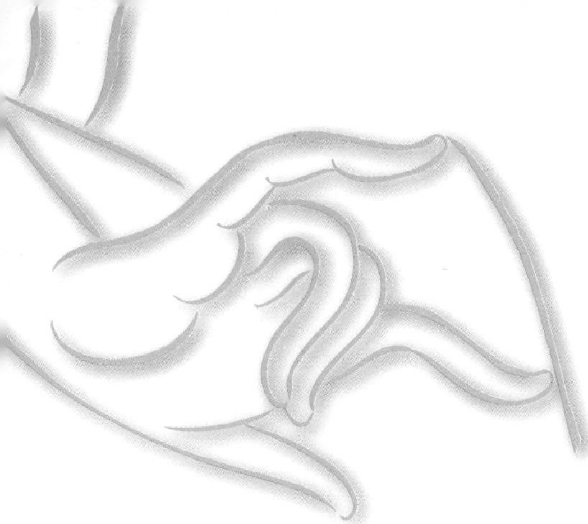

【第九章】 生殖系统疾病的疗法

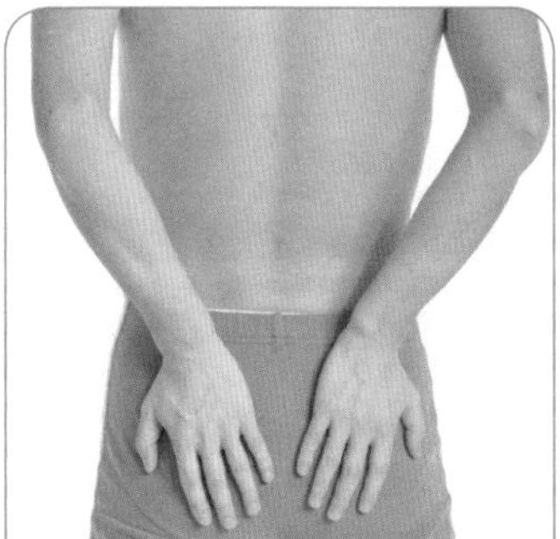

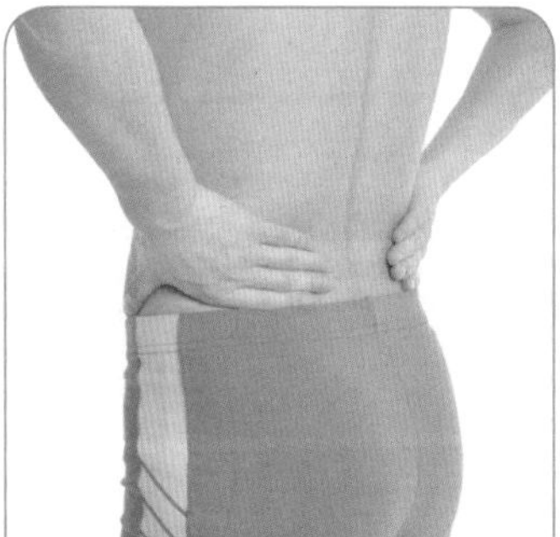

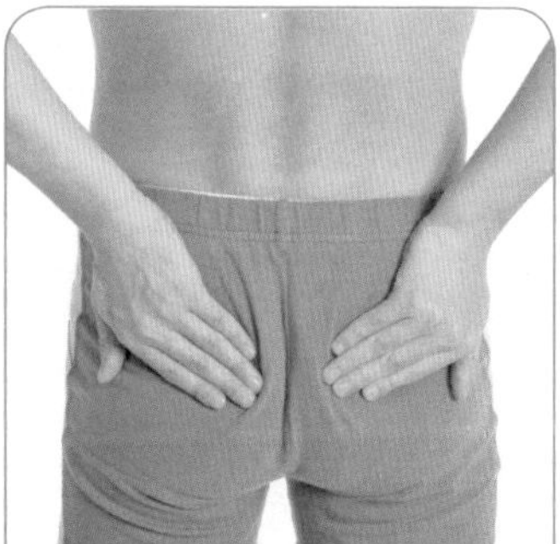

前列腺炎

科学地运动解救前列腺

前列腺炎是威胁男性健康的三大主要疾病之一，它可分为急性前列腺炎和慢性前列腺炎两种。发病年龄为15～55岁，发病率约为25%，其中慢性前列腺炎的发病率更高一些。急性前列腺炎发病急，会出现高热、尿频、尿急、尿痛、尿道痛、会阴部和耻骨上疼痛，直肠胀满，排便困难，偶因膀胱颈部水肿、痉挛可致排尿困难，甚至尿潴留等症状。慢性前列腺炎会出现尿道疼痛、尿频、尿急、尿痛、性功能障碍、心情忧郁、乏力、失眠等症状。

不少患有前列腺炎的病人不愿参加体育锻炼，唯恐运动会加重病情，或者有损“肾气”和影响生育。其实，这完全是误解。治疗前列腺炎，如果在药物的基础上，辅助进行一些有针对性的运动，如散步、慢跑、做体操等，经过腹部、会阴和臀部肌肉的活动，不仅不会加重病情，反而能增强体质，有助于前列腺的炎症衰退。

按压前列腺

1 排便，清洁肛门及直肠下段。

2 取下蹲位或侧卧位，用自己的中指或示指顺肛门于直肠前壁触及前列腺后，按压前列腺体，从外向上向内向下的顺序规律地轻柔按压前列腺，同时作提肛动作，每次按摩3～5分钟，以每次均有前列腺液从尿道排出为佳，并立刻小便。

3 按摩时用力一定要轻柔，按摩前可用肥皂水润滑手指，以减少不适。

4 每次按摩间隔至少3天以上。

温馨提示

按压前列腺对于防治前列腺炎能起到最直接的作用。但如果在按摩过程中，发现前列腺触痛明显，囊性感增强，要及时就诊。

局部按摩操

背部按摩

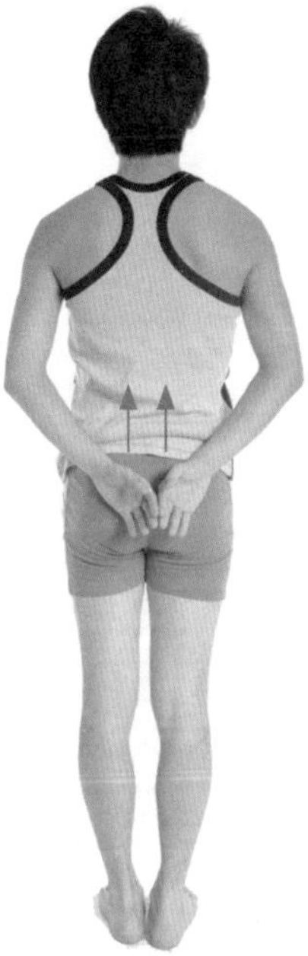

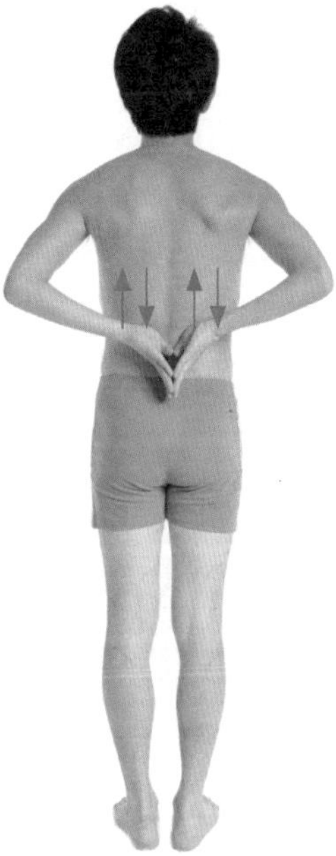

1 站立，两腿分开，与肩同宽，上身稍向前弯。将两手背贴于腰背部，由臀中部沿脊柱两侧至肩胛骨下，来回按摩6～8次。

2 两手拇指与其他四指并拢，以拇指背面和示指外侧缘紧按竖脊肌，沿上述按摩的部位，上下交替反复按摩6～8次。

腰骶部按摩

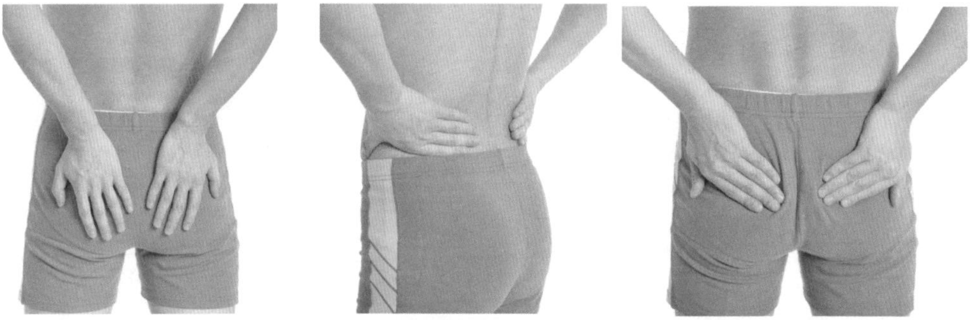

1 站立，两腿分开，与肩同宽，上身稍向前弯。两手掌从臀部中间起至腰部，并转向脊柱两侧做按摩，然后沿骨盆的上沿左右来回摩擦。接着四指合拢，手掌微凹，用手掌依次挤压尾骨、骶骨和腰部。最后再向两侧移动按揉。重复6～8次。

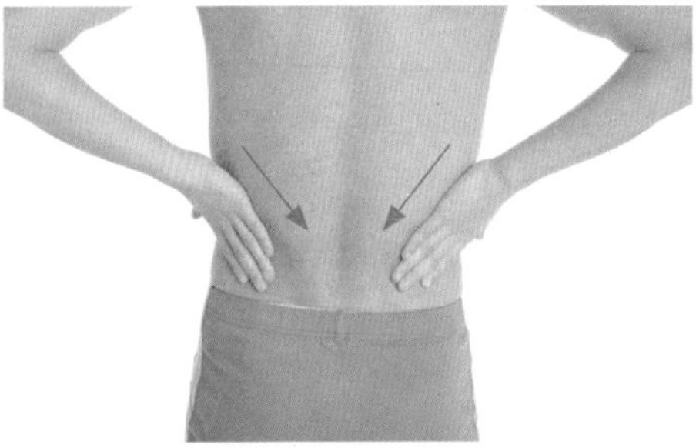

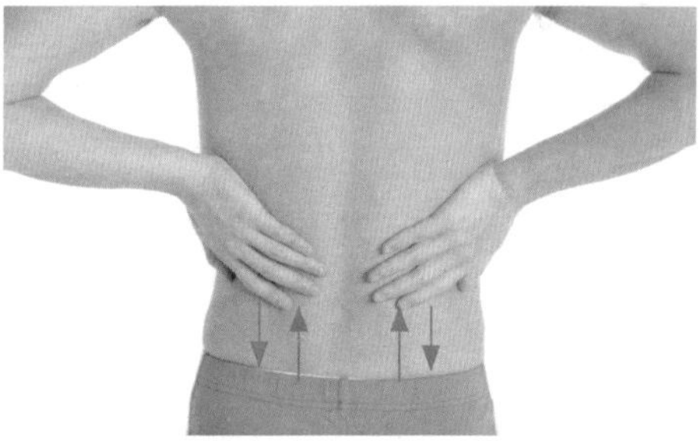

2 四指并拢，以掌面紧贴腰两侧，由外向内，有压迫感地按摩推动。然后，又从上至下，从下至上做直线按摩。重复6～8次。

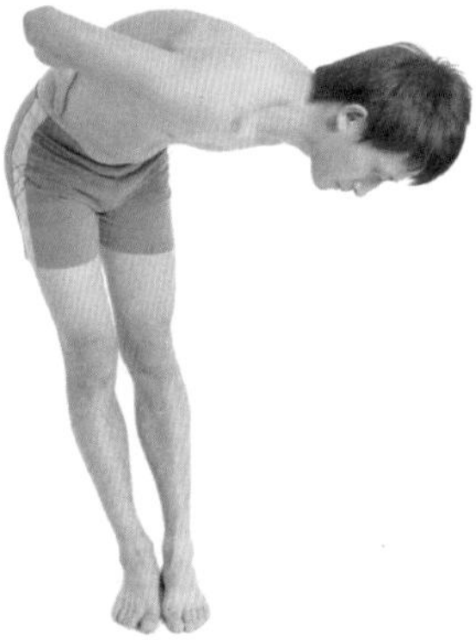

3 两手撑腰，上体前倾90°，将躯干朝两侧各做3～5次绕圈回转运动。呼吸平稳，不要憋气。

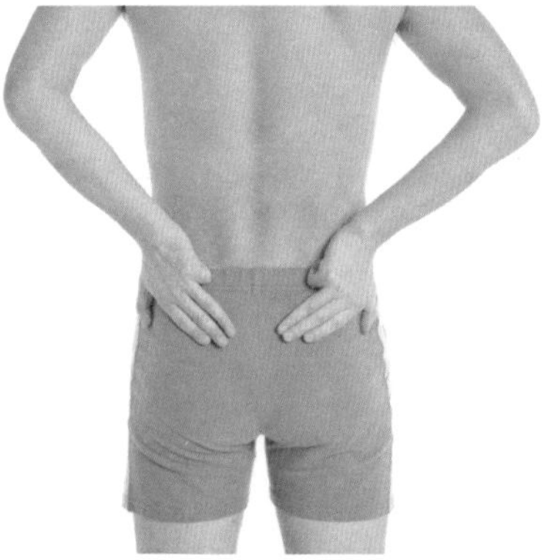

4 双手并拢微曲，置于臀上部中央，拇指紧按臀部外侧不动，示指、中指和无名`指端稍用力，沿腰骶部上下滑动按摩，重复做6～8次。

臀部腹部按摩

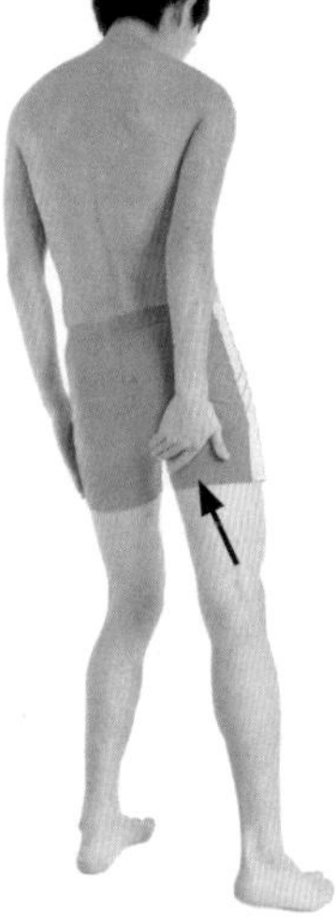

1 站立，身体重心放于左腿，右腿稍向外，微屈膝，踮起脚尖。以右手掌由下向上推摩右臀部肌，重复6～8次，然后换左侧，以同样的方式进行。

2 站立，身体重心放于左腿，右腿稍向外，微屈膝，踮起脚尖。用右手五指由下而上轻柔地抓起臀部肌肉，并轻轻地抖动，重复6～8次，然后换左侧，以同样的方式进行。

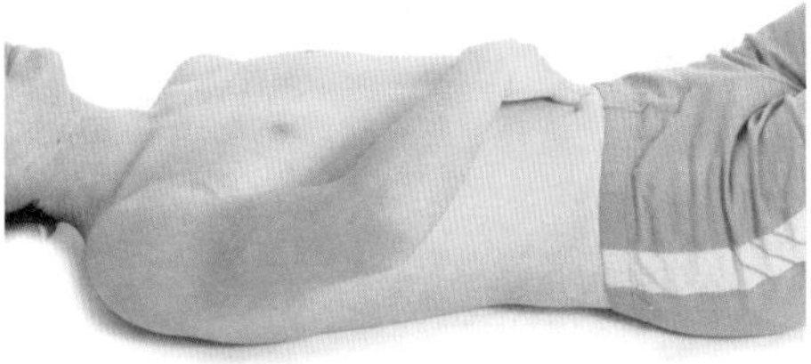

3 取仰卧位，两腿屈膝，头下垫一枕头。右手四指(除拇指)指端以顺时针方向，沿肚脐四周旋转按揉，并渐渐向外扩大至整个腹部，然后再向肚脐周围缩小。连续按摩15～20秒钟。

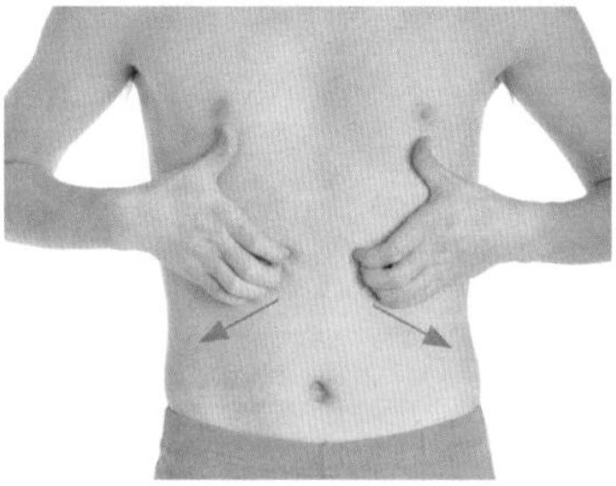

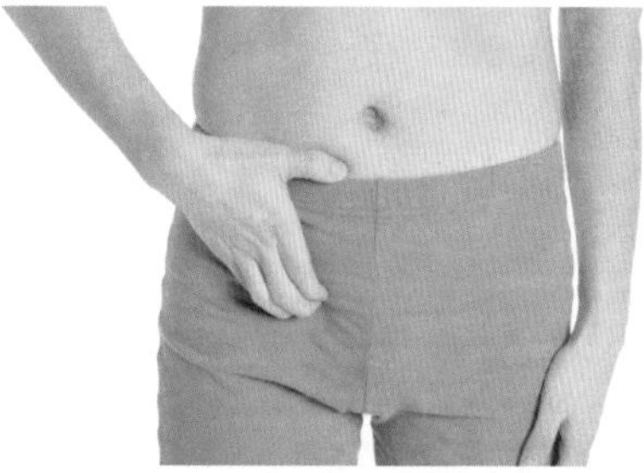

4 两手大拇指朝上，其余四指朝下，从胸骨左右两侧抓住肋骨沿，然后沿肋骨沿滑动，在胸骨两侧做直线揉搓。由内向外，重复6～8次。

5 右手手指并拢微曲，手指指端放于腹壁，从右腹股沟褶皱起，朝肚脐做小圆圈回转式运动。按摩到肚脐附近时，再从肚脐开始，做大圆圈回转式运动。重复做6～8次。

6 做腹部按摩时，呼吸要平稳，腹肌放松。按摩后，再以手掌轻轻抚摸腹部。

温馨提示

以上四套自我按摩操对于防治前列腺炎有很好的作用。需要注意的是：按摩之前先排尿，每一动作完成之后，对按摩过的部位要轻轻抚摸按揉几次。按摩的部位可以涂一些滑石粉或爽身粉，使手滑动自如。

按摩鸠尾、水道等穴

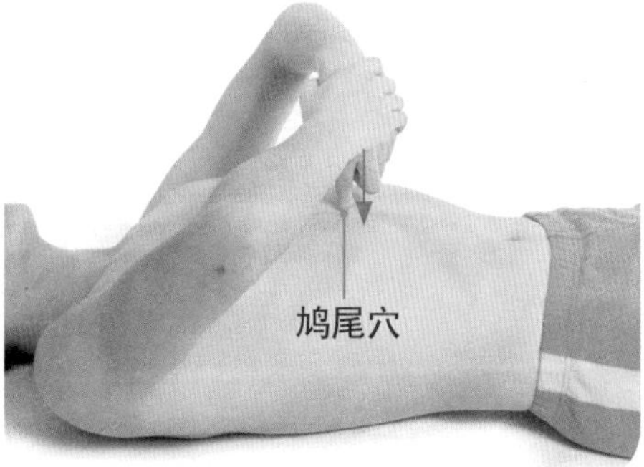

1 取仰卧位，用左手示指指腹按于鸠尾穴，再以右手掌根按压左手示指，并随呼吸向下按压，至一定深度后保持按压3～5分钟，待小腹及会阴部或下肢出现麻胀感后，慢慢抬手，使热流感经膀胱及尿道至下肢足趾。

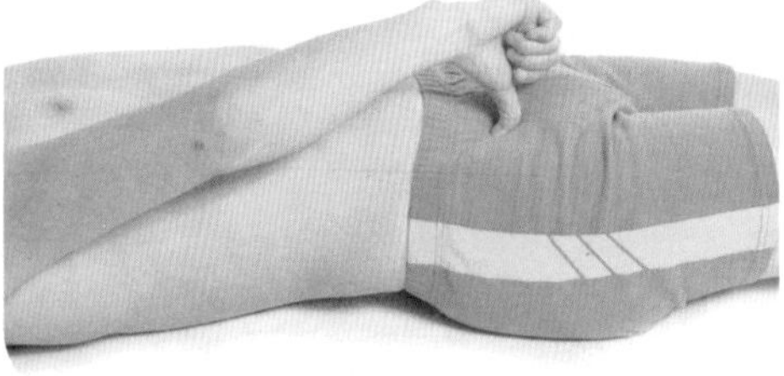

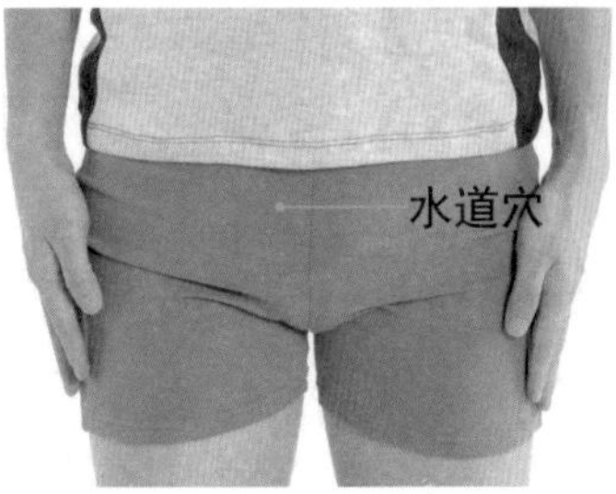

2 用两手拇指指腹按于水道穴（脐下3寸，前正中线旁开2寸），然后逐渐向下按压，再保持按压1分钟，缓慢抬手，用双掌力度适中逆时针按揉小腹2分钟。

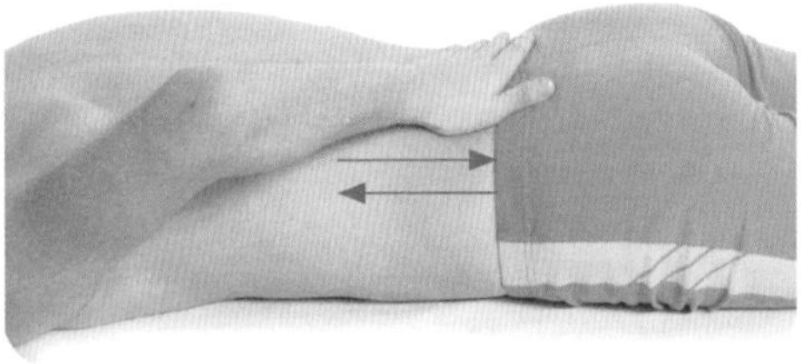

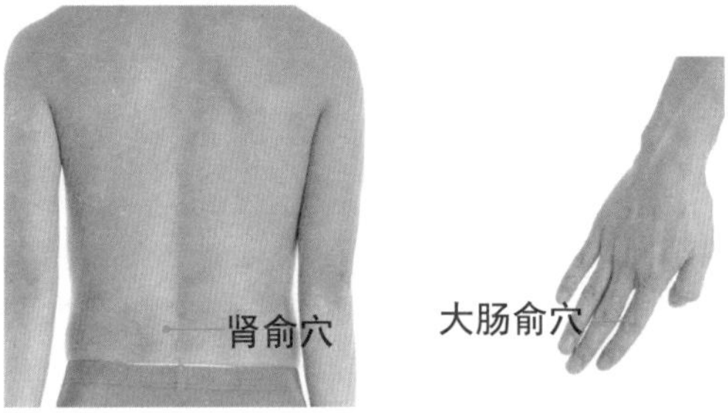

3 取俯卧位，用一手掌面在腰骶部脊柱旁上下推擦，以热感透达肾俞及大肠俞两穴为好。以上动作每日进行1次，10次为1个疗程。

温馨提示

通过这些穴位的按摩，可行气血，利湿除热，温补脾肾，对于防治前列腺炎可起到不错的效果。

不可忽视的日常保健

（1）前列腺炎患者应注意饮食清淡，多食青菜和水果，多喝白开水，多排尿，保持大小便通畅，促进前列腺液分泌。前列腺炎患者应戒烟少酒；少吃油煎食物和高脂肪食物；不要吃太咸、辛辣或有刺激性的食物，尤其是辣椒、芥末等佐料，这些都不利于前列腺的健康。

（2）太频繁的性行为或禁欲太久都是不可取的。性兴奋直接影响前列腺的血液循环和分泌，如果性生活过频，会因此而引起瘀血性前列腺炎，出现会阴部发酸或尿道抽痛。

（3）运动要谨慎。前列腺炎患者运动不能过于剧烈，比如长时间地骑跨活动，如骑自行车、骑摩托车、骑马、赛车等，这些运动会使会阴、尿道和前列腺直接遭到压榨，形成前列腺局部充血，使前列腺液排出受阻，加重病情。

前列腺肥大

合理运动解除男人永远的痛

前列腺肥大，又称前列腺增生，是中老年男性的常见疾病之一，有尿频、尿失禁、尿不尽、性功能障碍等症状，严重影响中老年人的正常生活。

前列腺肥大早期症状主要是排尿次数增多，尤其在夜间，常常要起床3～4次。排尿困难也很常见。随着下尿路梗阻的加重，症状逐渐明显。尿流变细、无力，射程不远，站立排尿时常会弄湿鞋子和裤腿。如果过分劳累、饮酒过多，或气候突然变冷，还有可能发生急性尿潴留，引起尿道充血水肿，尿液完全排不出，造成极大痛苦。

对于前列腺肥大的防治，除了注意生活起居，养成良好的生活习惯，防止过分疲劳，预防感冒以外，还必须经常参加体育锻炼，比如每天打太极拳、散步、慢跑、跳舞，或做简单的摆腰、缩肛锻炼，这样就能够促进全身尤其是下半身及局部的新陈代谢和血液循环，改善会阴部及排尿肌无力的状况。

局部保健操

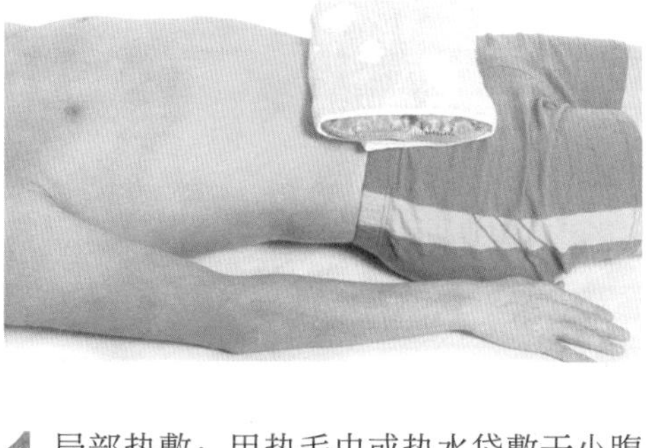

1 局部热敷：用热毛巾或热水袋敷于小腹或会阴部，或进行热水坐浴，每日1～2次，每次15～20分钟。

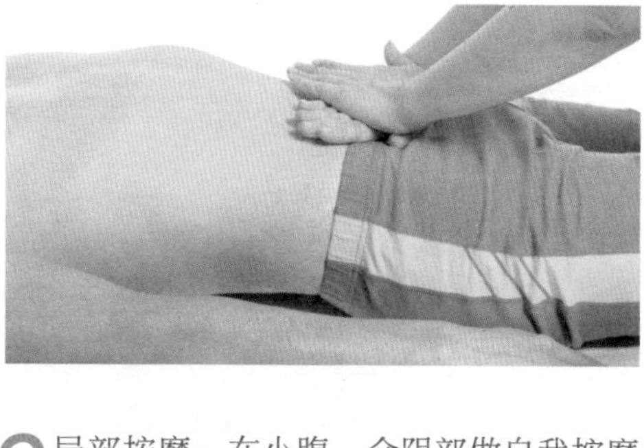

2 局部按摩：在小腹、会阴部做自我按摩或被动按摩，每日1～2次，每次15～20分钟。

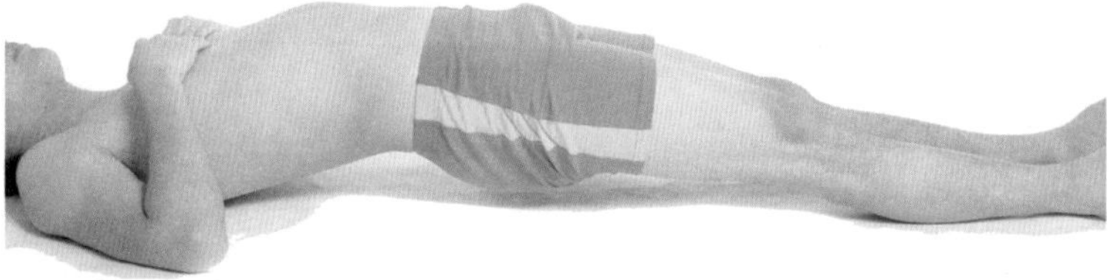

3 收肛：取站位或仰卧位，用力使肛门及会阴部向内收缩移动，达到最大限度后保持几秒钟时间再恢复原位。然后，用力向外膨胀移动，达到极限后再恢复原位。重复练习10～20遍，每天2～3次，坚持天天练习，这个动作随时随地都可以做。

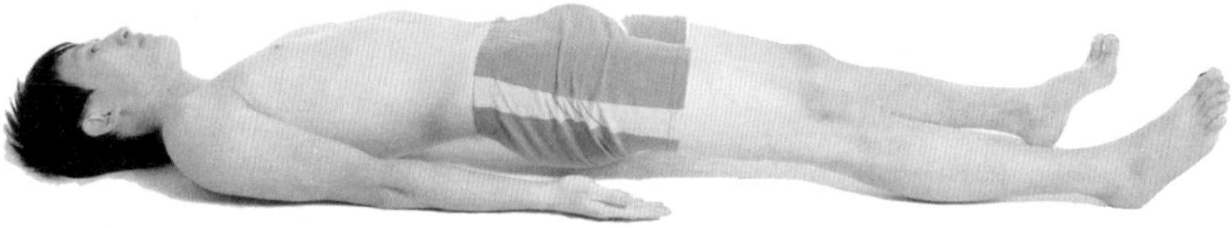

4 取仰卧位，两腿自然伸直。将臀部抬起后放下，如此反复震荡骨盆20～30次。

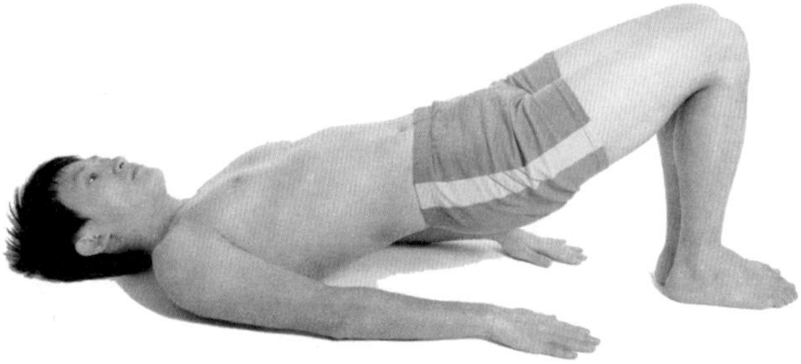

5 仰卧，两腿屈膝，使两脚移向臀部，然后以肩脚着床，将臀部高高挺起，同时深吸气、提肛。放下臀部，可以加大震荡幅度，同时全身放松，深呼气。如此反复震荡15～20次。

温馨提示

此保健操对于防治前列腺肥大有很好的效果。患者可以根据自身的身体状况选做其中的几种。

按摩丹田、中极等穴

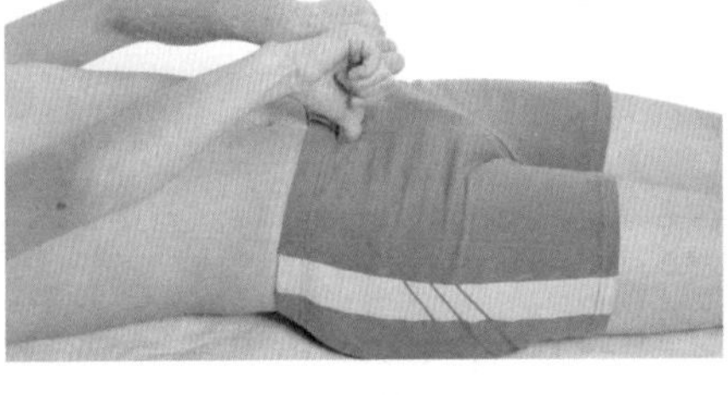

1 取仰卧位，双手重叠按于下丹田（脐中下3寸），左右旋转按揉各20～30次。用力不可过猛，速度不宜过快。

2 屈膝，两手掌搓热，放于会阴穴部轻轻旋转按摩20～30次，早晚各一次。

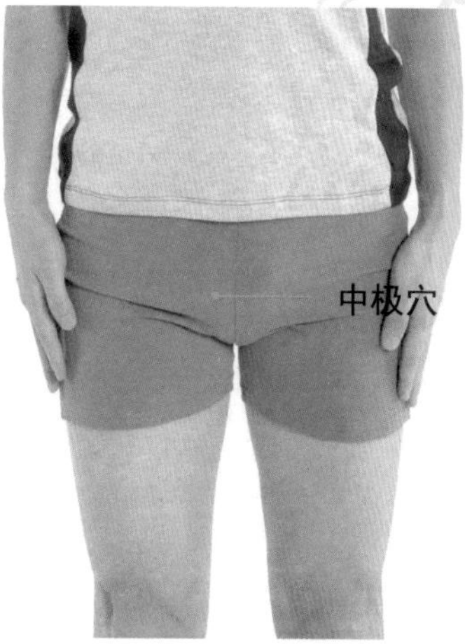

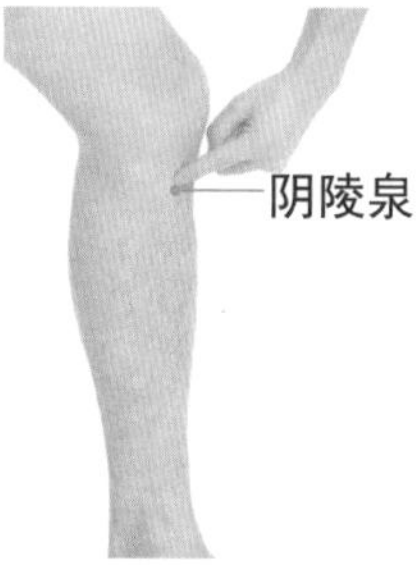

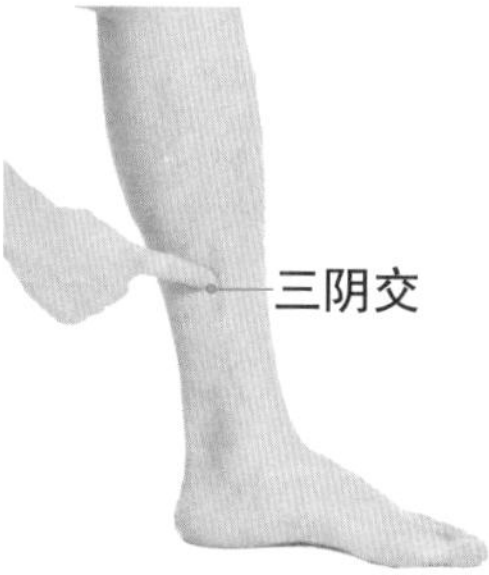

3 将示指或中指指腹依次放于中极穴（脐下4寸）、阴陵泉穴（胫骨内侧踝直下方凹陷中）、三阴交穴（内踝直上3寸，胫骨后缘），各按揉1～2分钟。

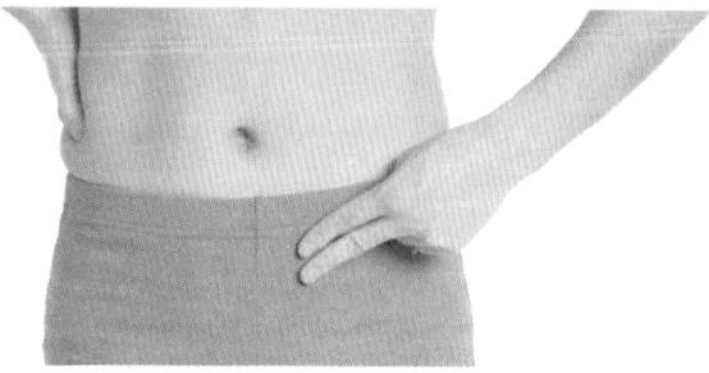

4 用示指和中指并拢，用指腹在脐下、小腹部、耻骨联合上方自左向右轻压，每1～2秒压一次，连续按压10～20次，用力不要过猛。

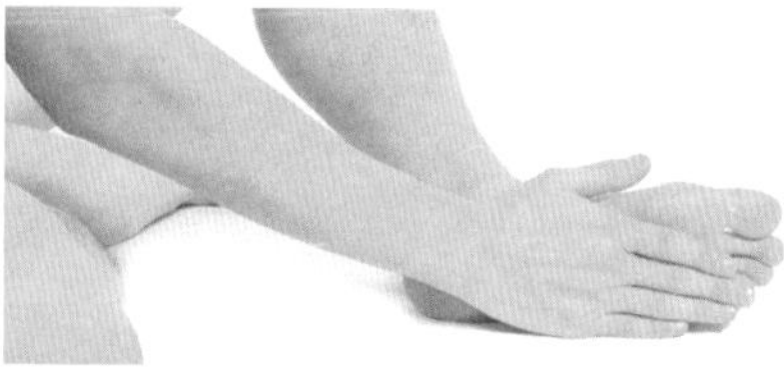

5 将两手掌搓热，用右手掌搓左脚心，再以左手掌搓右脚心各20～30次。早、中、晚各做3次。

温馨提示

肚脐周围属于丹田之所，经常按摩有利于膀胱功能恢复。小便后稍加按摩可以促使膀胱排空，减少残余尿量。会阴穴为生死穴，可以通任督二脉，按摩使得会阴处血液循环加快，起到消炎、止痛和消肿的作用。

不可忽视的日常保健

（1）前列腺肥大患者的饮食应以清淡、易消化为主

（2）适量饮水。切忌长时间憋尿。

（3）节制性生活。保持阴部清洁。

（4）前列腺肥大患者要少骑自行车。

（5）做好情志调养。

（6）注意防寒。

遗 精

运动解决遗精过频的烦恼

遗精就是指在无性交活动或手淫情况下的射精现象。发育成熟的男性，生殖器官会不断产生精液，蓄积在输精管里。当积累到一定程度时，就会通过遗精的方式排出体外。这是一种无性生活状态下的射精活动。一般来讲，凡性发育成熟的男性青壮年，每月有1～3次遗精，这是正常生理现象。但如果遗精次数过于频繁，每月达到5次以上，且持续发生，或者在有了规律的性生活后仍频繁出现遗精时，应考虑给予治疗。因为频繁遗精会使人精神萎靡不振，头昏乏力，腰膝酸软，面色发黄，影响身心健康。

引起遗精的原因有很多，不良精神刺激，房事过度，长期手淫等，都可导致遗精。包皮过长、包茎、尿道炎、前列腺炎、精囊炎以及身体虚弱，劳累过度等也可引起遗精。

固精保健操

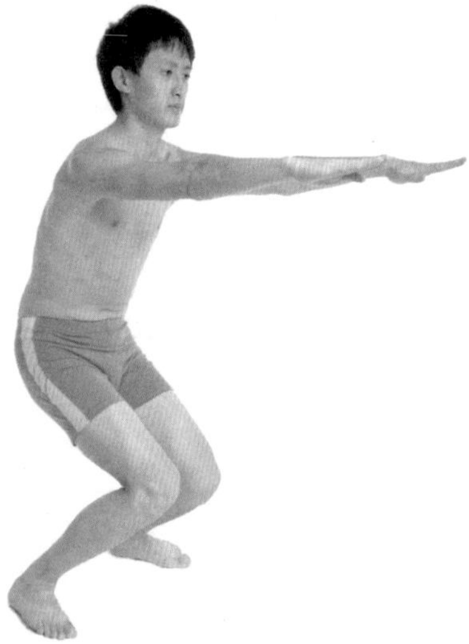

1 蹲马步：挺胸收腹，腰立直，屈膝半蹲，头颈挺直，目视前方。两臂向前平举，并尽力前伸。两膝在保持姿势不变的情况下，尽量往内侧夹，使腿部、下腹部及臀部保持高度紧张，持续1分钟后复原。走动几步，让肌肉放松后再做。如此反复进行，次数根据自身情况自定。每天早晚各做1次，随着腿力的增强，持续时间可逐渐延长。

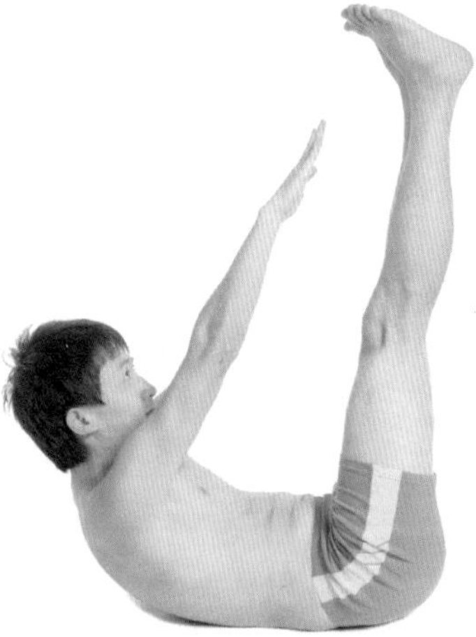

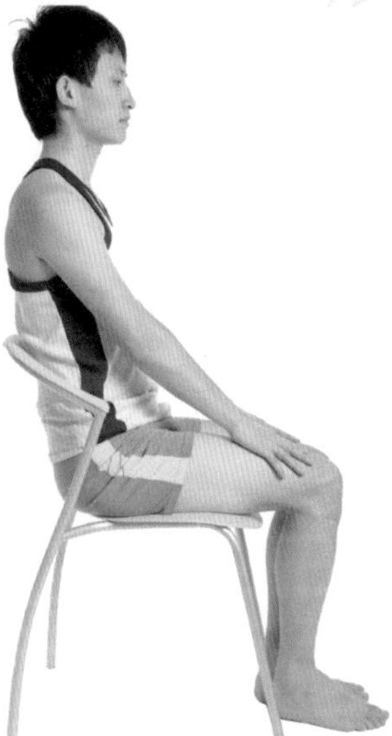

2 仰卧收腹：取仰卧位，两臂伸直上举，上身和两腿同时迅速上举，使双手和两足尖在腹部上方互相接触。上举时呼气，还原时吸气。每天早晚各做1次，每次可做20～30次。随着腹肌力量的增强，重复次数可逐渐增加。

3 提肛锻炼：坐在床上收缩肛门，酷似强忍大便的样子，每晚睡前进行，每次可收缩50～60次。收缩时吸气，放松时呼气，动作宜柔和，缓慢而富有节奏，用力均匀。

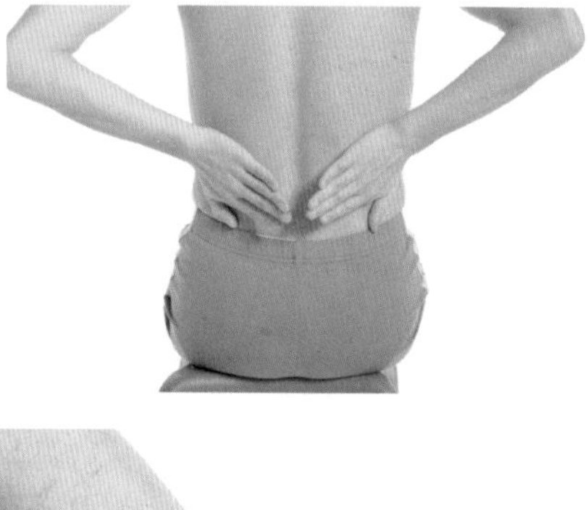

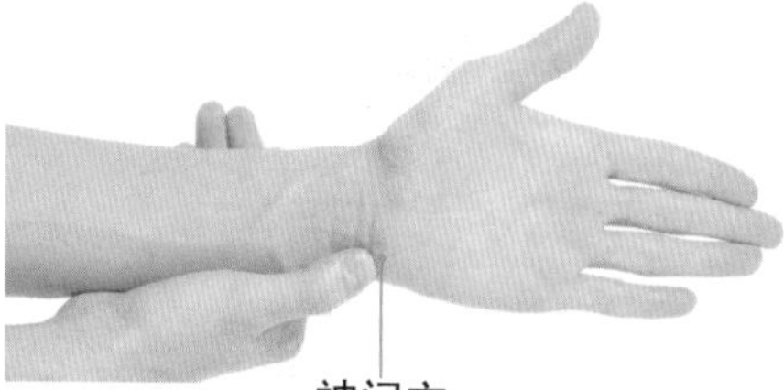

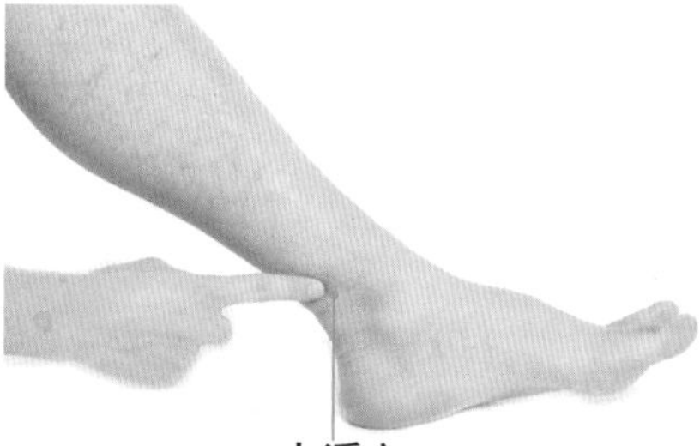

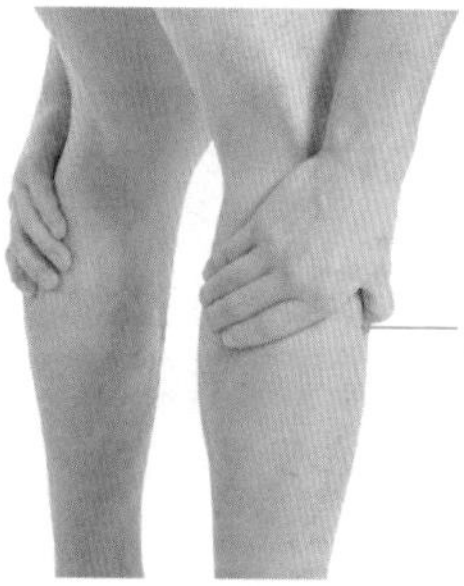

4 穴位按摩：两手搓热，在腰部至骶尾骨上下推擦80～100次。然后，用手指按压前臂的神门穴和足部的太溪、腿部的足三里穴，各1分钟。

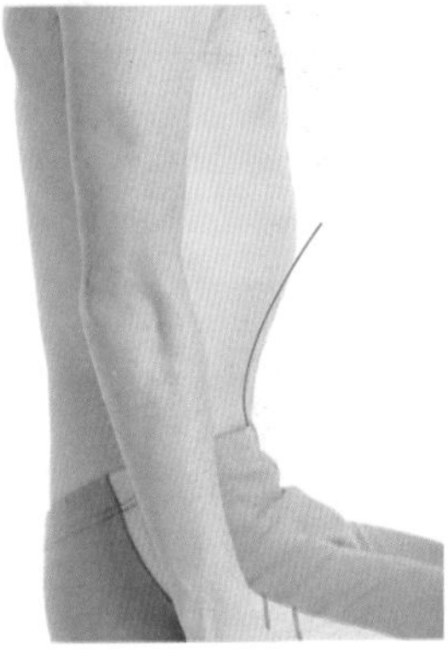

5 腹压按摩：端坐椅上，吸气之后用力憋气3～5秒，同时收缩腹肌增加腹部压力，如此反复有节奏地进行锻炼。

温馨提示

这套保健操有补肾固精、通经活血之效。

强肾健身操

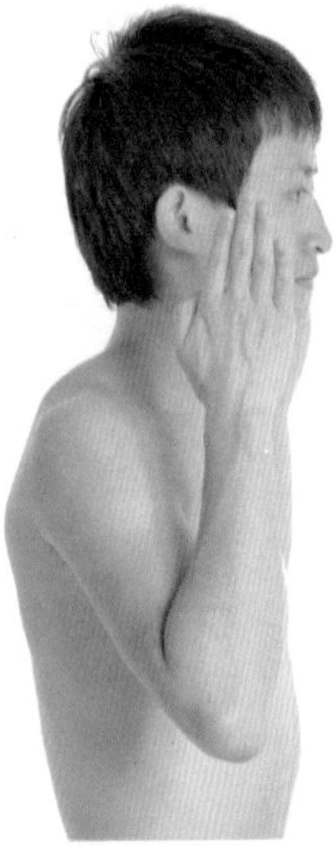

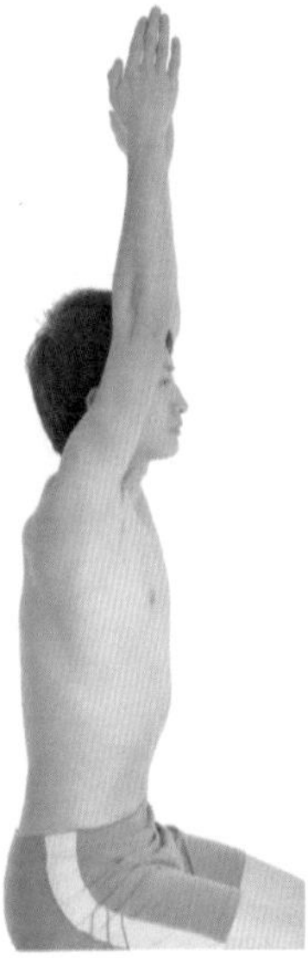

1 端坐于椅上，两腿分开，与肩同宽，全身放松。双手屈肘侧举，手指向上，与两耳平齐。吸气，同时双手尽力上举，呼气，复原。每日可做3～5遍，每遍可做3～5次。双手上举时用力不宜过大、过猛。

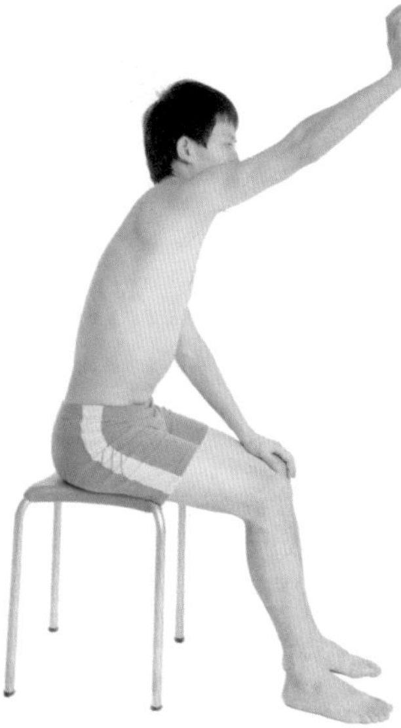

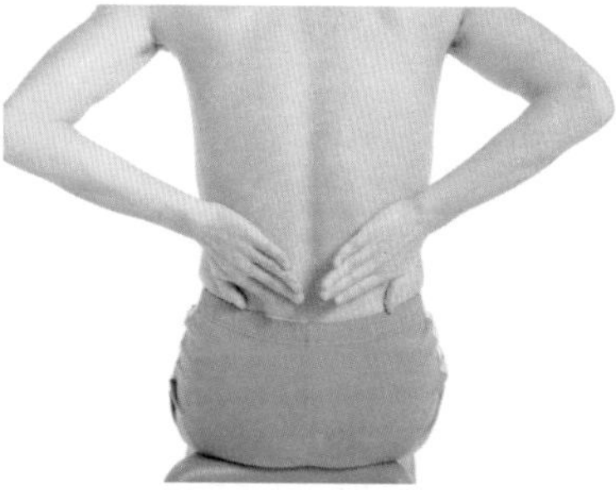

2 端坐于椅上，左臂屈肘放于腿上，右臂屈肘，手掌向上，做抛物动作3～5次。手上抛时吸气，复原时呼气。换左手抛物动作，同样做3～5次。

3 端坐于椅上，将两手搓热，置于腰间，上下搓磨，直至腰部感觉发热为止。

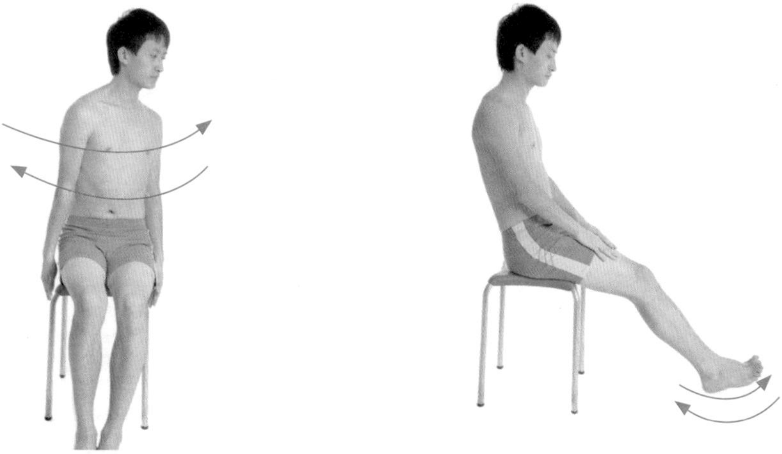

4 端坐于椅上，两腿自然下垂，全身放松。先缓缓左右转动身体3～5次，转动时躯干要保持正直，不宜俯仰。然后，两脚前后摆动8～10次。练习时动作要自然、缓和。

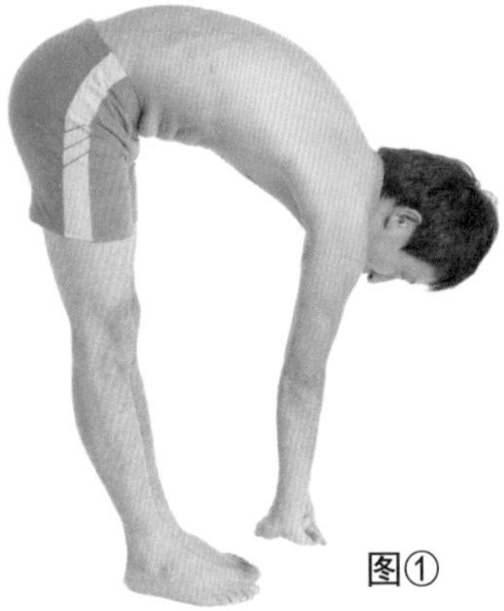

图①

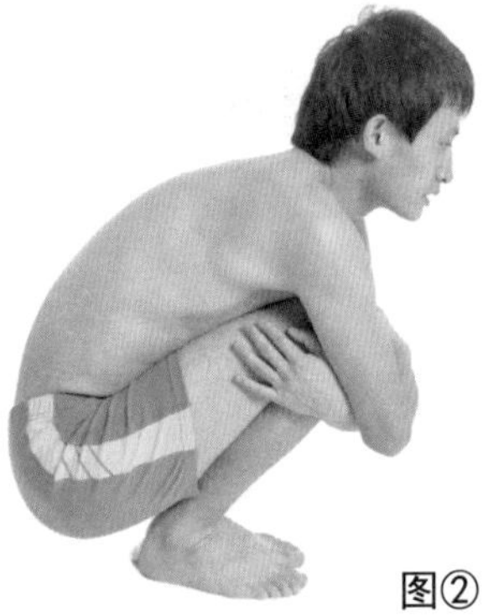

图②

5 取站立位，双脚并拢，两手交叉举过头顶。弯腰，双手触地（如图①），继而下蹲，双手抱膝，默念“吹”但不发出声音（如图②）。连续做8～10次。

温馨提示

常练此操，有补肾、固精、壮腰膝、通经络之功效。

不可忽视的日常保健

（1）饮食习惯要合理。有遗精现象的人，在饮食上要少食椒、蒜、姜、韭菜等辛辣刺激性食物；少食羊肉、狗肉等热性的食物；不轻易进服具有强壮兴奋性质的药物。戒烟、戒酒。

（2）养成良好的生活习惯。节制性生活，戒除手淫；早睡早起，睡前不要喝太多的水；用热水洗脚；被褥不宜过厚，内裤不宜过紧；睡眠姿势以侧卧为好，尽量减少俯卧位，两手避免放置在生殖器部位；不用太热的水洗澡；不要憋小便等等。

（3）消除杂念。多接触健康、进步、有益的事物，不看色情书画、录像、电影、电视。多参加有益的文体活动，分散集中于性问题上的注意力，尽力将自己从沉湎在有关性的问题中解脱出来。

早 泄

强化性肌疗早泄

早泄是射精障碍中最常见的疾病，发病率占成人男性的35%～50%。早泄中绝大多数是由心理因素造成的，较少由于器质性病变所致。一般认为，早泄是指男子在阴茎勃起之后，未进入阴道之前，或正当纳入以及刚刚进入而尚未抽动时便已射精，阴茎也自然随之疲软并进入不应期的现象。早泄如果不能及时治疗，久之则易导致阳痿。

有调查显示，离婚夫妻中有一半是因为夫妻性生活不和谐所致，其中早泄是导致性生活质量不高，影响夫妻感情的重要因素。

防治早泄，运动是最好的良药。关系男人性运动的肌肉首要有三块：括约肌、提肌和勃起肌。早泄运动疗法首要就是强化三块肌肉的性能。

性肌强化操

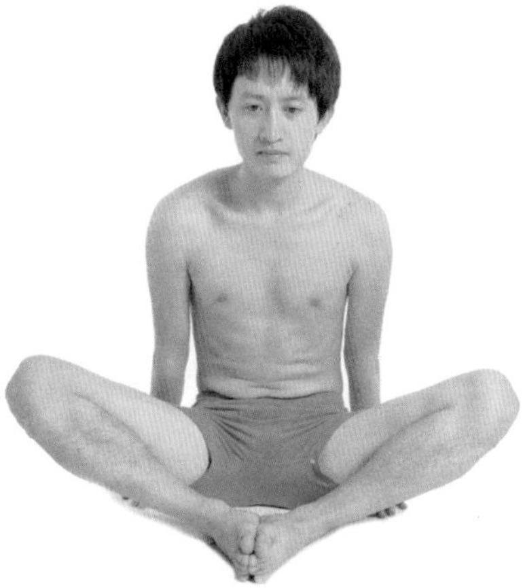

1 取坐位，两脚脚心相对，两手自然放于体侧。提肛，收缩括约肌，放松。如此反复20～30次。

2 深吸气，用腹式呼吸，小腹渐长时，收缩会阴部肌肉；缓缓吐气，放松会阴部肌肉。如此反复30～50次。

3 在小便时，收缩括约肌，截住小便，停止5秒，复出，再截。如此3～5次。如在截住时，双足提起，脚尖着地，效果更佳。

4 取半蹲位，成马步。缓慢向左转腰，转到最大限度时，再向右转，如此循环30～50次。

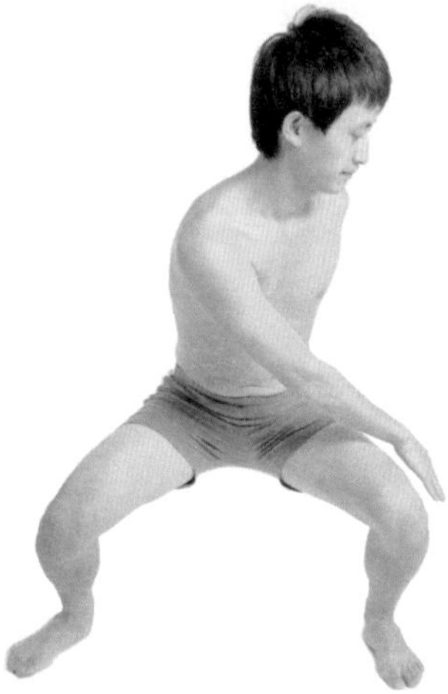

温馨提示

此操对于强化男人性运动的肌肉效果非常好。

阴茎锻炼操

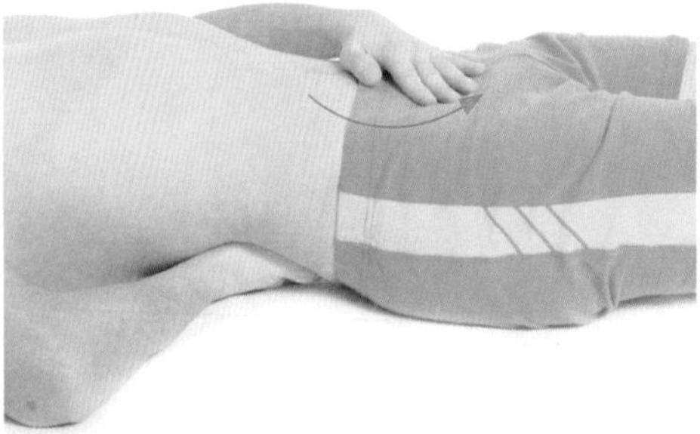

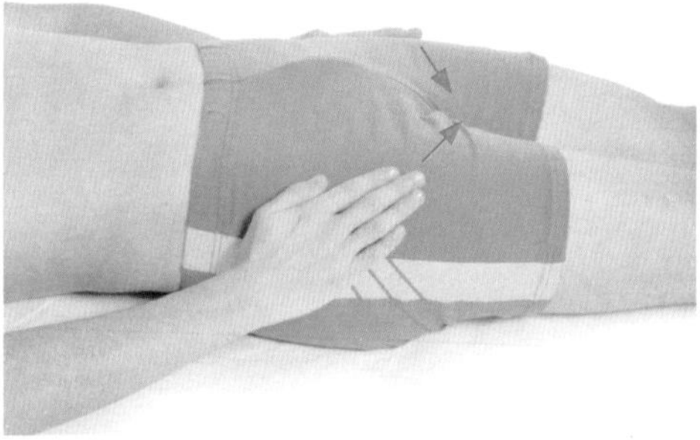

1 取仰卧位，一手放于脐下耻骨上小腹部位，一手放于腰上。然后一手按住腰，一手在下腹部由右向左慢慢摩擦，以腹部有温热感为度。

2 取仰卧位，两手放于两侧大腿根部，手掌沿腹股沟方向轻轻按摩30～50次。

温馨提示

此操每周按摩1次，对增强性欲，提高精力有一定作用。可有效地防治阳痿和早泄。

按摩腰骶部

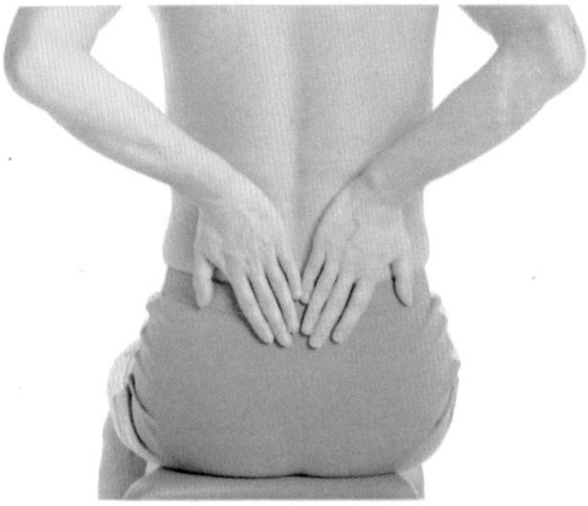

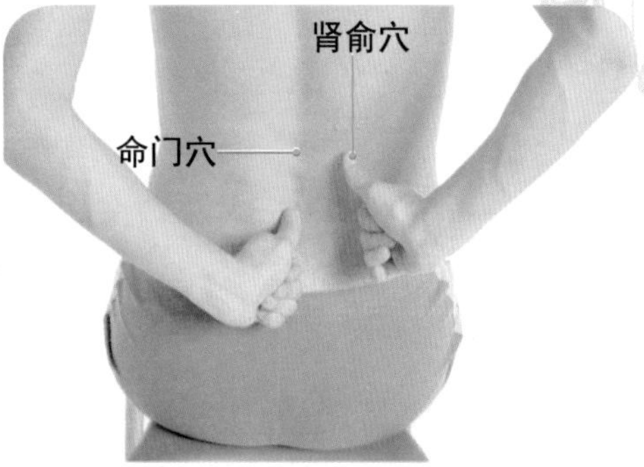

1 将端坐于椅上将两手搓热，置于两侧腰骶部，直至感觉发热为止。

2 端坐于椅上，左手拇指推按命门穴，右手拇指按推右侧肾俞穴，各按揉1～2分钟。然后右手推按命门穴，左手按揉左侧肾俞穴，如此反复。

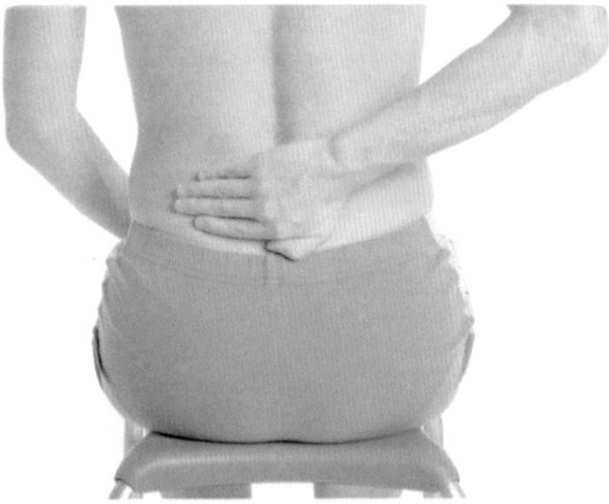

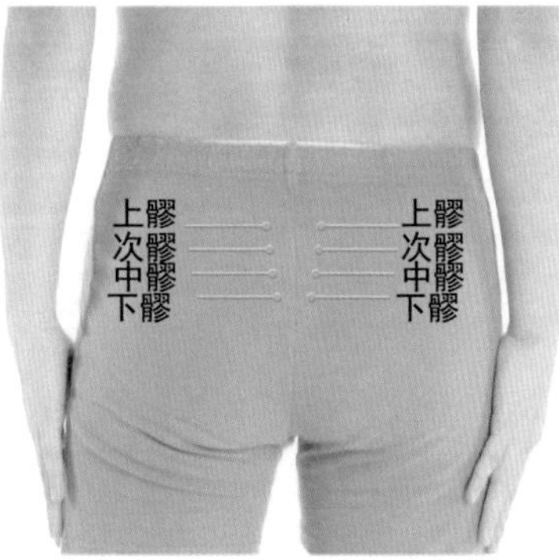

3 用右掌横擦肾俞、命门、八髎穴部位，以透热为度。

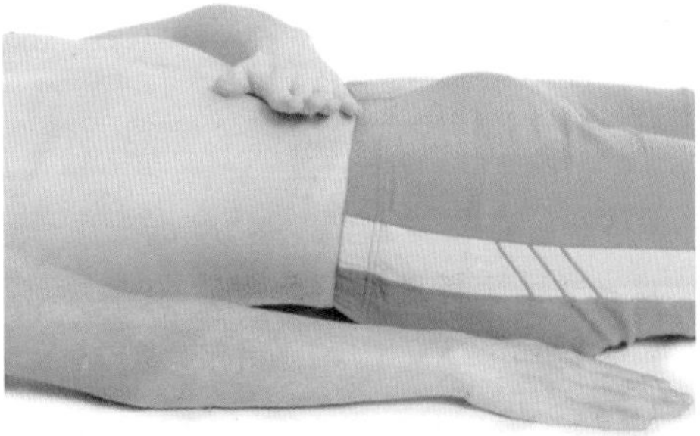

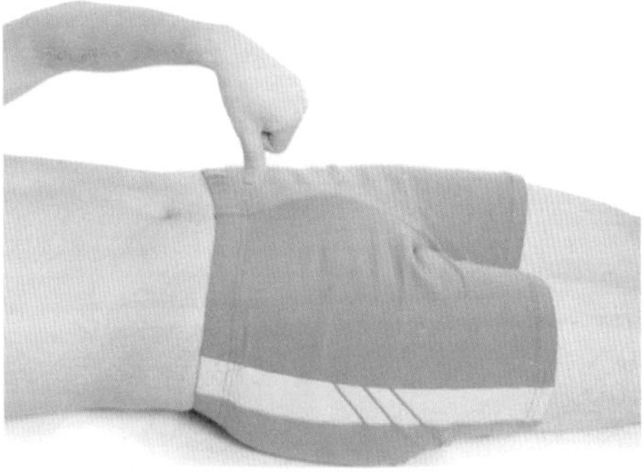

4 取仰卧位，全身放松，自然呼吸，用右（或左）掌根按揉神阙穴，以脐下有温热感为度。再用掌根按摩小腹部3～5分钟。最后用拇指按揉气海、关元、中极穴各1～2分钟。

5 取坐位，右手拇指放于左侧合谷穴按揉1分钟，然后左手拇指按揉右侧合谷穴1分钟。

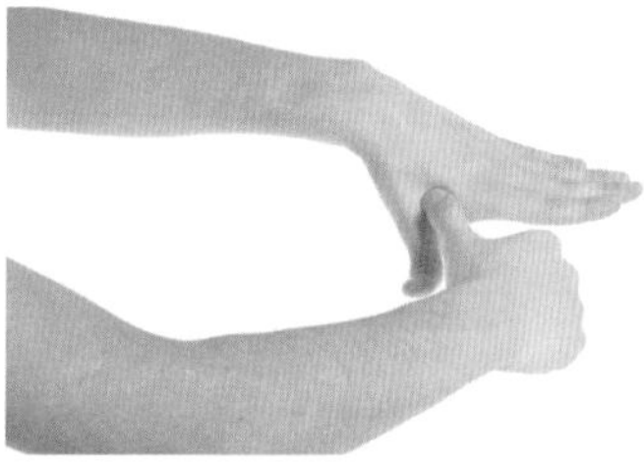

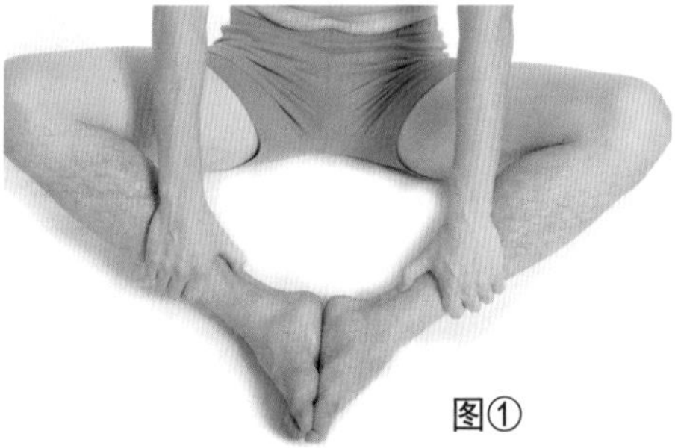

图①

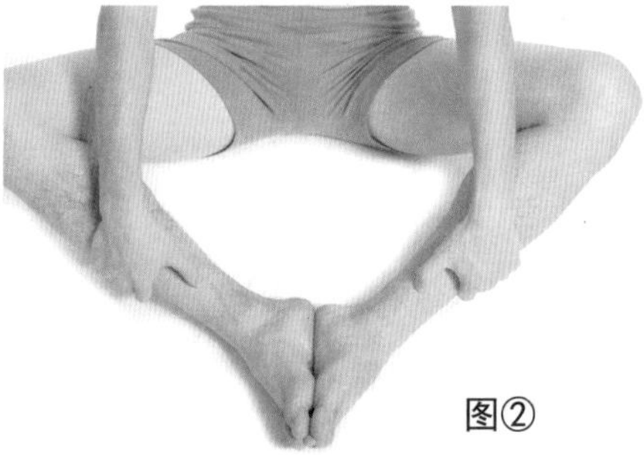

图②

6 坐于床上，两脚心相对，用拇指按揉两侧交信、三阴交穴各1～2分钟（如图①、图②）。

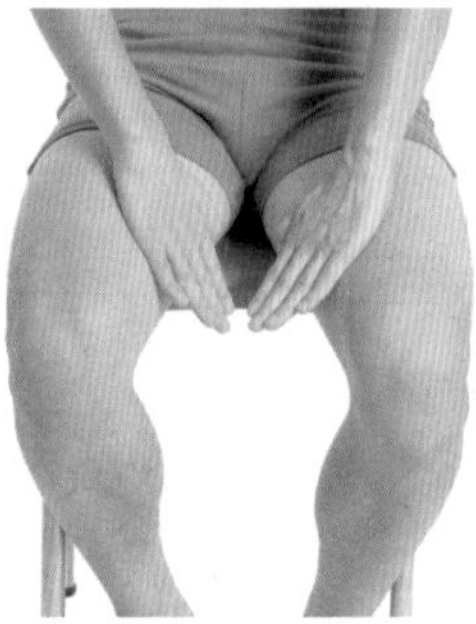

7 坐于椅子上，用手掌按揉两侧大腿、小腿的内侧3～5分钟。

温馨提示

此按摩操有益肾固精之效。

不可忽视的日常保健

（1）加强营养。早泄患者要多食固肾填精的食物，如狗肉、羊肉、麻雀、核桃、牛鞭、羊肾、动物内脏、牡蛎、牛肉、鸡肝、蛋、花生米、猪肉、鸡肉等，还有山药、银杏、冻豆腐、鳝鱼、海参、墨鱼、章鱼等，都有助于提高性能力。

（2）避免手淫，节制房事，夫妻分床，告别性生活一段时间，减少各种性刺激，让中枢神经和性器官得到休息，是防治阳痿、早泄的有效措施。

（3）食盐敷肚脐治早泄。取食盐500克，锅中炒热后，用布或毛巾包裹，趁热敷在肚脐上，可用于治疗肾阳不足、肾气亏虚等导致的早泄。敷肚脐时，要观察皮肤的状况，布或毛巾破损时不宜使用；皮肤易过敏也不宜使用。若出现局部发痒、发红、起皮疹等，应立即停止。

阳 痿

按摩让男人“硬”起来

阳痿是指虽有性的欲望，但不能勃起，或勉强勃起，但举而不坚，无法进行正常的性生活，是男子性功能障碍中最为常见的病症之一。阳痿发病率约为成年男性的10%，其发生常随年龄的增长而增加。引起阳痿的原因很多，除少数生殖系统的器质性病变引起外，大多数是心理性和体质性的。

运动可以增强人体的性反应，增加会阴部肌肉的协调性，还能够加速机体的血液循环，有利于阴茎局部微循环状态的改善，对维持其勃起能力非常有益。

局部按摩操

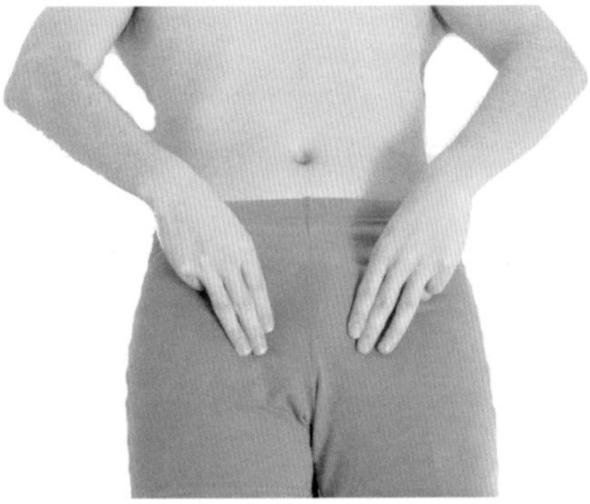

1 腹股沟按摩：取仰卧位，两手放于两侧腹股沟处（大腿根部）。用拇指、示指、中指指腹向阴茎根部方向自外而内按摩30～50次，按摩以轻柔舒适不痛为度。每周可按摩数次。

2 精索按摩：取半仰卧位，用两手大拇指、示指、中指做揉搓样按摩阴茎根部、阴囊上方之精索，每次80～100下，用力以出现轻度酸胀或舒适感为度。

3 睾丸按摩：取半仰卧位，双手揉热，先用右手握住两睾丸，使右侧睾丸位于手掌心，左侧睾丸位于拇指、示指及中指螺纹面上，然后如数念珠一样轻轻揉搓，由轻至重，循序渐进，其压力以睾丸不痛或微酸胀为宜，左右各80～100次。

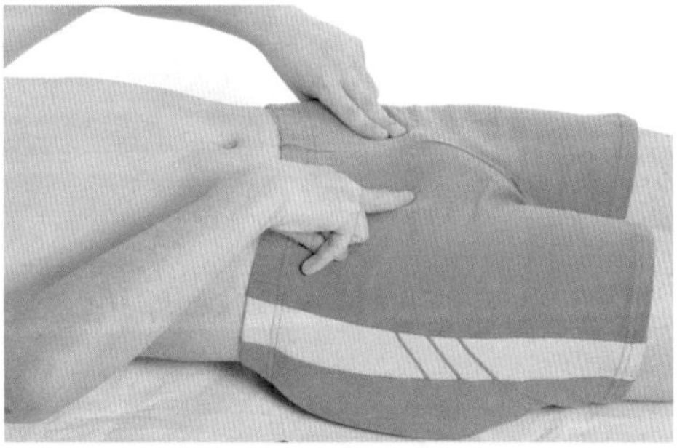

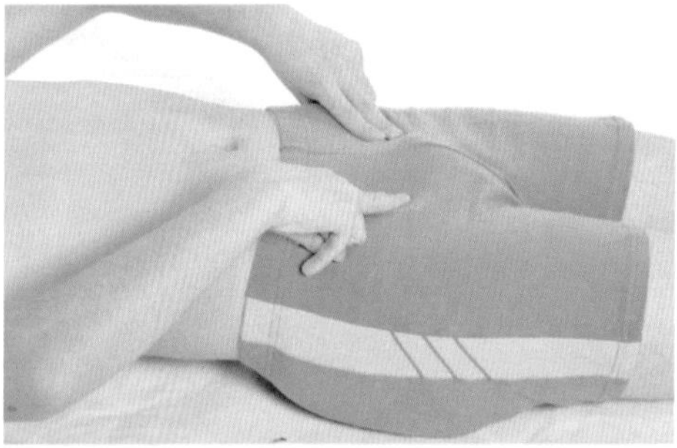

4 阴囊按摩：取仰卧位，双掌夹住阴囊，相对合掌轻按压阴囊，开始时用力要轻柔，然后逐渐加力，以出现胀痛感而能够忍受为度，每次约30～50下。然后取半仰卧位，一手扶阴茎，另一手食、中、无名三指托住阴囊下部，上下抖动80～100次，换手再做，逐渐加力。

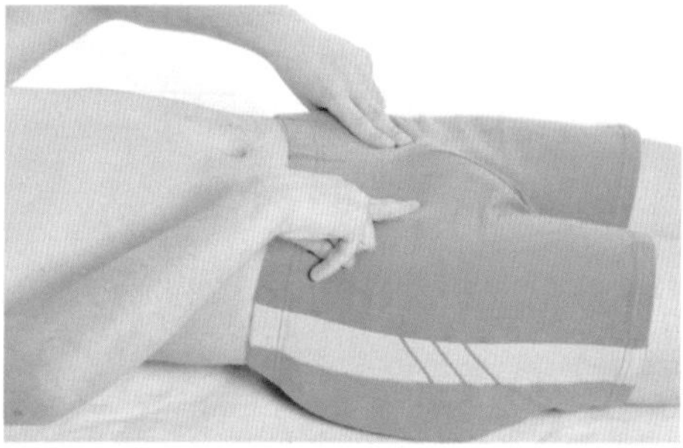

5 阴茎按摩：取半仰卧位，双手扶住阴茎，相互用力进行揉搓，由根部向阴茎头移动，搓数次后，再捏住阴茎头向上提拉几下，用力不宜重，然后再搓揉、再提拉，反复5次。

温馨提示

局部按摩操可促进血液循环，改善局部营养状况，调节局部性神经反射功能，从而促进阴茎勃起功能的恢复，进而通过心理调节而达到治疗阳痿的目的。

壮阳固精操

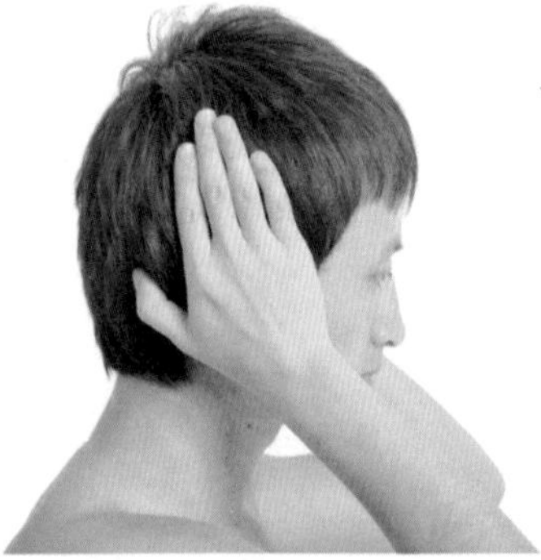

1 摩擦双耳：早晨起床后，用双掌在双侧对耳部轻轻环形摩擦，或点压揉按，以局部微胀痛有热感为度。

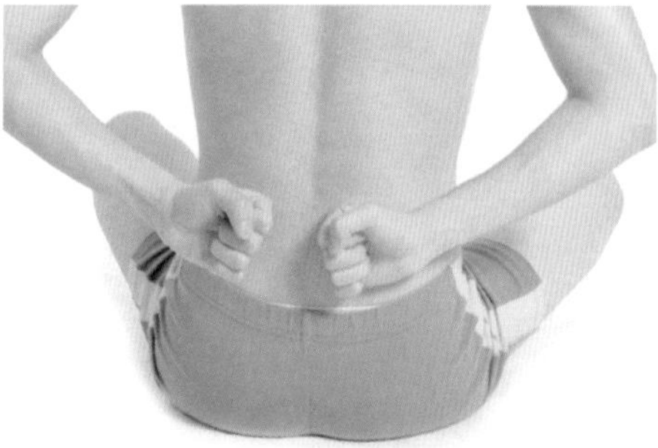

2 摩擦腰部：双掌放于同侧腰部，从上向下往返摩擦30～50次，以腰部微热为度。也可双手握拳，用双手背平面交替击打腰部80～100次，力度适中。

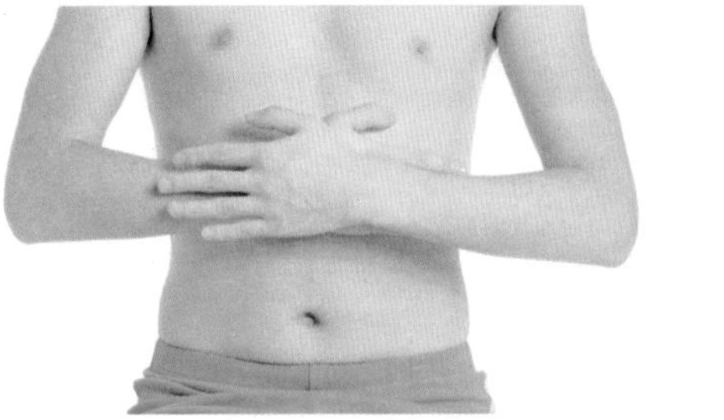

3 摩擦腹部：两手掌沿腹壁由剑突部向耻骨联合部推动，由浅到深，由轻到重，循序渐进，每次80～100下。

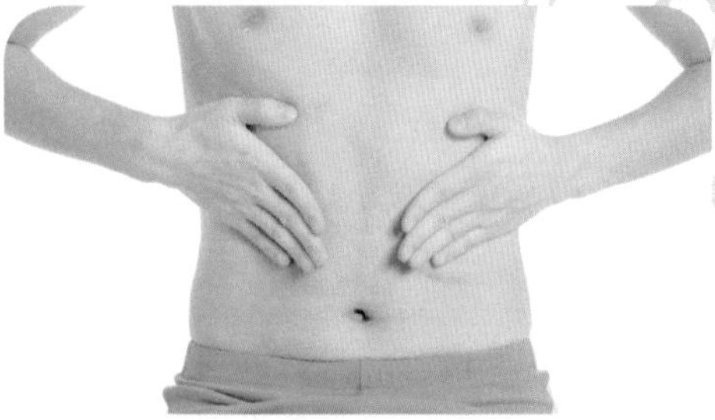

4 推肋部：坐于椅子上或床上，两腿自然下垂，两手掌由两胁部向脐部推动80～100下。

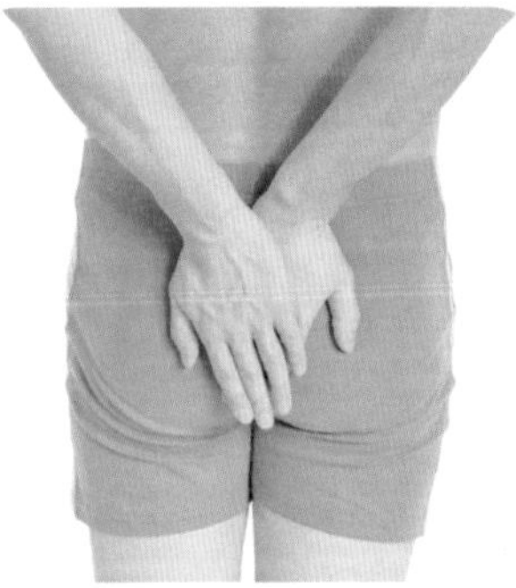

5 摩擦尾闾：双手掌同时或交替在尾骶骨部位摩擦，手法要深透，以深层微热为度，每次80～100下。

温馨提示

此壮阳固精操简单易学，有调和阴阳、疏通气血、健肾固精之效。

摩穴转腰操

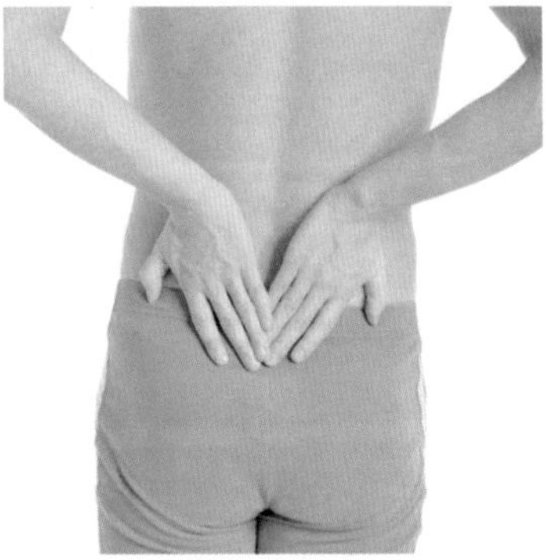

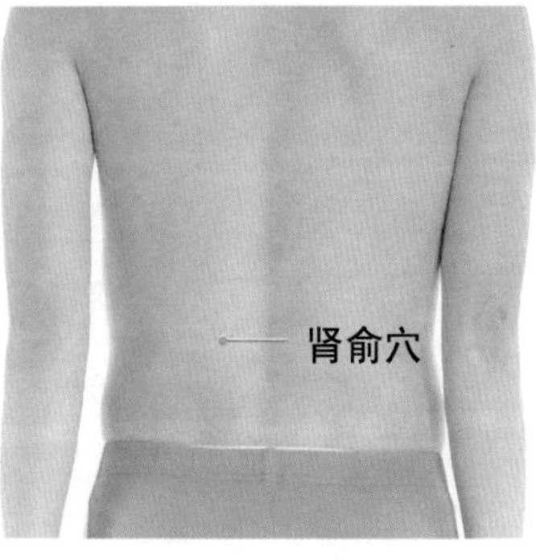

1 取站立位，两手掌根在肾俞穴处做环形按摩30次，以肾区皮肤发热为度。然后左右转动腰部。用中指指腹点按阴囊与肛门之间的会阴穴30～50下，使之有酸胀感，早晚各1次。

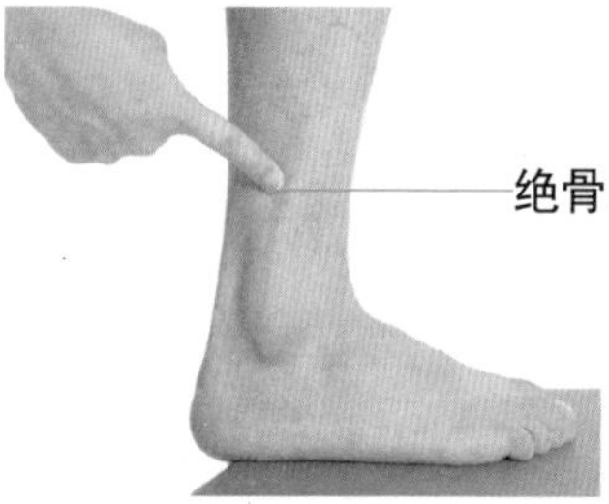

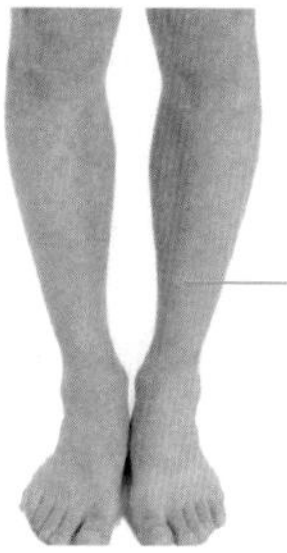

2 用示指指腹点按、叩击绝骨穴和三阴交穴，每穴5分钟，每日2次。

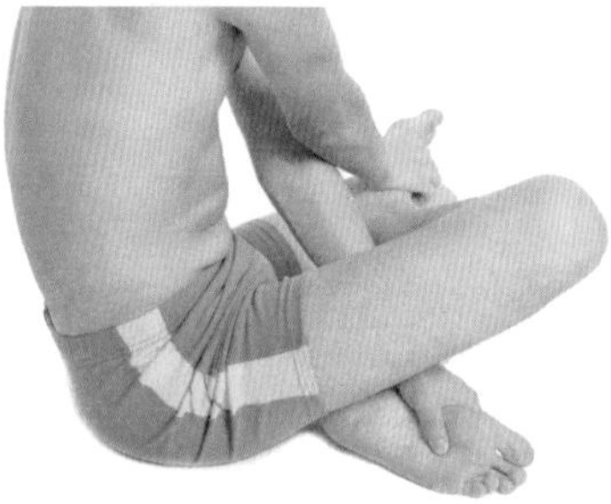

3 盘膝坐下，以左手按摩右足心涌泉穴80～100次，以右手按摩左足心涌泉穴80～100次，若每晚热水足浴后按摩疗效更为理想。

温馨提示

此穴位按摩操可以疏通经络，补肾助阳，可增强性欲，提高精力。需要注意的是手法宜轻柔，不宜用力过猛，否则疗效不佳（若有疼痛出现，说明用力过重，须调整手法力度）。

不可忽视的日常保健

（1）阳痿患者的饮食调配应遵循温肾补胃、益精壮阳的原则。日常饮食中，宜多用一些如虾、蛤蚧、鳗鱼、甲鱼、海马、鹿肉、鹿鞭、鹿肾、狗肉、羊肉、鹌鹑、麻雀、蚕蛾、山药、黑木耳、菠菜、韭菜、葱、蒜、茴香、芹菜等食物；蜂蜜、豆、芝麻、莲子、核桃、葡萄干、大枣、桑葚、白果、龙眼肉、荔枝等干鲜果类食物也可以常食用。勿食动物性脂肪、油炸食物、糖或垃圾食物。须戒酒限酒。

（2）放松心情。对某些男性而言，恐惧失败是一股无法抵挡的压力，会使体内充斥去甲肾上腺素，而这种物质对于勃起非常有害。因此要放松心情，让自己的副交感神经系统主宰。经由此神经系统传导的讯息，将引导阴茎的动脉扩张，流入更多血液，促进血液循环。

（3）谨慎用药。使用抗高血压药及镇静剂是常见的阳痿原因。其他一些有害的药物还包括可卡因、大麻、鸦片、海洛因、吗啡、安非他命及巴比特盐。由药物引发的阳痿，最常见于年过50岁的男性。

月经失调

有氧操巧治月经失调

月经失调，是泛指各种原因引起的月经改变，包括初潮年龄的提前、延后，周期、经期与经量的变化，是妇女病最常见的症状之一。引起月经失调的原因主要有神经内分泌功能失调以及器质病变或药物两大类。除此之外，不良的生活习惯，也可能是导致月经失调的罪魁祸首。如长期的心情压抑、贪凉、便秘、吸烟、经常受电磁波的辐射等等。

适当参加体育运动，尤其是有氧运动，有助于调节经期情绪，减少烦躁不安等不良心理，并可以调节神经系统功能，从而改善全身的机能状态，适应经期身体各机能的变化过程。适当的体育活动，还能改善盆腔的血液循环，促使经血排出通畅，对月经不调的女性来说，会起到缓解症状和治疗的作用。

骨盆体操

取仰卧位，两手自然放于体侧，膝盖弯曲立起。腰部用力上挺，并深吸一口气，停顿5秒左右，再呼出气，腰部放回地面，恢复平躺的姿势。重复上述动作8～10次。

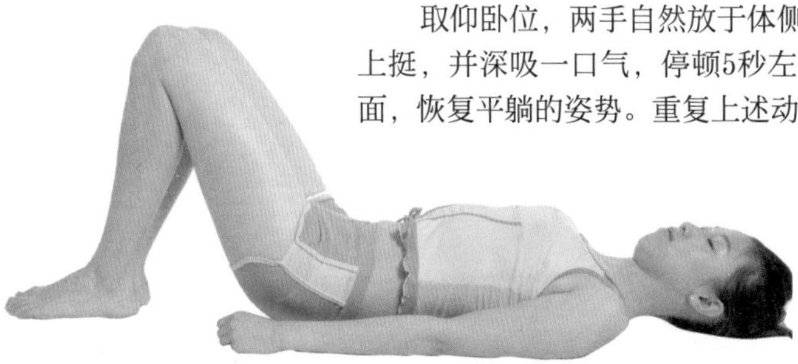

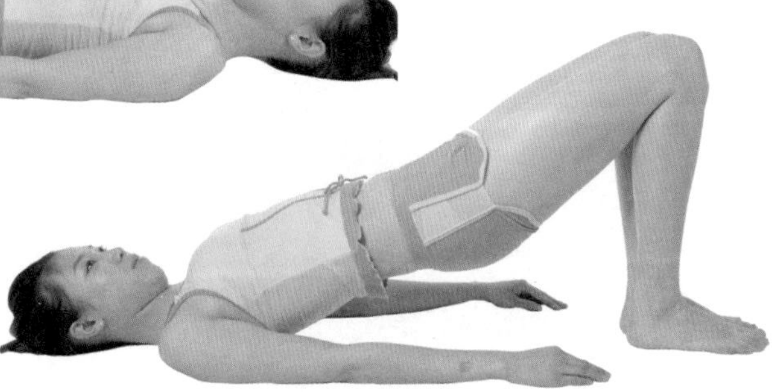

抬肩探膝操

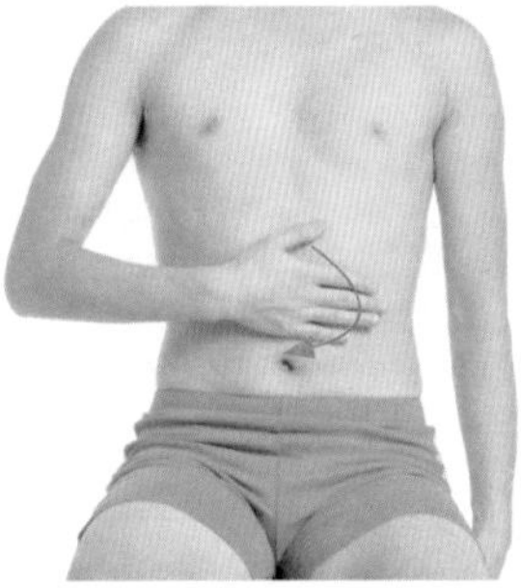

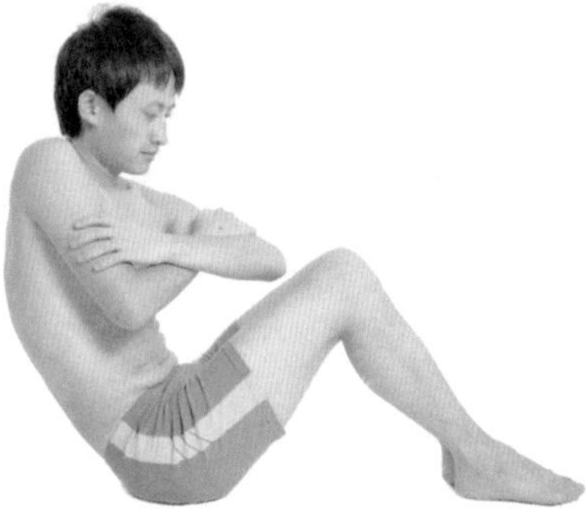

1 取坐位，右掌心紧贴腹部，绕脐沿顺时针方向按摩，一呼一吸宜尽量延长。同时摒弃杂念，意守丹田。持续3分钟左右。

温馨提示

此操可以调整经期。

2 取仰卧位，两腿膝部弯曲，双脚平放，双臂交错环抱于胸前。抬起左肩，左臂尽量探向右膝，双脚不要抬起。保持这个姿势5秒钟左右。复原，放松，接着抬起右肩，右臂尽量探向左膝。保持这个姿势5秒钟左右。缓慢又有节奏地重复练习。

蝗虫跷腿操

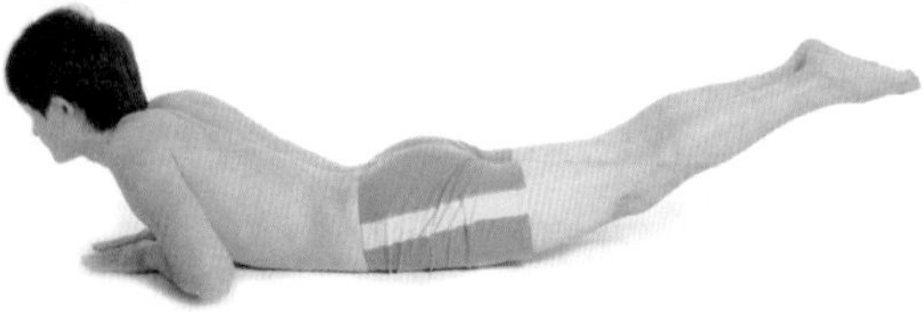

身体俯卧，双肘弯曲，双手贴在胸部下方的床铺上。上身抬起，双脚并拢尽量抬高，缓慢进行3次腹式呼吸。每天可做5～10次。

温馨提示

这一动作，能刺激与子宫、卵巢有关的神经，对月经紊乱及妇女贫血者有一定的疗效。

腹部按揉操

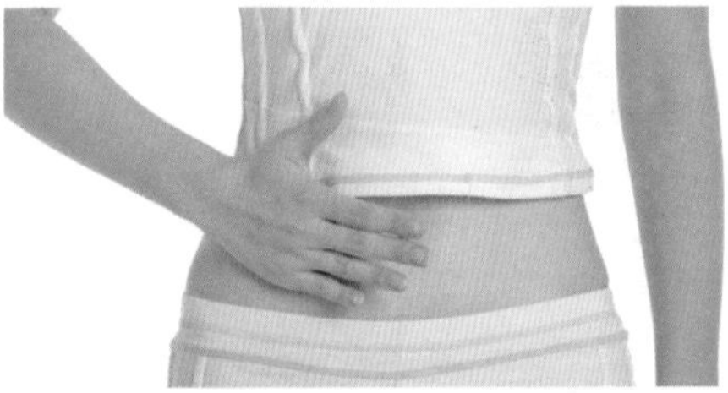

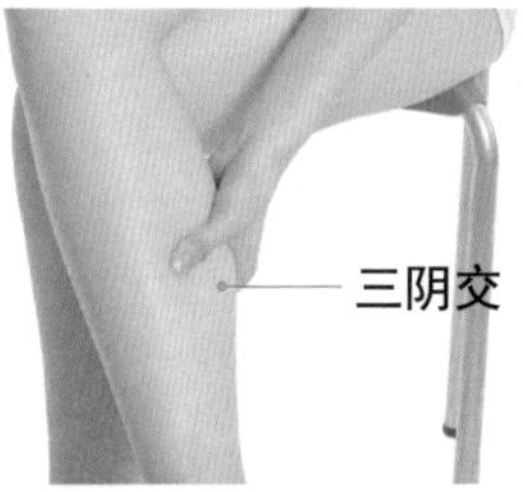

1 取仰卧位，用右掌鱼际揉按腹部的气海穴约1分钟。

2 用右手拇指指腹螺纹面依次按揉两侧下肢的三阴交穴，每穴按揉1分钟。

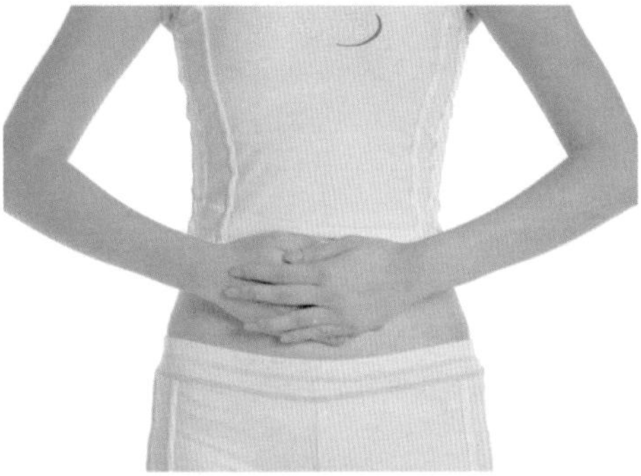

3 用手掌按揉腹部约1分钟。

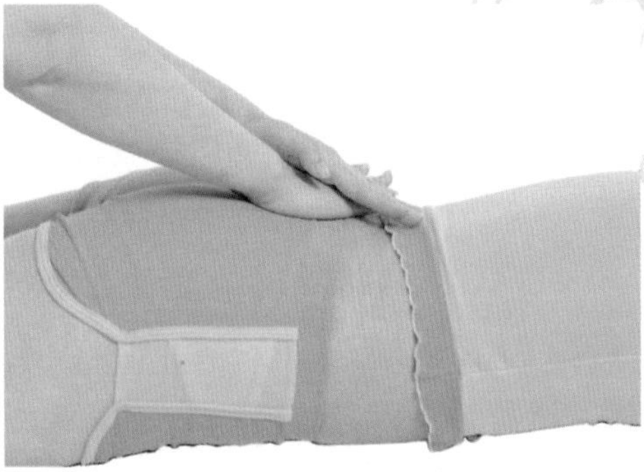

4 取俯卧位，两手手掌放于腰骶部，上下反复按摩2分钟。

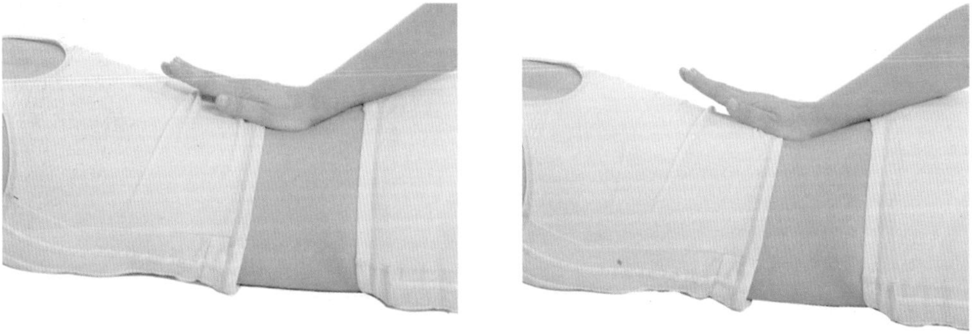

5 用掌根依次按揉肾俞、命门、八髎等穴各1～3分钟。

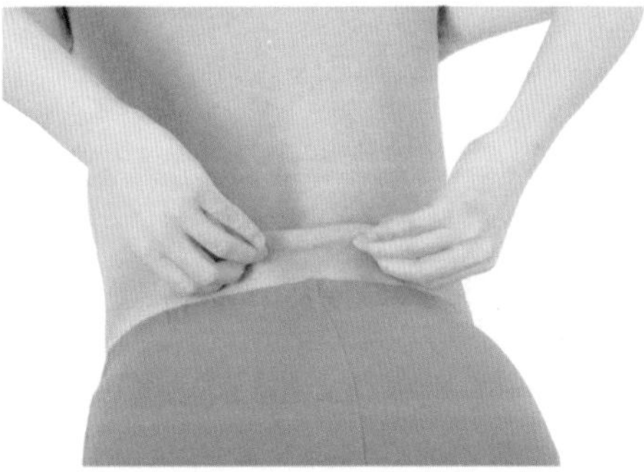

6 用双手五指同时提拿两侧肾俞穴各3次。

温馨提示

此按摩操可以防治月经不调，按摩如在经期前后进行，效果尤佳。

不可忽视的日常保健

（1）宜多食牛奶、猪肝、鸡蛋、豆浆、猪肉、菠菜等营养丰富的食物。在月经来潮的前几天应选择能补气、疏肝、调节不良情绪的食品，如卷心菜、猪瘦肉、芹菜、粳米、淮山药、胡萝卜、白萝卜、蘑菇等。

（2）在月经期间不宜生冷食物。月经时常早来的人，应少吃肉，少吃葱、洋葱、青椒。若月经总是迟来，宜少吃冷食多吃肉。

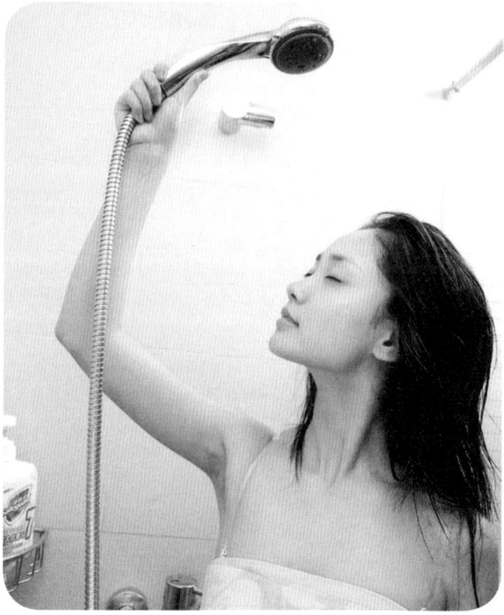

（3）注意气候及环境变化，适当增减衣物，不要过热或过凉。经期要防寒避湿，避免淋雨、涉水、游泳等。

（4）保持精神愉快。月经期间，要保持心情舒畅，避免精神刺激和情绪波动，以免损伤肝脾，或七情过度，五志化火，损及冲任而导致月经疾病。

（5）注意卫生，预防感染。注意外生殖器的卫生清洁。

痛 经

健身操有时候比什么药都灵

凡在行经前后或在行经期间出现腹痛、腰酸、下腹坠胀和其他不适，影响生活和工作的称为痛经。引起经行腹痛的原因较为复杂，通常分为两大类，即原发性痛经和继发性痛经。原发性痛经是指生殖器无器质性病变，随着月经期变化而产生的腹痛。一般多见于月经初潮6～12个月内，一般在婚后或一次足月产后痛经症状会明显好转。继发性痛经是指生殖器器质性病变，如子宫肌腺症、子宫内膜息肉、宫腔感染、宫颈粘连狭窄、盆腔炎症充血等引起的痛经。继发性病经一般多发生于月经初潮2年后，有些妇女放置宫内节育器后也会继发痛经。有不少白领女士痛经现象比较重，很可能与精神紧张、压力过大、工作繁忙等因素有关。

在经期到来的前3天，女性朋友可根据自己的情况来决定运动形式，以较为轻柔、舒缓、放松，拉伸的运动为主，如冥想型瑜伽、初级的形体操，或只是在家做一些简单的伸展动作。

不过要注意的是，不要尝试太过剧烈、刺激的运动，如俯卧撑、仰卧起坐、跳远、打球、登山等，以免造成子宫收缩过快，痛经更加严重。运动时间也不要太长，以不超过30分钟为原则。

舒缓痛经腰部操

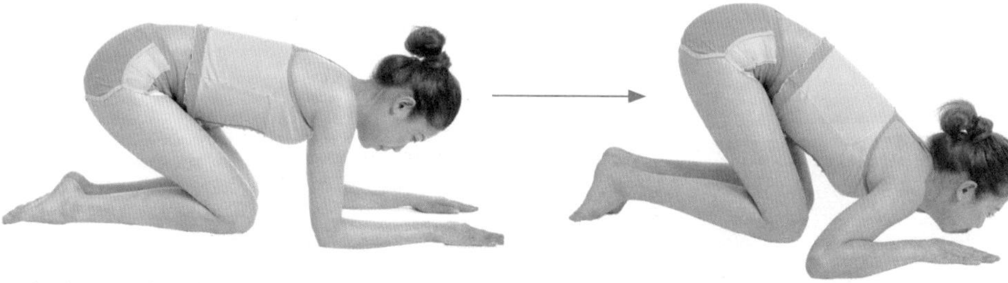

1 跪于床上，向前弯腰，前臂弯曲贴于床上，胸部尽量向下压床，臀部拱起，并缓缓向前移动，当移到最大限度时，再往回移动。如此反复10～15次。

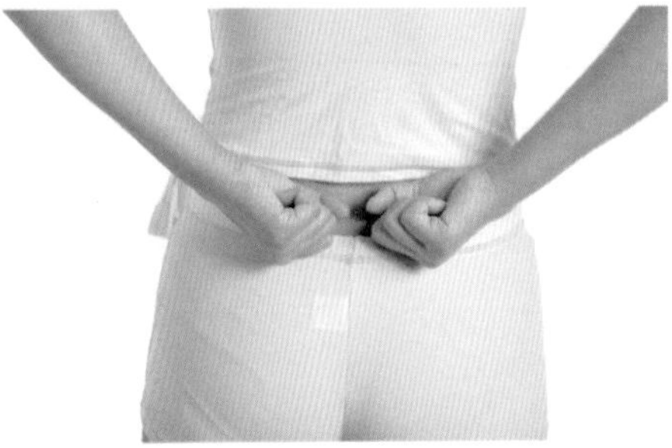

2取站立位，两脚分开，与肩同宽，两手握拳轻轻捶打腰骶部。连续20～30次。

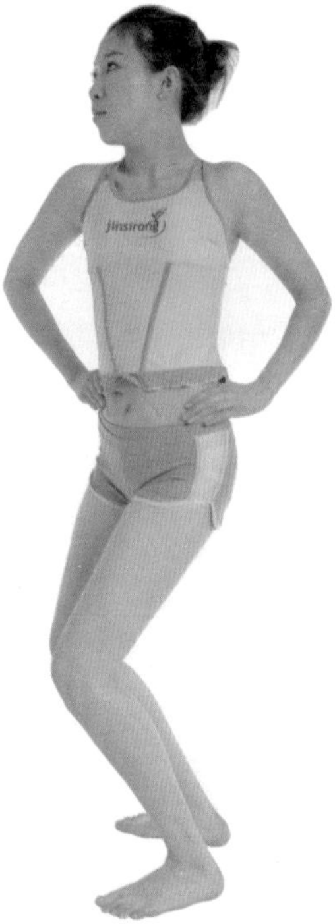

3取站立位，两脚分开，与同肩宽，两手叉腰，两膝微微弯曲，腰胯放松，腰臀部自左向右扭转。连续扭转20～30次。

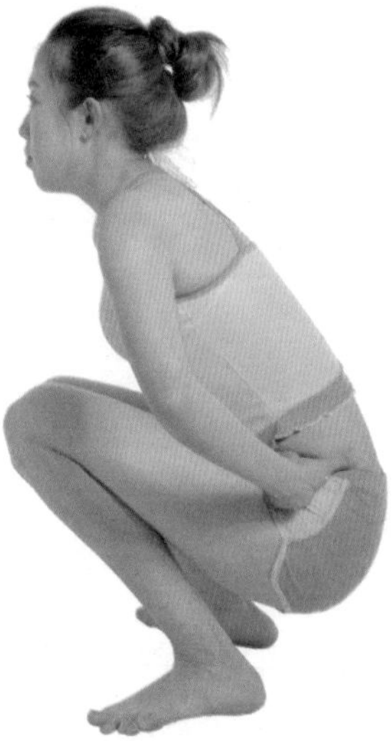

4取站立位，两手叉腰，慢慢两腿下蹲，下蹲时全身放松，站立时肛门和阴道收缩。连续15～20次。

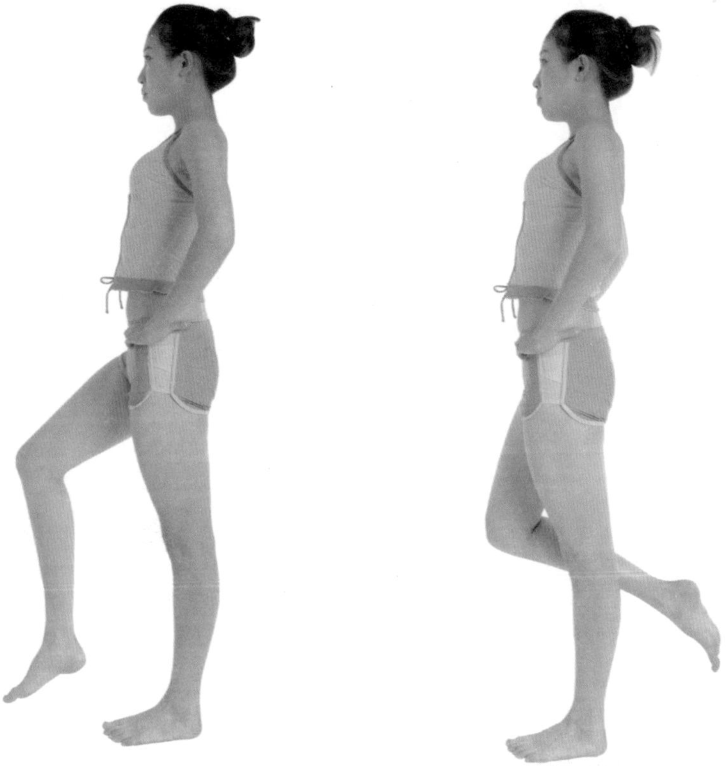

5 取站立位，两手叉腰，提起右脚，前后摆动10～15次，换左脚摆动10～15次，摆动的幅度先小后大，速度先慢后快。

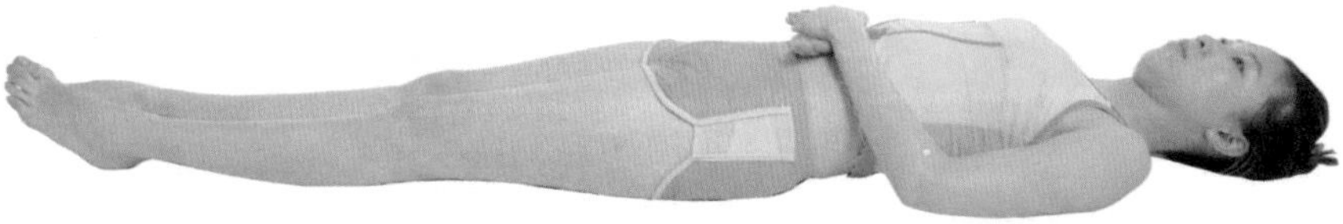

6 仰卧于床，两手搓热后平放于小腹部轻轻按摩，先上下按摩，再左右按摩，最后转圈按摩，直到局部发红发热为止。

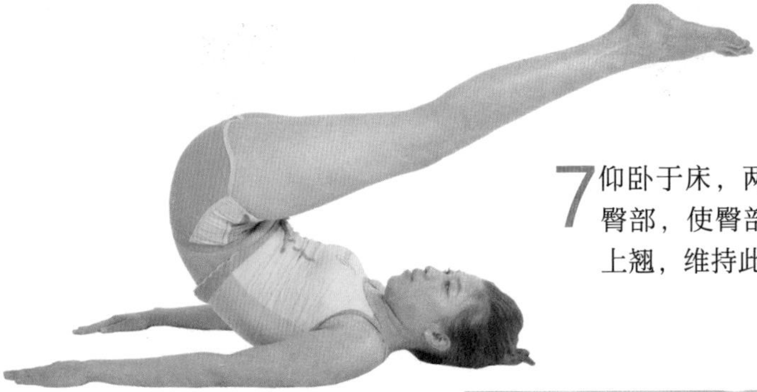

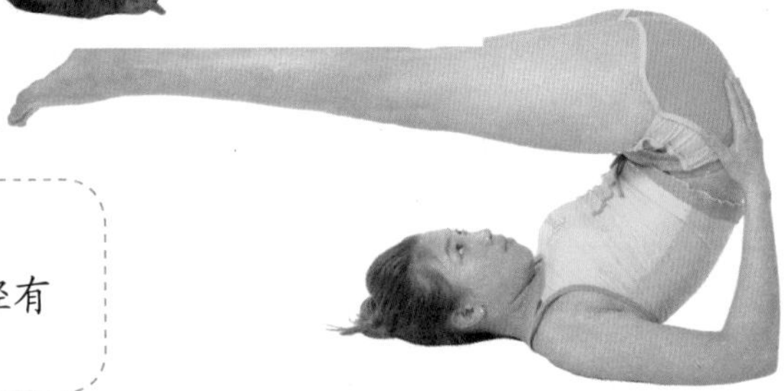

7 仰卧于床，两腿伸直抬起，两手托住臀部，使臀部尽量抬高，两腿尽量向上翘，维持此姿势1～2分钟。

温馨提示

此腰部运动对于防治痛经有非常好的效果。

青蛙暖身操

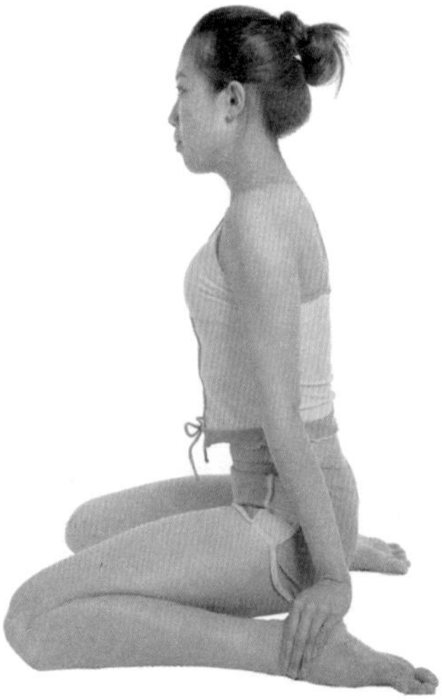

1 跪坐，两腿张开。脚跟接近臀部的外侧，膝盖分开，超过身体宽度，挺直上半身，保持5～10秒。

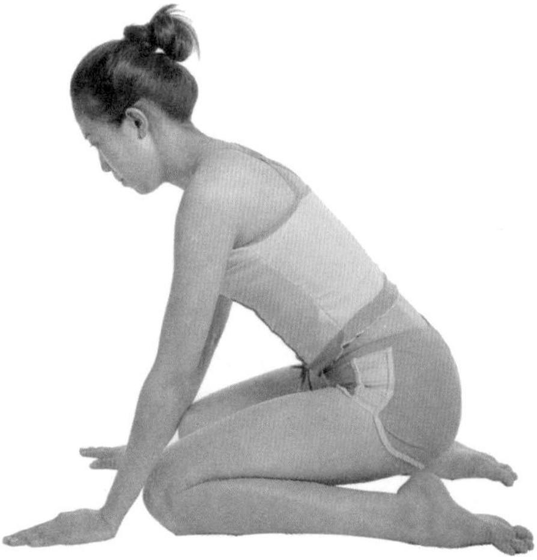

2 手掌着地，维持此姿势10～15秒。

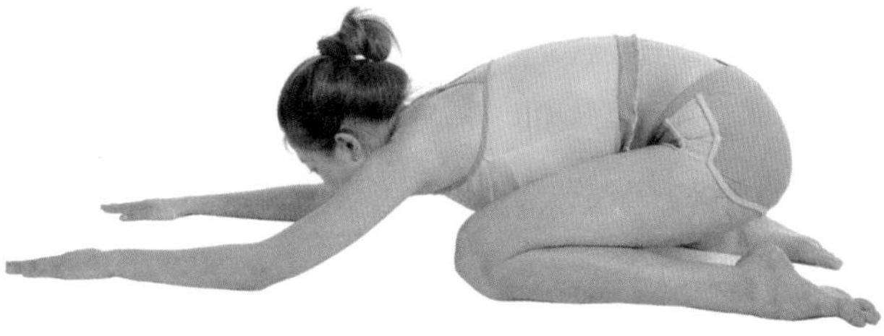

3 双腿与臀部不动，双手贴地，背部挺直，并尽量向前倾，直到肘与胸部贴到地面。下巴前推，停留10～15秒。

4 慢慢收回双手，还原到跪坐两腿张开的姿势。重复3次。

温馨提示

此操通过运动大腿内侧的肌肉与筋骨，可刺激会阴部淋巴系统，促进子宫血液循环，调整机能，舒缓经痛。练习此操时，注意腰部与胸部尽量靠近地面，如果一开始胸部无法碰到地面，也不要过于勉强，只要尽量张开双腿让身体向前倾即可。

舒缓痛经伸展操

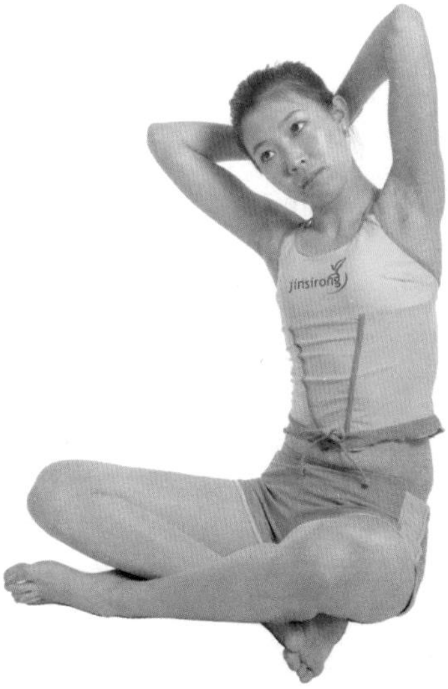

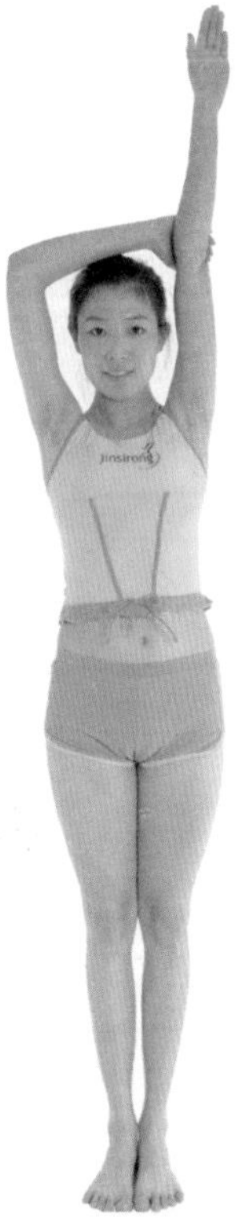

1 颈部伸展：站立或坐立都可以，双手置于体后，右手扣住左手。颈部偏向右侧，伸展左侧颈部，保持5～10秒后还原；颈部偏向左侧，左右两侧交替5～10次。

2 体侧伸展：取站立位，手臂上举过头顶。右手拉住左手肘，保持5～10秒后还原；换左手拉住右手肘，左右两侧交替做5～10次。

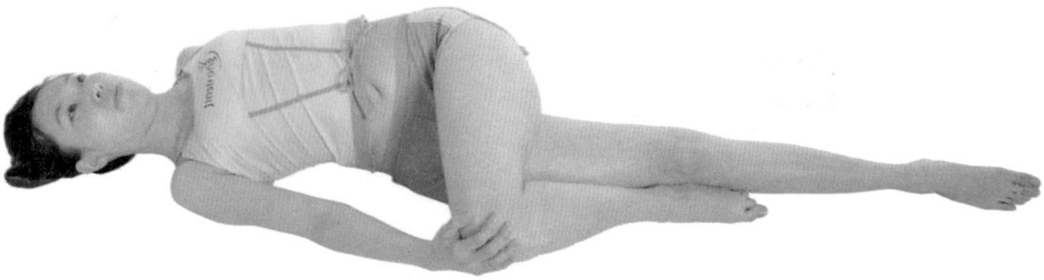

3 腿侧伸展：取仰卧位，两手置于体侧，左膝弯曲成90°，横置于右腿外侧。右手扣住左膝外侧向右上方伸展，左肩保持平贴地面，停留5～10秒，换另一边重复此动作，反复5～10次。

4 背部伸展：取坐位，背部挺直，左手紧靠右膝，身体转至右后方，保持5～10秒后还原；换右手紧靠左膝，左右两侧交替做5～10次。

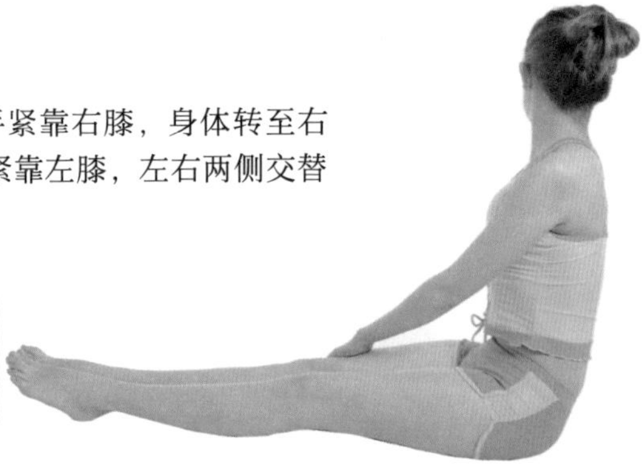

温馨提示

这套伸展操对于防治痛经有非常好的效果。

舒缓痛经腿部操

1 取俯卧位，两手自然放于体侧。左腿下肢后伸抬起，保持5秒，放下；右腿下肢后伸抬起，放下，左右交替进行20～30次。连续10～20次。

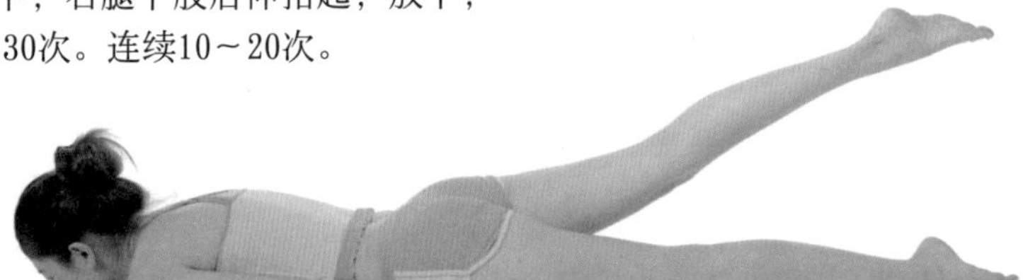

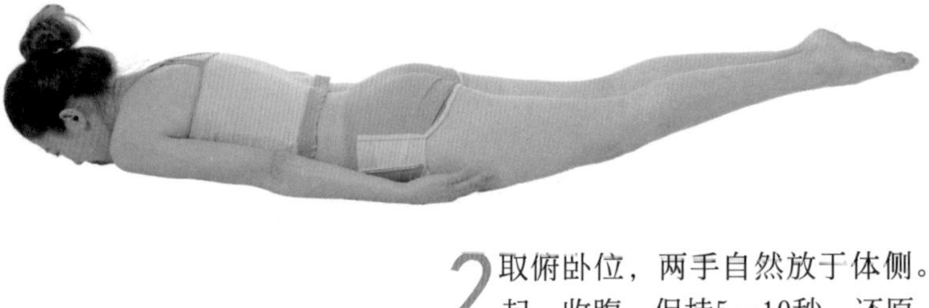

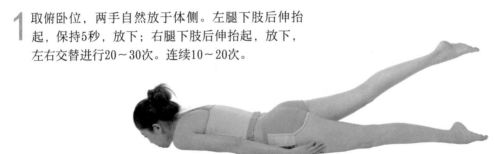

2 取俯卧位，两手自然放于体侧。两腿同时伸直，抬起，收腹，保持5～10秒，还原，连续10～20次。

3 仰卧位法，两手自然放于体侧。两腿交替做如蹬自行车样的动作，左右脚交替踩一圈算1次，做10～20次。稍稍休息，再伸直右腿，抬起约45度，并外展20度左右，然后以髋为轴，做右腿环绕运动，环绕幅度由小到大，达到最大限度，做10～50次，换左腿，再做10～50次。

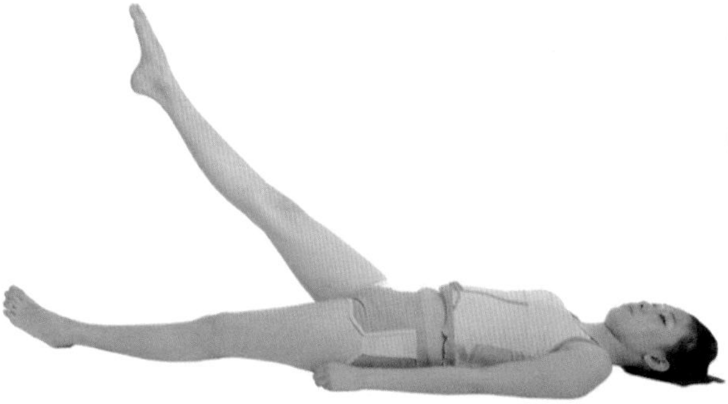

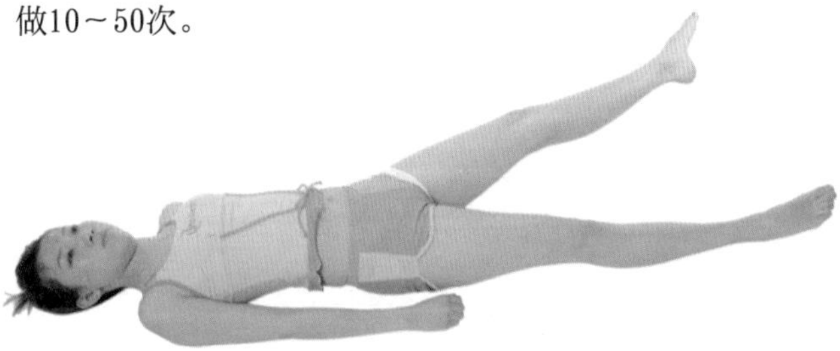

温馨提示

这套腿部操能促进人体血液循环，调整机能，对于防治痛经有非常好的效果。

不可忽视的日常保健

（1）痛经患者在月经来潮之前，饮食应清淡，吃易于消化和吸收的食物。除食米面类主食外，副食宜多吃蔬菜。对于痛经患者，可通过食用含镁丰富的食物来减轻痛经。还应摄取足够的钙质以避免由于血钙偏低而引起子宫收缩剧烈，甚至痉挛导致痛经。含钙多的食物，如牛、羊、鸡肉、带鱼、鳗鱼、章鱼、鳝鱼等。酒类温阳通脉、行气散寒，适当喝些米酒、曲酒或酒酿等，可起到散瘀缓痛的作用，对防治痛经有利。

（2）痛经患者不要食生冷食物，如西瓜、香蕉、山竹、绿豆等；不要食用刺激性食物，如辣椒、蒜、咖啡、烈性酒等；不可食过酸食品，如酸白菜、糖醋白菜、酸梅等，因其不利于经血排出；不宜食肥腻厚味、寒凉凝滞之物，如肥肉、鳖等。

（3）痛经患者要避免寒凉注意保暖，尤其是月经前后应绝对避免接触寒凉，如用冷水洗衣、洗菜、洗脸、洗脚，这些都是不可取的。

子宫脱垂

运动有助于“托起”子宫

子宫脱垂是指子宫从正常位置沿阴道下降，甚至子宫全部脱出于阴道口外。本病为女性常见病之一。子宫脱垂常合并有阴道前壁和后壁膨出。轻者可有腰骶疼痛或下坠或走路负重等症状，休息后减轻，重者阴部有物脱出，行走时加重，休息后可缩小，用手可还纳，甚者则不能还纳。出现白带增多，有时呈脓样或带血，有的发生月经紊乱，经血过多。

导致子宫脱垂的原因有很多：产伤是首要原因，比如分娩时间过长、难产，容易损伤盆底肌肉和韧带；月子里过早下床做家务，或者过早进行负重劳动等，都可使腹压增加，促使子宫脱垂。停经也是子宫脱垂的一大诱因。绝经后由于雌激素水平不足，使具有激素依赖性的生殖器官和组织开始萎缩、退化，盆腔肌肉弹性下降，支持子宫的韧带松弛，结果使整个盆底组织变得软弱无力。未产妇发生子宫脱垂者，系因生殖器官支持组织发育不良所致。

运动锻炼对子宫脱垂的治疗作用，主要是改善全身无力状态，增强腹壁肌、膈肌和骨盆底的张力，增强子宫周围韧带的弹性韧性。其中锻炼腹壁及膈肌，对增强骨盆底肌起着重要作用。

盆腔运动操

1 取仰卧位，双腿并拢伸直，缓慢向上抬高至20～30厘米，再缓慢放下。每一个动作持续5～10秒，重复3～5次。

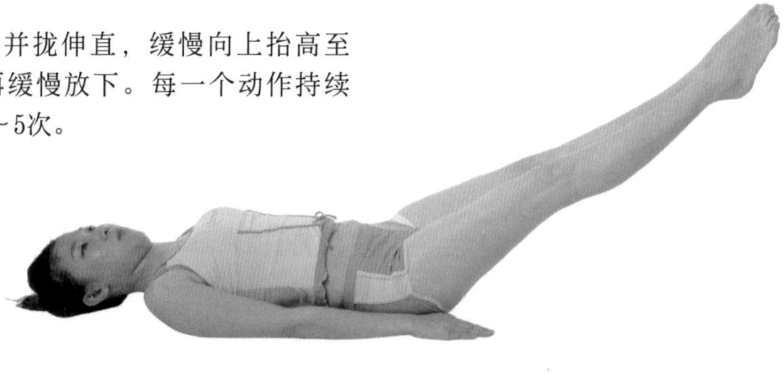

2 取仰卧位，抬起左臂，同时弯曲右侧髋部和膝关节，使右大腿尽量紧靠腹部，保持5～10秒后复原；再抬起右臂，同时弯曲左侧髋部和膝关节，进行相同的动作。如此重复3～5次后，恢复仰卧位。

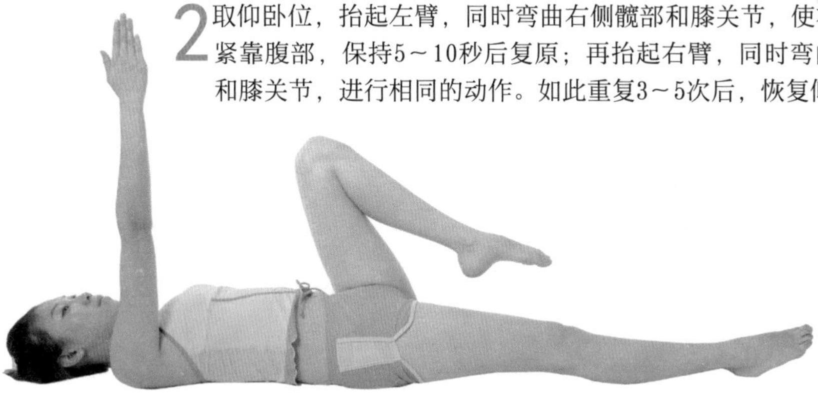

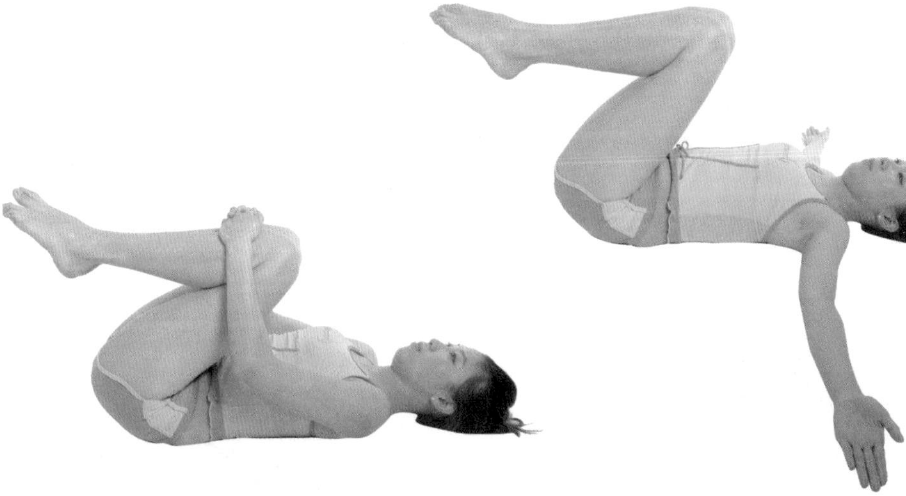

3 取仰卧位，两臂侧平举，手心向上，两膝弯曲，两腿缓慢抬起，使大腿逐渐靠近腹部，此时双臂抱膝压腹，臀部下方离开水平面，保持此姿势5～10秒。两手放开，两腿缓慢伸直，恢复到仰卧位。重复动作3～5次。

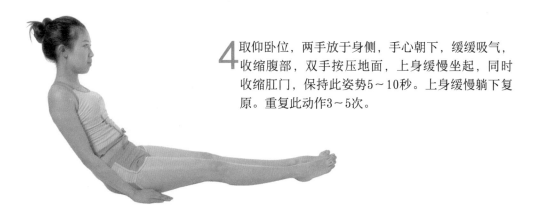

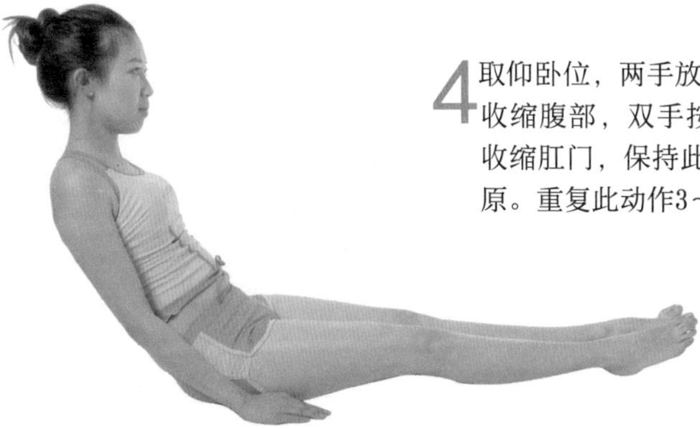

4 取仰卧位，两手放于身侧，手心朝下，缓缓吸气，收缩腹部，双手按压地面，上身缓慢坐起，同时收缩肛门，保持此姿势5～10秒。上身缓慢躺下复原。重复此动作3～5次。

5 取仰卧位，双膝缓慢弯曲，然后向侧外分开，尽力分开到最大程度，保持5～10秒。再向内闭合，缓慢恢复至仰卧位。重复此动作3～5次。

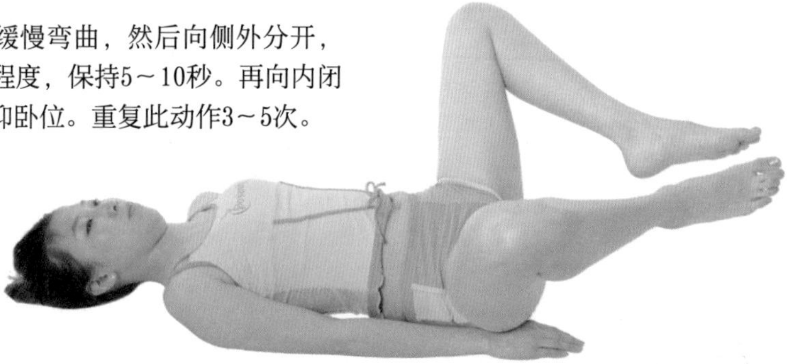

温馨提示

局部运动对女性的健康非常重要，尤其是对盆腔的适当活动，可以大大减轻子宫脱垂、盆腔炎、痛经等病痛，还可以帮助女性顺利分娩、分娩后的子宫复位和防止阴道松弛等。动作时要保持自然舒服的呼吸节奏。要量力而行，次数可以根据自身情况从3次开始逐渐增加。

按揉百会、膻中穴

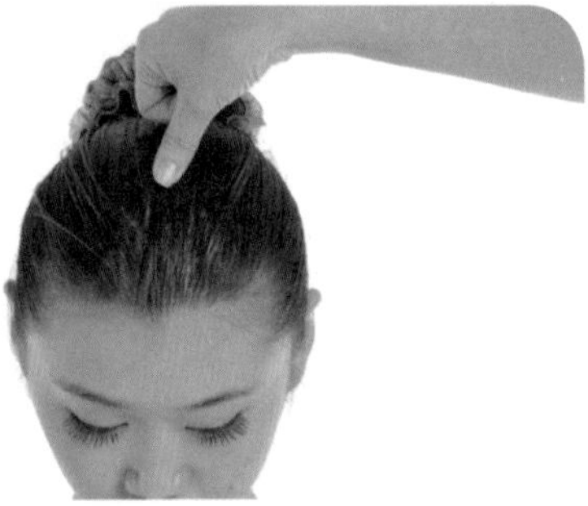

1 取坐位，按揉头顶百会穴3～5分钟。

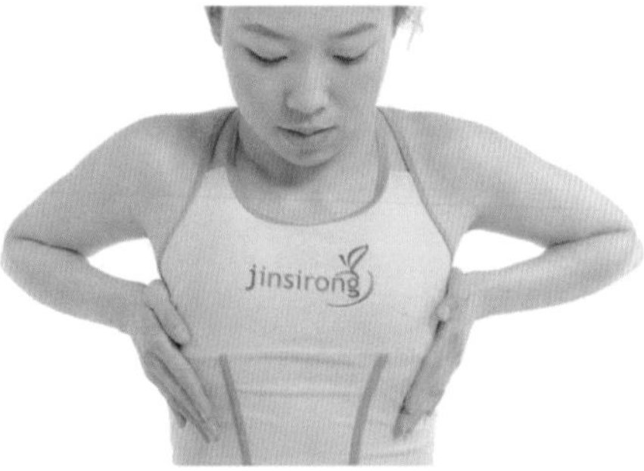

2 将两手掌放于双腋下肋处，由上向下擦。用力要均匀轻柔，以透热为度。

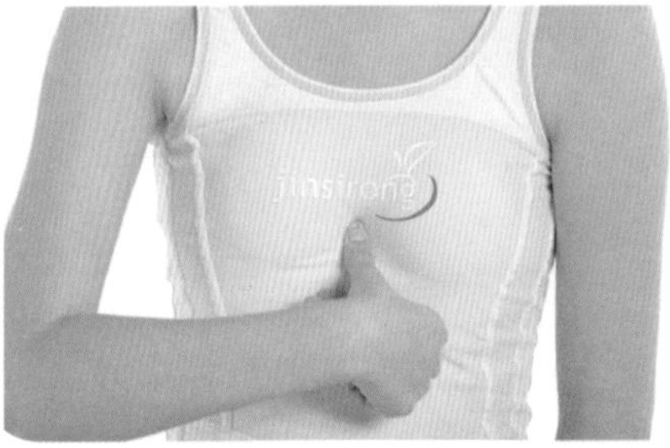

3 用拇指指腹按揉膻中穴，以有酸胀感为度。

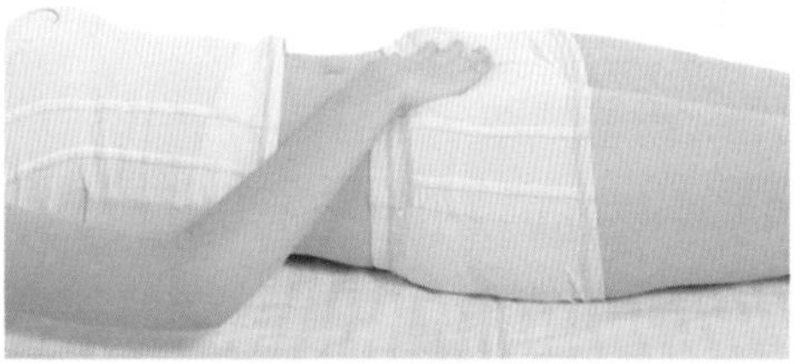

4 取仰卧位，用手掌沿顺时针方向按摩腹部30～50圈。

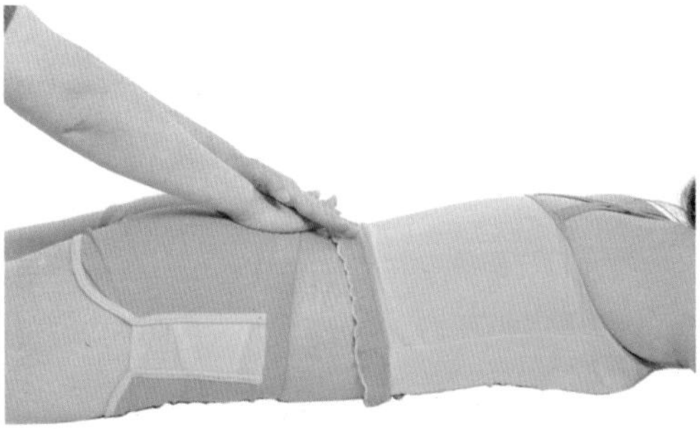

5 取俯卧位，用手掌根横擦腰骶部2～3分钟，以透热为度。

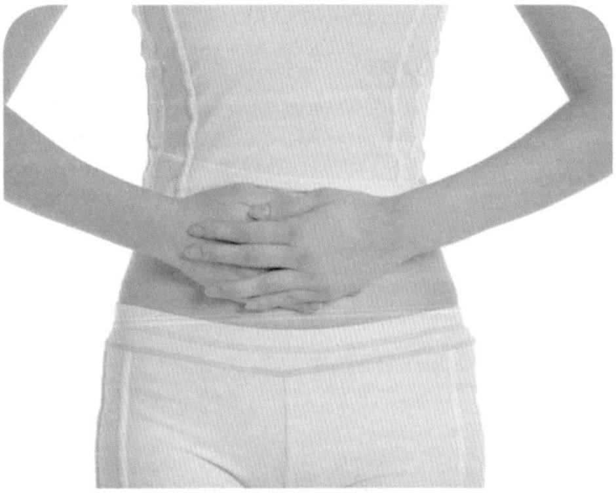

6 将两手掌重叠在小腹部，按揉脐下4寸中极穴、脐下3寸关元穴各2～3分钟。

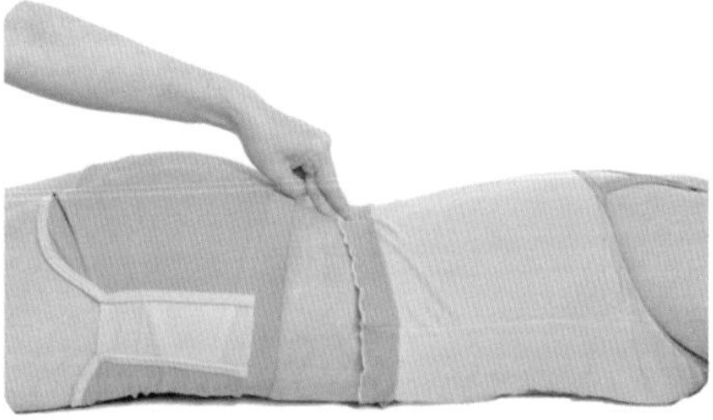

7 用拇指指腹按揉肾俞、命门穴各2分钟。

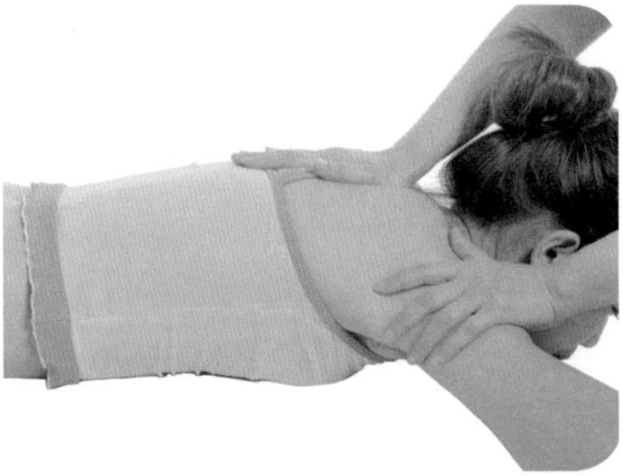

8 用手掌根沿颈椎向下，直擦背部督脉，以透热为度。

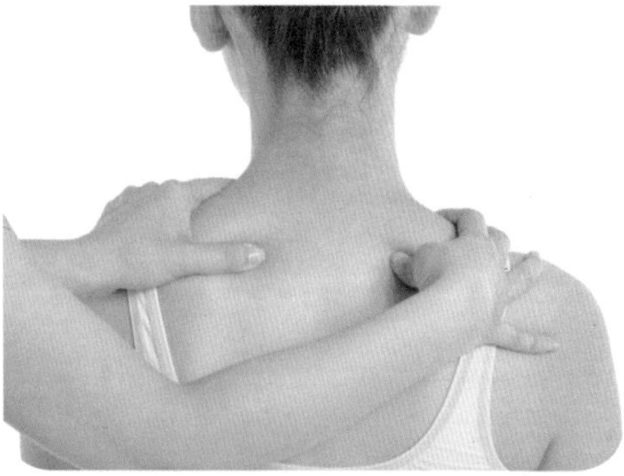

9 用手提拿双肩井穴30秒。以上动作如果自己做不到，可由家人代劳。

温馨提示

穴位按摩操对于防治子宫脱垂有不错的效果。

不可忽视的日常保健

（1）女性要注意产时和产褥期卫生。分娩时，要做到不过早和不过度用力下进；分娩后，应充分休息；经常改变卧姿；积极进行体操运动以锻炼骨盆底肌肉及腹壁肌肉；避免过早和过度操持家务与体力劳动。

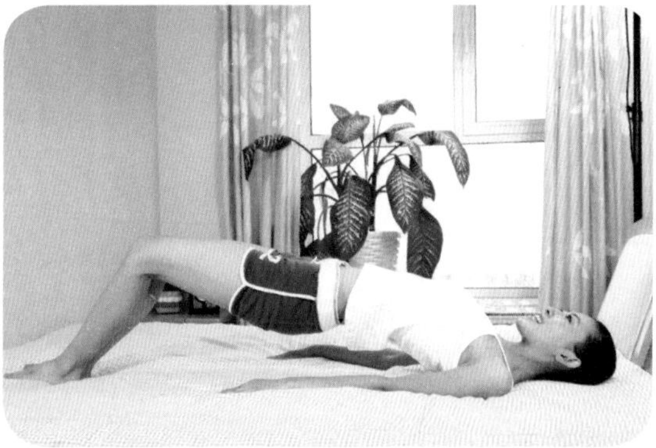

（2）卧床休息时，宜垫高臀部或脚部，抬高2块砖的高度。

（3）节制房事。放子宫托者，如托嵌顿，不能取出，则不能性交。可顺利取放者不妨碍性交，但要节制。

乳腺增生

多运动的乳房少增生

乳腺增生就是女性最常见的乳房疾病，其发病率占乳腺疾病的首位，约有70%～80%的女性都有不同程度的乳腺增生，多见于25～45岁的女性。近年来，随着生存环境的变化，乳腺增生发病率上升很快，年龄也越来越低龄化，此症已成为女性的主要杀手。

患者一侧或双侧乳房会同时或相继出现形状大小不等地硬结肿块，表面光滑，推之移动，生长缓慢，经前肿痛加重，经后减轻。而且，患者在情绪上会出现烦躁、易怒、恐惧等心理，生理上也会出现性欲淡漠、月经紊乱、体力下降、尿频等，在病理上多伴有妇科病，子宫内膜异位症等。对此未能全身综合标本兼治，久治未果就有转为乳腺癌的危险。

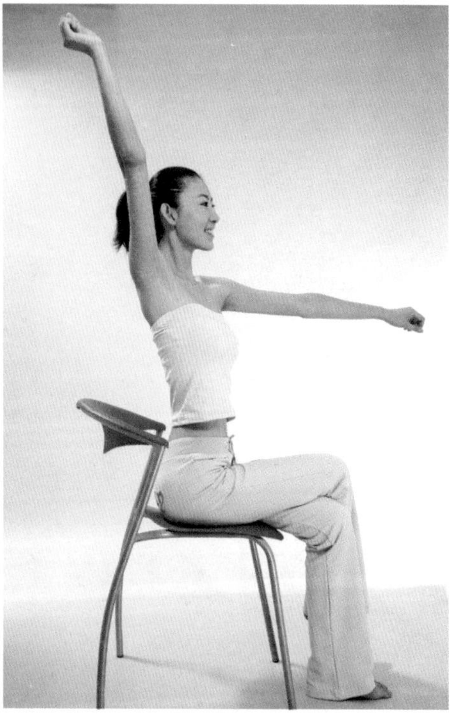

乳腺增生除了与内分泌激素失调外，精神因素也是造成乳腺增生的主要原因。还有一些患高血压、糖尿病的中年女性，也容易出现内分泌失调，雌激素、黄体酮水平和腺体结构出现一定程度的紊乱。

乳腺增生除了专业的治疗与饮食调理外，运动也是防治女性乳腺增生的一个不错的手段。有研究表明，每天运动一小时或更长的时间能使女性患乳腺癌的风险减少20%。

乳房推揉操

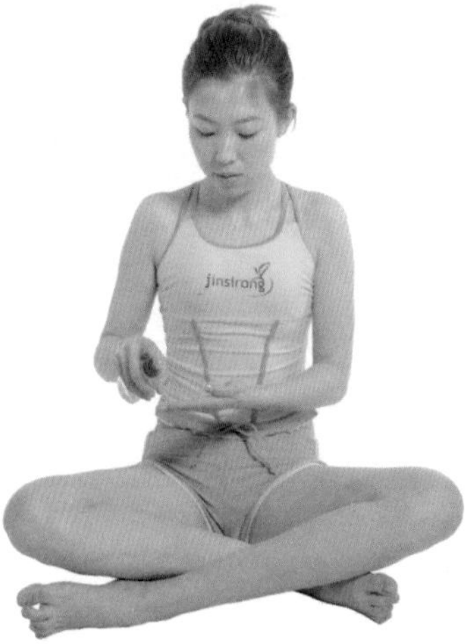

1 在手上倒少许按摩油，然后均匀地涂抹在胸部，或直接滴于胸部。对于油性肌肤，可用茶树、柠檬、佛手柑、尤加利、熏衣草、迷迭香、天竺葵、檀香木等按摩精油。对于混合性肌肤，可用依兰、茉莉、熏衣草精油。对于过敏性肌肤，可用橙花、玫瑰、甘菊、熏衣草、檀香木精油。

2 伸出两手掌，虎口张开，四指合拢为一边，大拇指一边，从两边胸部的外侧往里推20～30次。

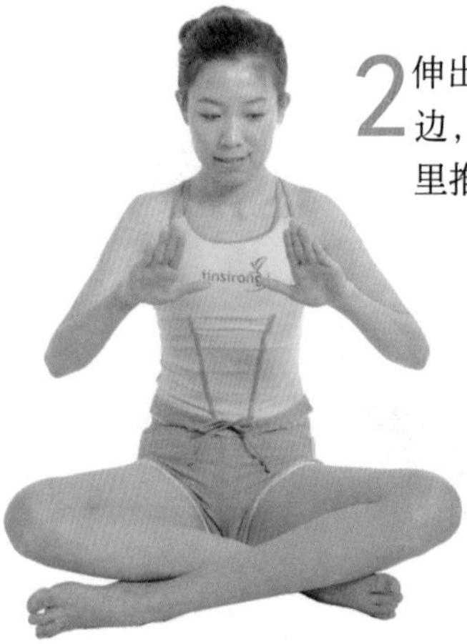

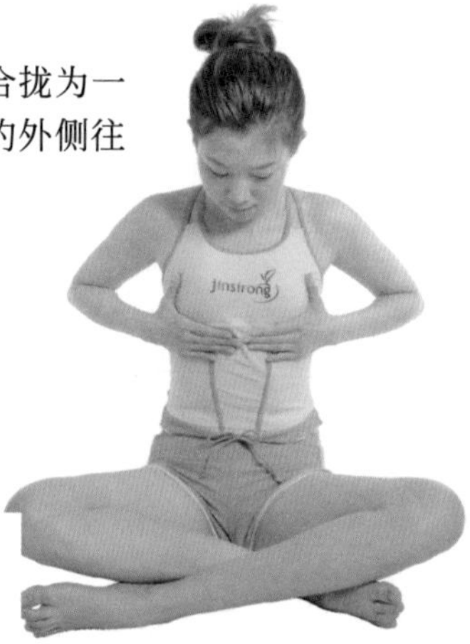

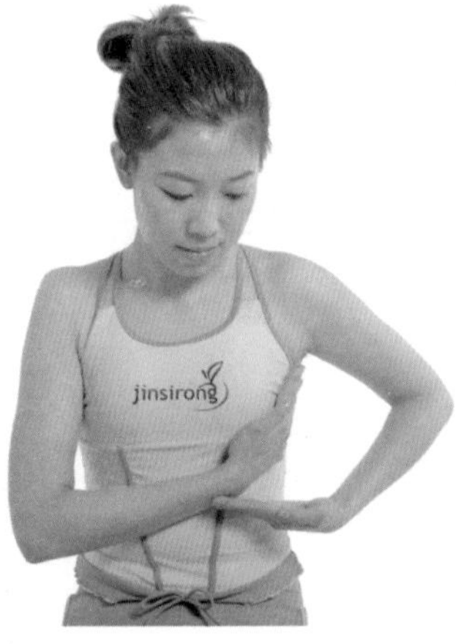

3 手掌保持同样的姿势，左手掌从外侧将左乳往中间推，推到中间后，右手从左乳下方将左乳往上推，一直推到锁骨处。就这样两只手交错推左乳20～30次。然后换右侧重复此动作。

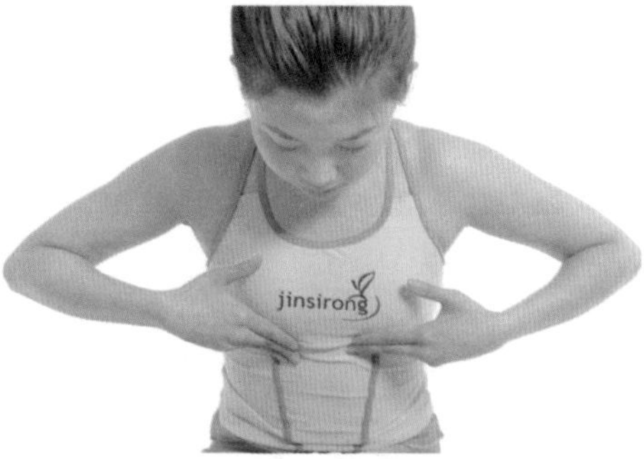

4 将两手五指稍分开，分别罩住同侧乳房。稍微弯一下腰，然后从乳房底部（不是下部）往乳头方向作提拉动作20～30次。

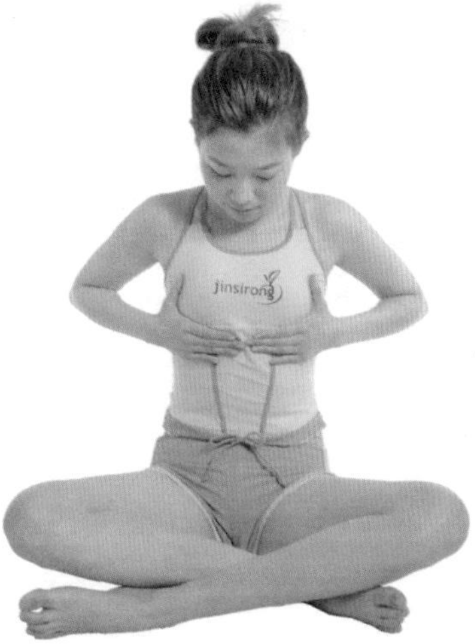

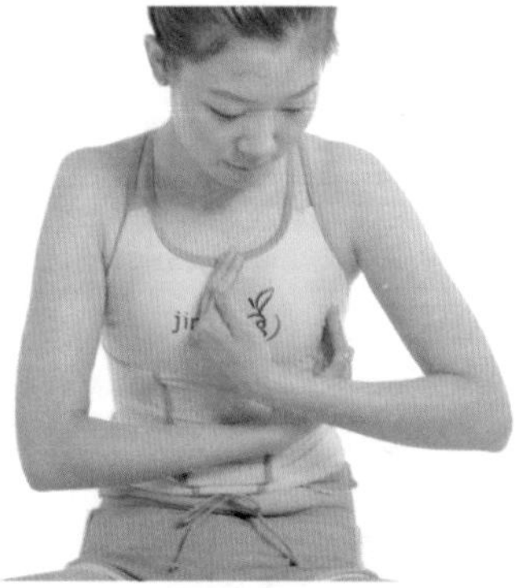

5 两手绕乳房进行圆形按摩，直到胸部精油都吸收完为止。

温馨提示

此乳房推揉操对于防治乳腺增生有不错的疗效。如果在按摩过程中感到按摩起来不是很滋润，即有涩的感觉时，可随时再加少量的按摩油。

举手甩手操

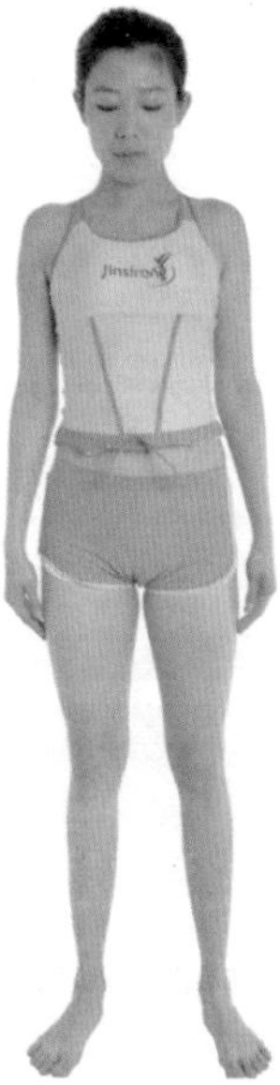

1 取站立位，两脚分开，与肩同宽，脚尖正对前方。

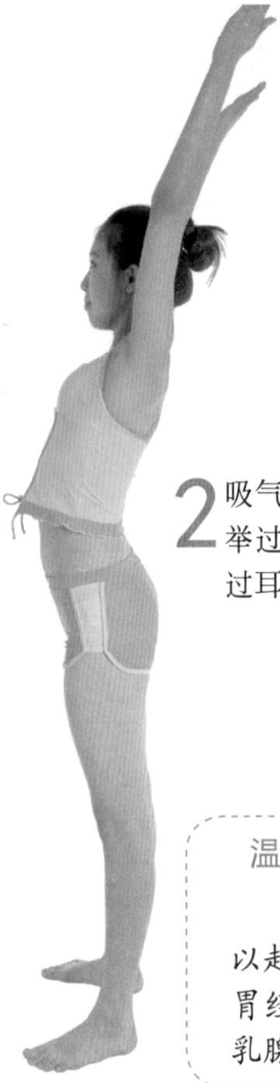

2 吸气，同时收腹提肛，两手从体侧高举过头，两臂伸直，尽量后伸，最好过耳部。

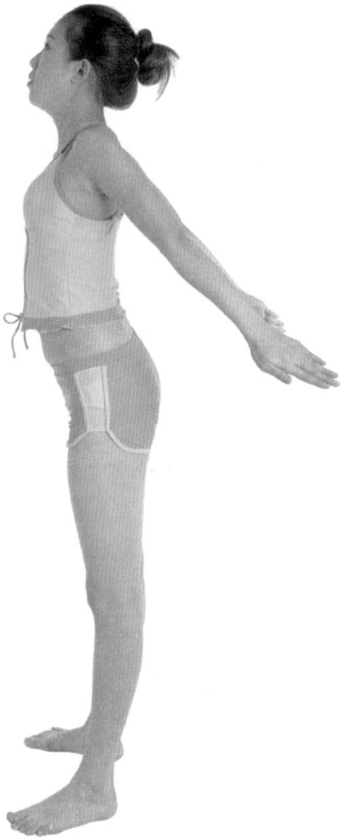

3 呼气，两手向身体两侧用力甩下，连续做50～60次。

温馨提示

每天坚持做这套健乳操，可以起到疏通足厥阴肝经和足阳明胃经气血的功能，从而达到预防乳腺增生等乳房疾病的作用。

乳房提拉操

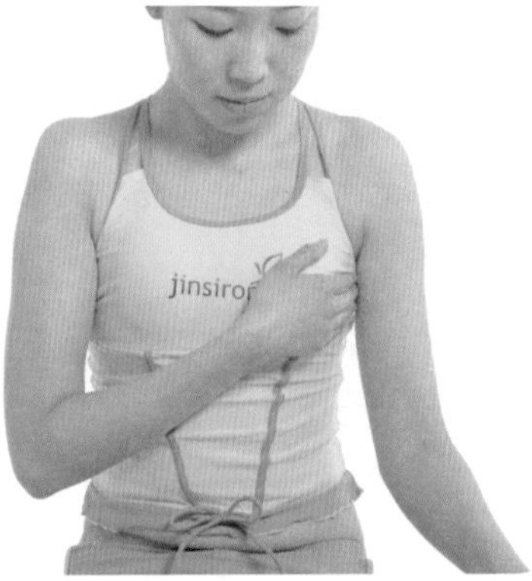

1 坐在床上或沙发上，五指并拢，握住患乳按揉1分钟。

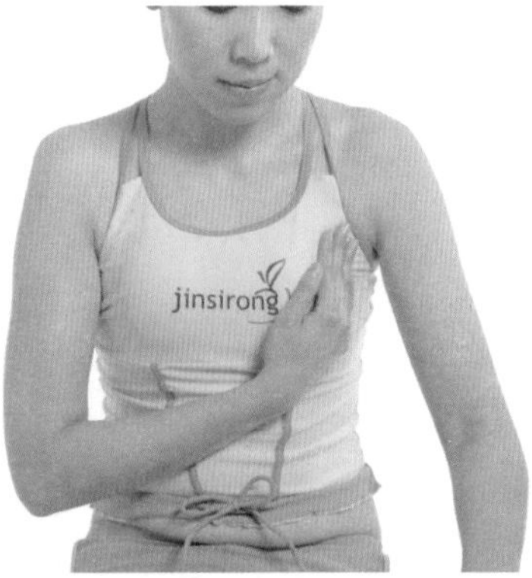

2 手掌紧贴乳房外侧，然后从外向内上方推揉1分钟。

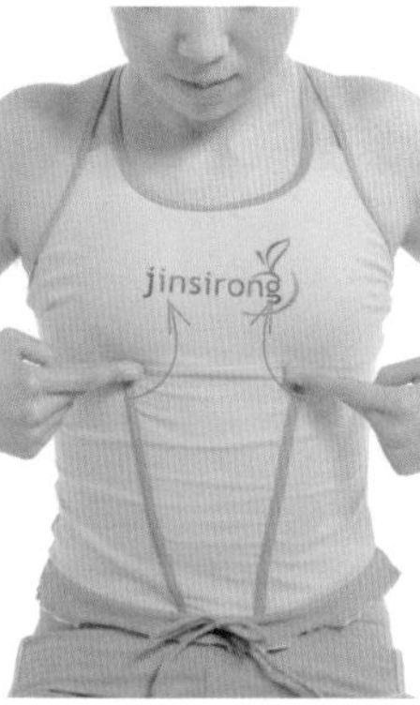

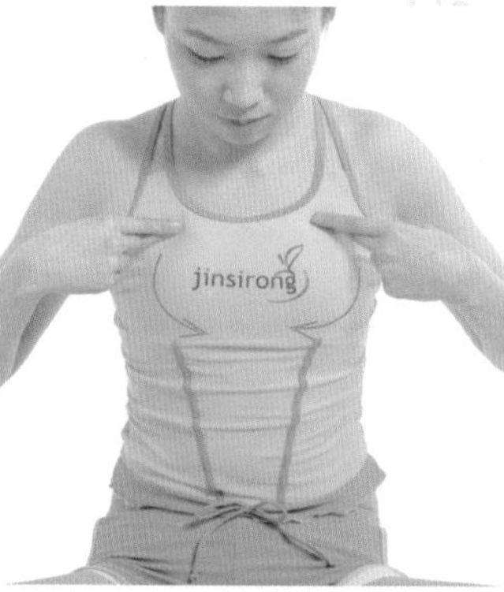

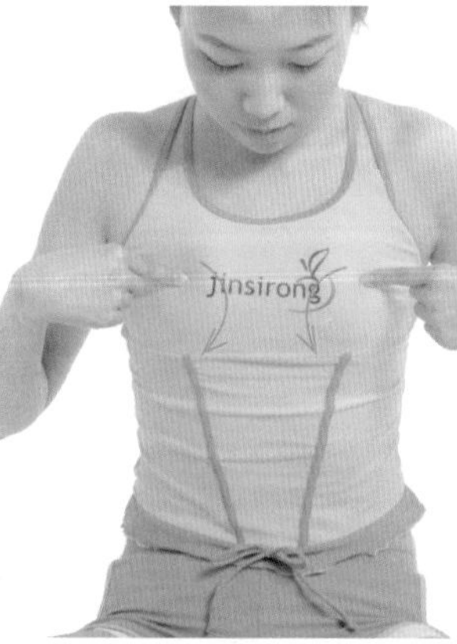

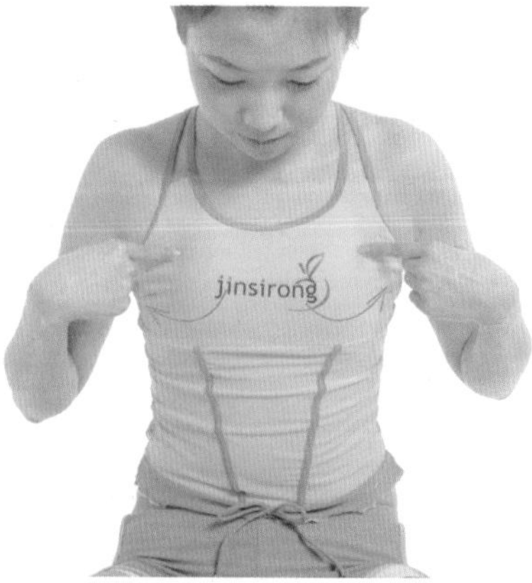

3 双手分别按顺时针和逆时针方向旋转揉。揉点屋翳、乳根、天池、云门、中府、膻中等穴。

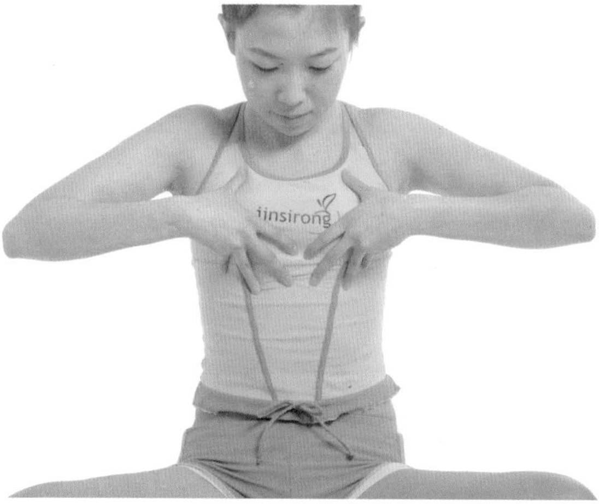

4 五指抓住乳房根部，向上提拉1分钟。然后，提拉乳房周缘1分钟。

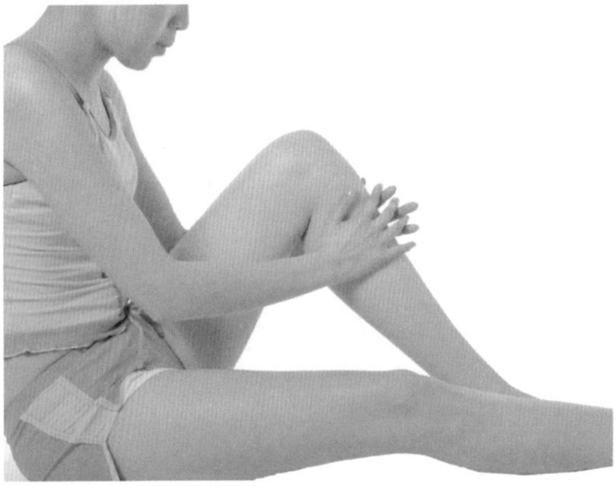

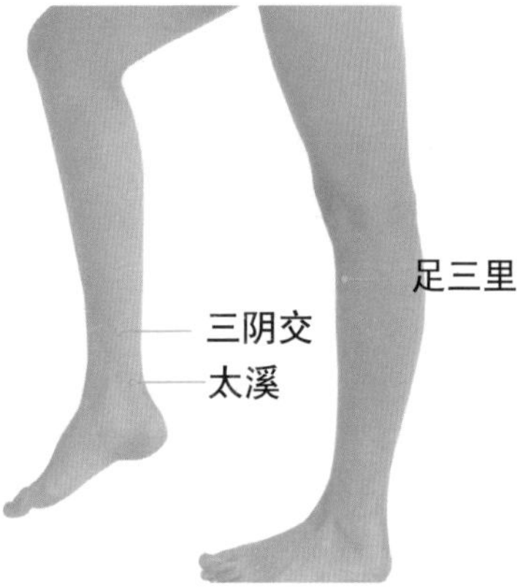

5 用手掌推、揉下肢足三阴经，各1分钟，点揉足三里、三阴交、太溪穴，推搓足三阴经，至发热。

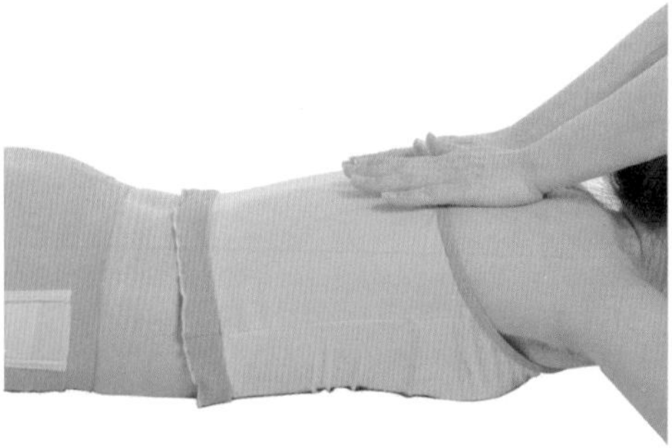

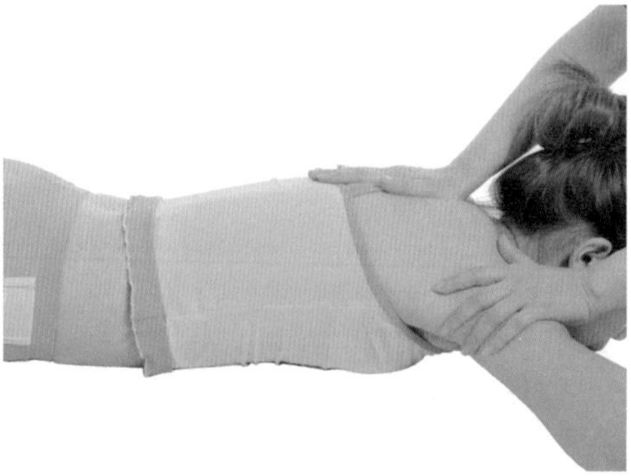

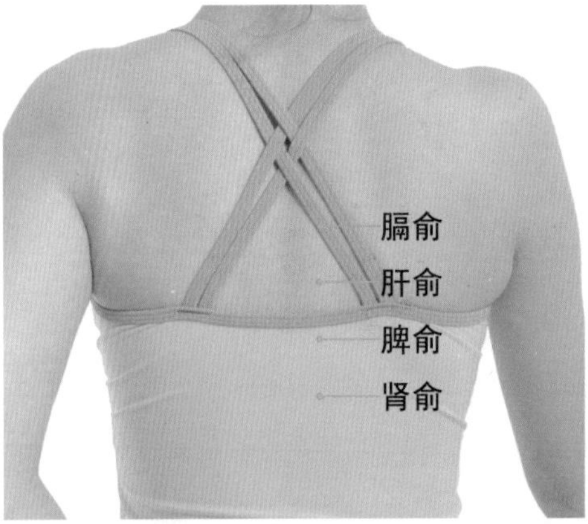

6 取俯卧位，用两手掌推、揉、搓两侧膀胱经，从大杼到腰骶部，各10次。揉点膈俞、肝俞、脾俞、肾俞。

温馨提示

此套穴位按摩操对于防治乳腺增生有很好的作用。不过要注意在按摩过程中，手法要柔和平稳，均匀有力。以免对周围组织造成新的伤害。

不可忽视的日常保健

① 改变饮食。患乳腺增生的女性应少吃油炸食品、动物脂肪、甜食及过多进补食品，要多吃蔬菜和水果类，多吃粗粮、黑黄豆最好、多吃核桃、黑芝麻、黑木耳、蘑菇。

② 禁止滥用含雌激素的美容用品。有的女性为了皮肤美容，身体变得更好，长期使用含有雌激素的美容化妆品、健美隆乳的丰乳保健品，结果使体内雌激素水平相对增高，久之可诱发乳腺增生。

③ 避免人流。女性怀孕后，乳腺细胞生理性大量增值，血管增多、增粗，突然的人工流产后，乳腺细胞受激素急骤的大起大落水平的刺激，会使乳管及腺泡异化，不只是乳腺增生，而且会导致乳腺癌的概率比常人也高。所以，育龄夫妇尤其是年轻夫妇应加强避孕措施，不做或尽量少做人工流产。

④ 适时婚育、哺乳。妊娠、哺乳是女性身体的正常功能，对乳腺功能是一种生理调节，因此，适时婚育、哺乳是打击乳腺增生的好方法，孕激素分泌充足，能有效保护、修复乳腺；而哺乳能使乳腺充分发育，并在断奶后良好退化，不易出现增生。

⑤ 自我检查和定期复查。对于普通女性，乳腺的自我检查是非常重要的。

【第十章】

泌尿系统疾病的疗法

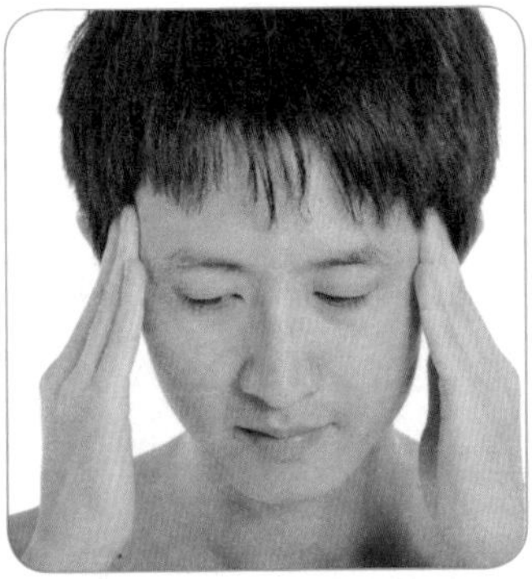

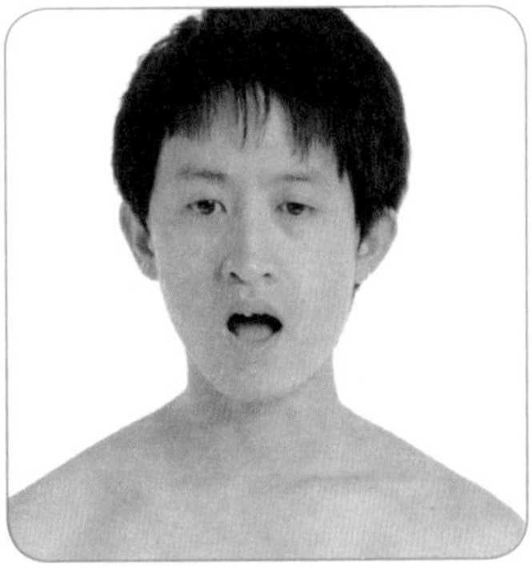

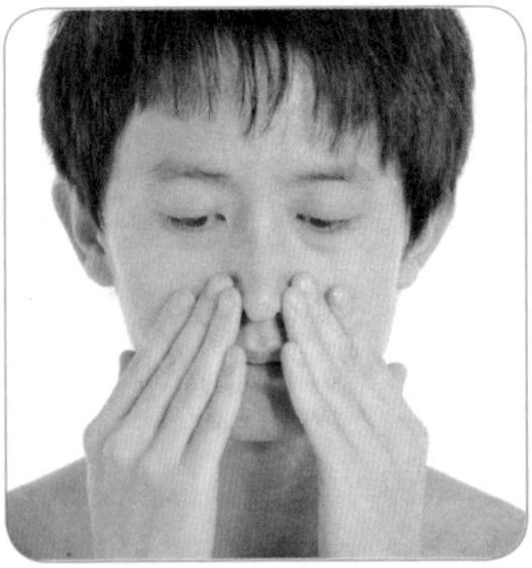

肾 炎

休息不是最佳养肾方法

肾炎是肾小体受到损害出现水肿、高血压、蛋白尿的病症，是肾脏疾病中最常见的一种。肾炎按照时间划分，可分为急性肾炎与慢性肾炎：

肾炎患者除采用各种相关对应的中西药系列调理外，最好从加强体质入手，同药物一起同时来治疗肾炎，这样能达到事半功倍的效果。

肾炎患者运动的方式有很多种，比如床上运动、室内运动、户外散步、跑步、骑自行车、做广播操及各类健身操、太极拳、八段锦、五禽戏等，患者可根据自身病情，按循序渐进、逐步增加运动量的原则以不疲劳为度。

浴面操

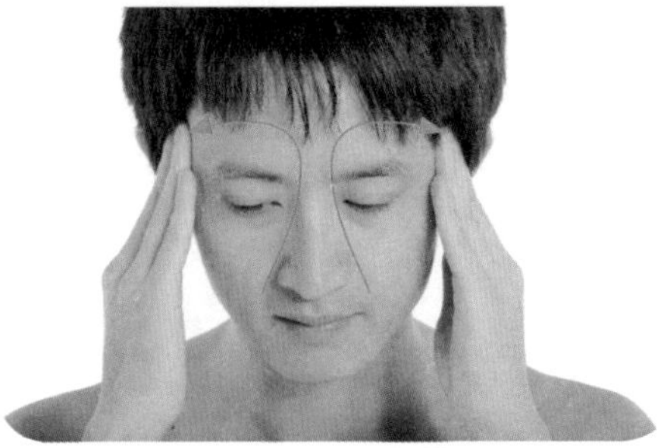

1 两手掌搓热，紧贴面部，以双手中指指腹为先导，分别从鼻翼两旁的迎香穴开始，沿鼻柱两侧向上推擦，经目内眦、眉头，最后到达前额部。

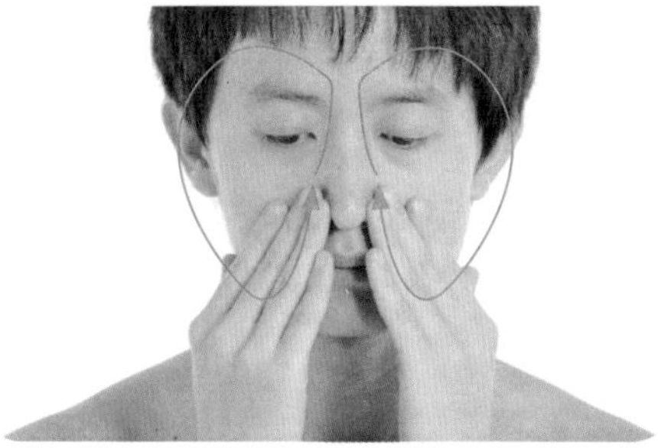

2 两手掌左右分开，横推至两鬓，再由两鬓向下，经颞部的太阳穴及耳前、面颊等部，返回到鼻翼两旁之起点。

3 重新开始，按上述路线反复进行10～20次。

温馨提示

浴面操有畅通气血、祛散风寒、明目通窍、醒脑提神等作用。可用于防治感冒、头痛、神经衰弱等。对慢性肾炎之体虚易感冒者甚宜。

浴面操

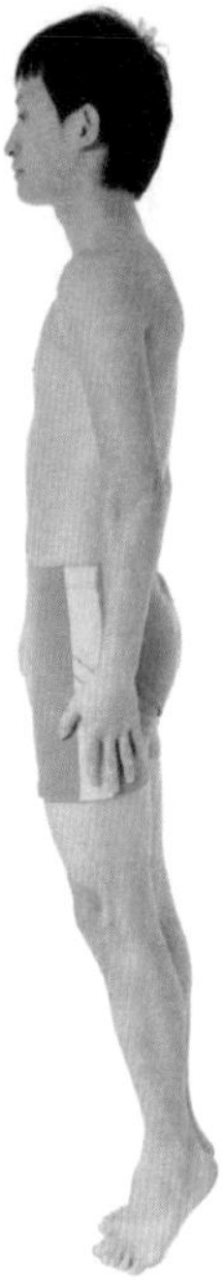

1 取站立位，两脚平行分开，与肩同宽，两臂自然下垂，两手贴于裤缝，手指自然张开，目视正前方。脚跟提起，连续呼吸9次，脚跟落地。

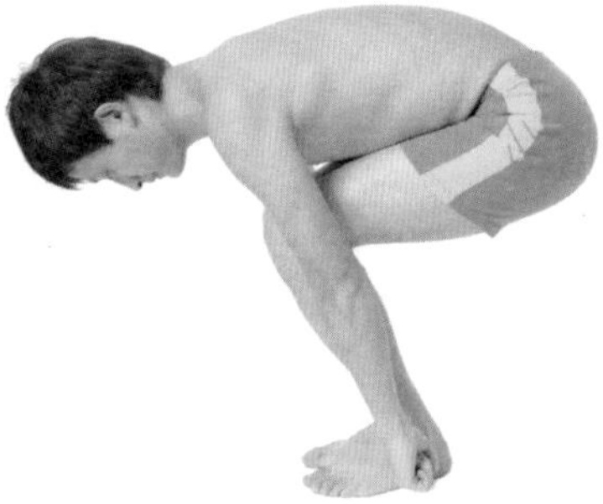

2 吸气，慢慢屈膝下蹲，两手背逐渐转前，虎口对脚踝，手接近地面时，稍用力抓成拳，吸足气。

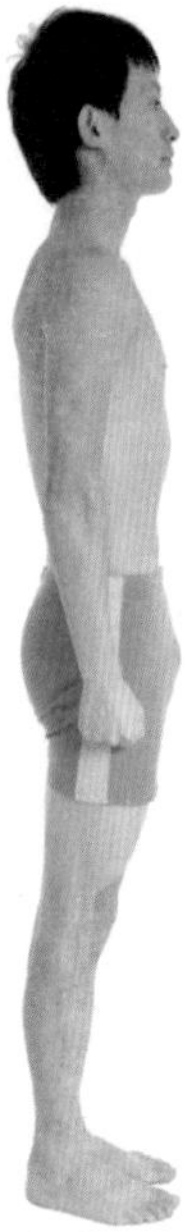

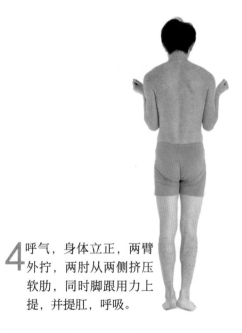

3 憋住气，身体慢慢起立，两手下垂，逐渐握紧拳头。

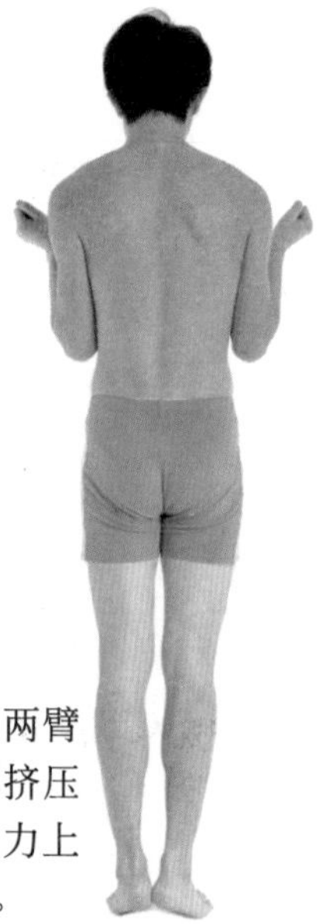

4 呼气，身体立正，两臂外拧，两肘从两侧挤压软肋，同时脚跟用力上提，并提肛，呼吸。

温馨提示

这套简单的护肾体操，有不错的护肾健肾效果。

浴面操

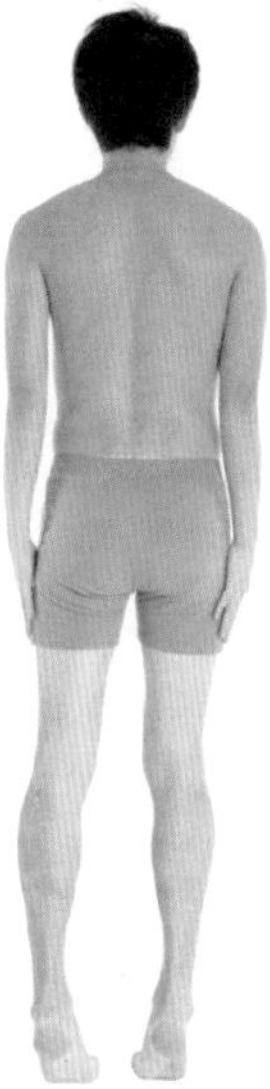

1 取站立位，双脚平行分开，与肩同宽，后脚跟提起，外开20度，顿地放下。

2 双膝微曲，两肩自然放松，双手自然下垂于身体两侧，舌抵上腭；两眼平视前方；印堂穴、神阙穴、素髎穴成一直线，气沉下丹田，全身自上而下依次放松，从下丹田引气经会阴、长强穴沿督脉上升到命门、大椎，分两股沿肩井、手臂到两手劳宫穴。

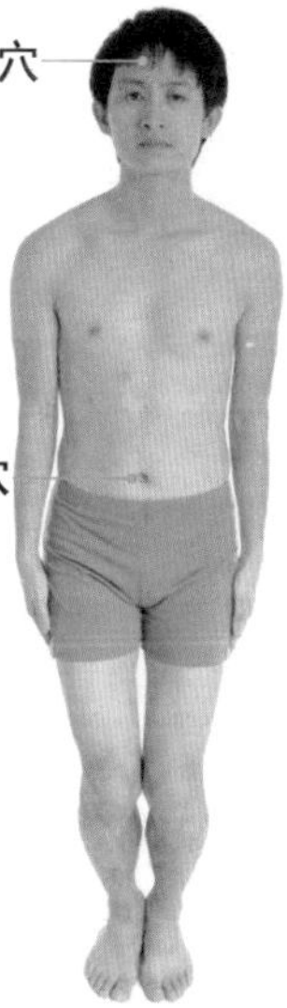

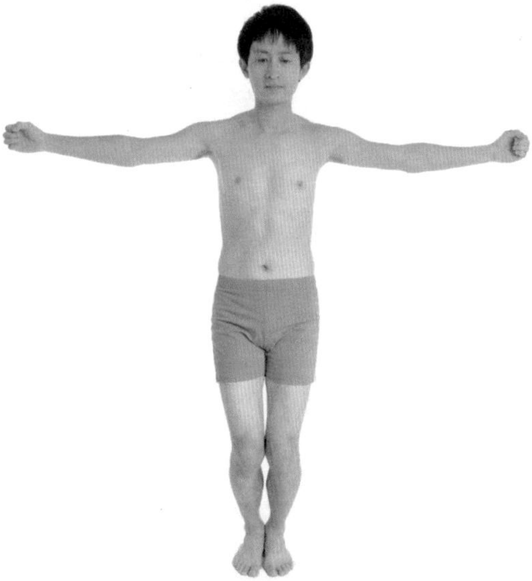

3 两手从左右两侧成一字形提起（意念左手提松树，右手提柏树，从地中慢慢提起）。

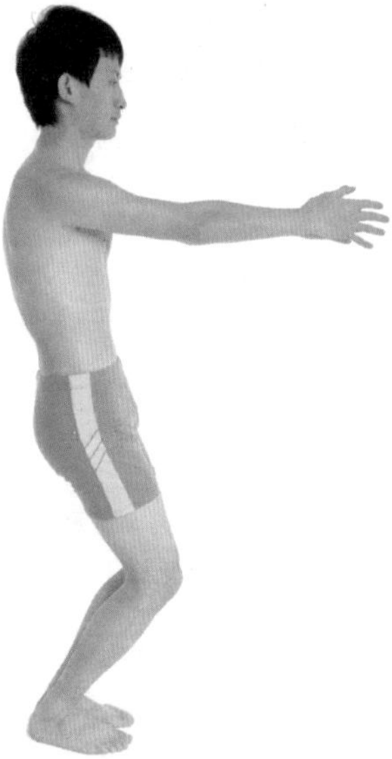

4 平肩时转掌心向前，两掌相对压缩与肩平（意想松柏树化作红色太极球），停5秒钟，此时鼻中可缓缓吸气，小腹自然隆起。

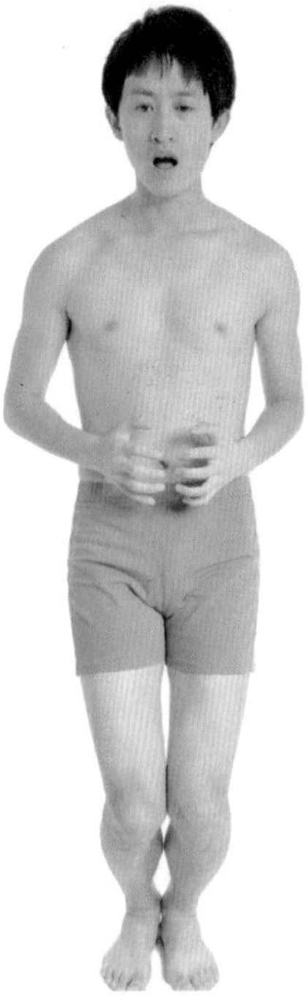

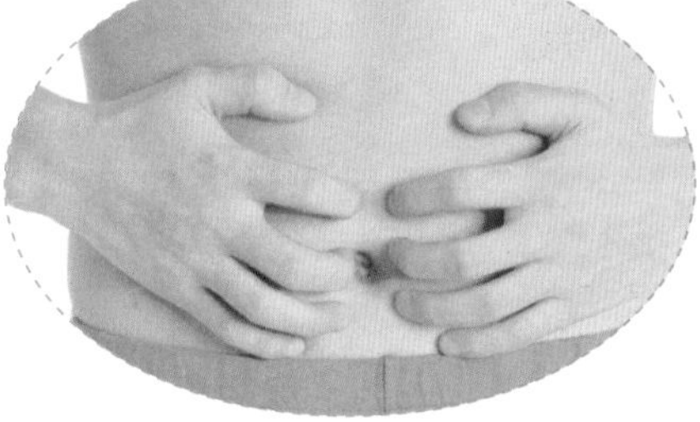

5 五指内扣，指尖相对，相距1寸左右；以肩为轴，带动双臂将太极球压进下丹田，同时轻摩腹部，左转1圈，右转1圈，口成椭圆形将气缓缓吹出，小腹内收，五脏微提，双手自然放下，此动作共做12遍。

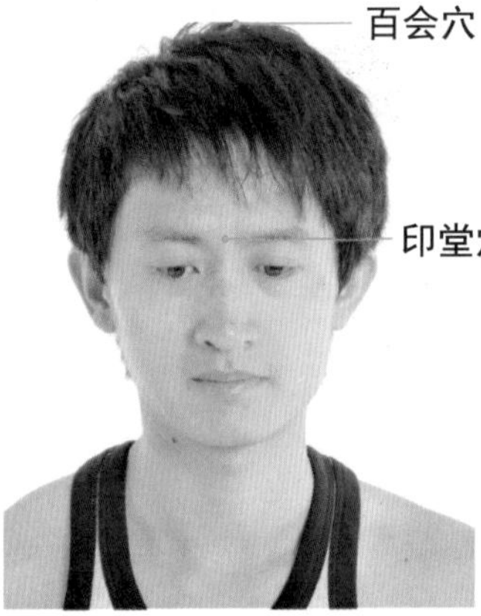

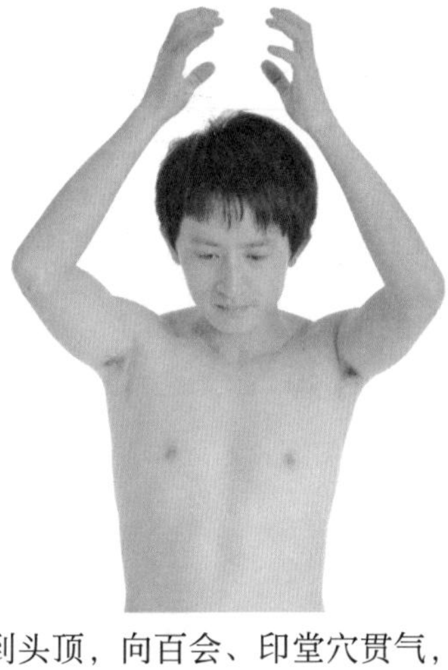

6 双手转掌心向前，以肩为轴，从两侧向前抱球举到头顶，向百会、印堂穴贯气，并沿体中心运气至下丹田；双掌至下丹田处，向下、外翻掌，绕手拢气入下丹田，意念收紧、稳固、藏紧。

温馨提示

练习这一动作可有效防治肾炎、肠胃炎、肝病、肺病、癌症、胆结石、妇科病、头痛、腰痛、尿毒症等多种疾病，尤其对肾脏的滋补作用最为明显。

浴面操

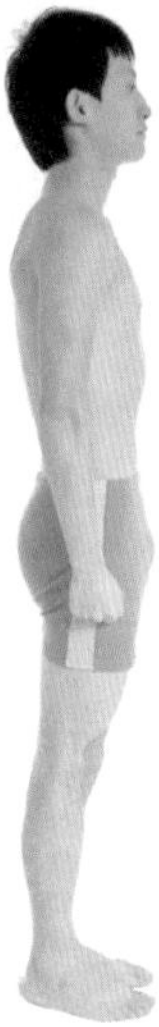

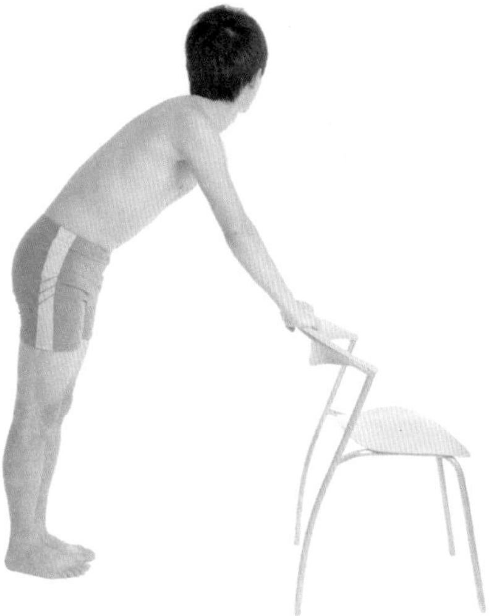

1 身体直立，两脚并拢，距离椅子50～80厘米，两手自然下垂于身体两侧，全身放松，呼吸自然。

2 弯腰，两手撑扶椅子背，略呈虎踞状，聚精会神；然后头部昂起转动，左转16周，右转16周。

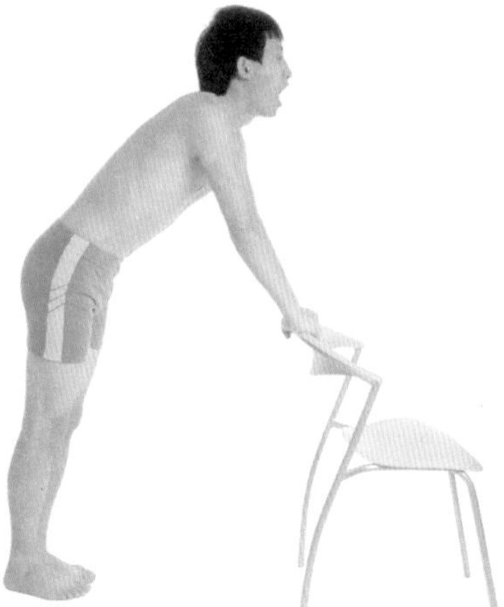

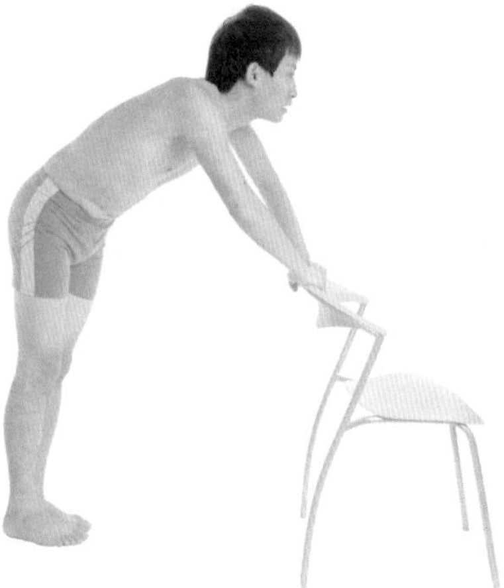

3 初练时要注意旋转速度缓慢，旋转完毕后即进行深呼吸，然后张口吐气，做虎吼3次。

4 做完“摇头”动作后，继续做“摆尾”动作，可左右晃动臀部，左晃一次，右晃一次，共做32次。

温馨提示

对于经常久坐不动的人来说，抽空练习一下，可以使我们的肢体灵活，血液循环加速，同时还能够增强腰腹力量，有利于肾脏的健康。

不可忽视的日常保健

（1）急性肾炎患者要多食用高能量、高维生素饮食；适当限制水和蛋白质的摄入，当然，无尿、少尿和肾功能不全氮质血症的患者就不需要限水和控制蛋白质，少数病人蛋白尿严重而表现为肾病综合征者，更应增加蛋白质的摄入量，以补充蛋白质的丢失；低盐饮食。远离烟、酒。

（2）慢性肾炎患者的饮食要注意选择含维生素A、B族维生素及维生素C丰富的食物，除多食用蔬菜外，还要多食用新鲜水果。蛋白质供给量需视病人有无贫血、蛋白尿及肾功能损害程度而定。如果尿中排出大量蛋白质，并有贫血及水肿，而且血中尿素氮接近正常值，则蛋白质供给量要增加。钠盐供给量视水肿及血压而定。水肿及高血压不明显者进普食；轻度水肿及轻度高血压者进盐量要减少，每日2～3克；高度水肿者不宜食盐。

（3）生活要规律。十分病七分养，充足的睡眠，规律的生活，对肾病患者至关重要。生活习惯不规律，如彻夜唱卡拉OK、打麻将、夜不归宿等，都会加重体质酸化，导致肾病。

尿失禁

锻炼盆底肌，让你更好地控制自己

尿失禁，是指尿液不由自主地从尿道流出，可发于任何季节，但以秋冬季节表现严重。

尿失禁是常见病。有些女性可能因为剧烈地运动、大声笑时而尿湿了裤子。而有一些在腹部加压或在咳嗽时不自主地出现漏尿现象。尿液经常从尿道内流出，造成了患者许多生活上的不便，甚至不能正常工作与生活。

尿失禁可以由多种原因引起，而骨盆底肌肉的松弛是导致尿失禁发生的重要因素。如生育、肥胖、长期便秘和从事重体力工作都可使骨盆底肌群过度延伸、变弱和无力，这样就造成了骨盆底部肌肉对尿道的控制能力下降，尿道括约肌的力量变得薄弱，抵挡不住膀胱积尿后增高的压力的冲击，使尿液不经意地流出，尤其在笑、哭、咳嗽、打喷嚏、站立、行走时易发生。

根据尿失禁的严重程度，选择的治疗方法有很大不同：程度较重的尿失禁患者需要到医院就诊；而较轻的尿失禁，通过一定的运动，就可以明显改善症状。

骨盆腔提肛运动

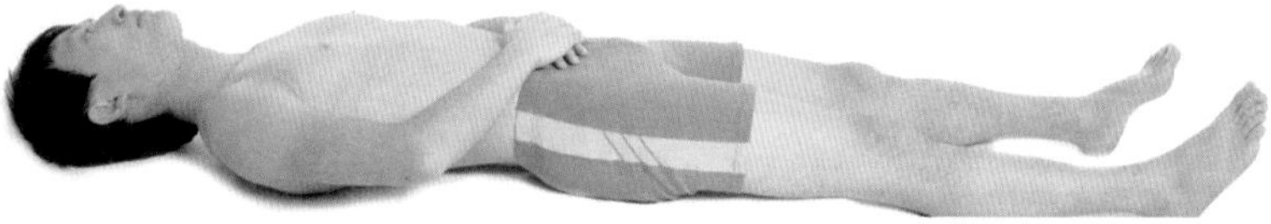

1 取仰卧位，双脚分开，与肩同宽，稍微弯曲，双手重叠放于腹部。吸气，提肛，屏住5～8秒钟，呼气，放松肛门，复原。

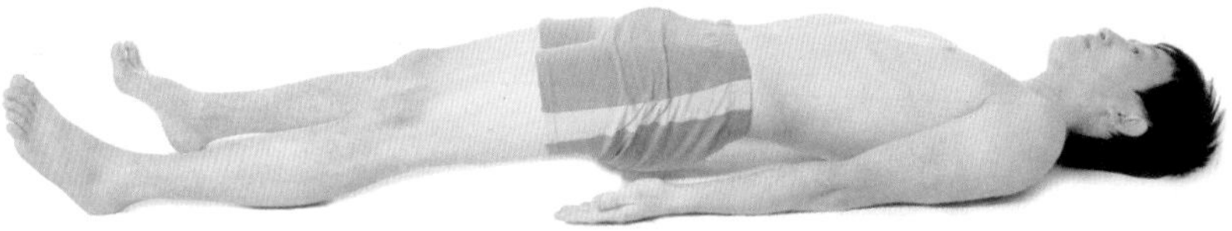

2 双手各自放于身体两侧，稍微离开，掌心向上。吸气，腰部向上挺起，同时提肛，屏住5～8秒钟，呼气，放松肛门，复原。

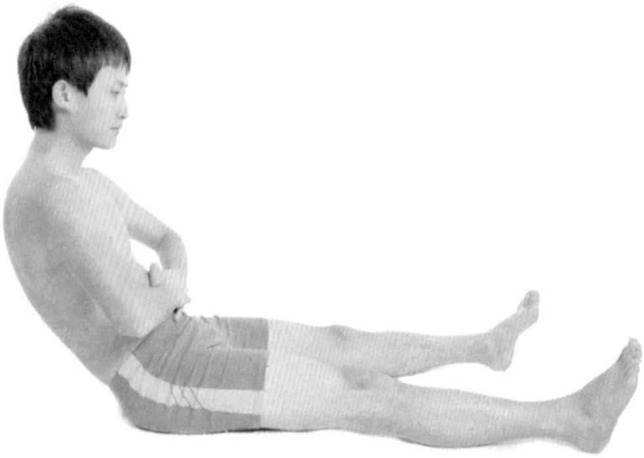

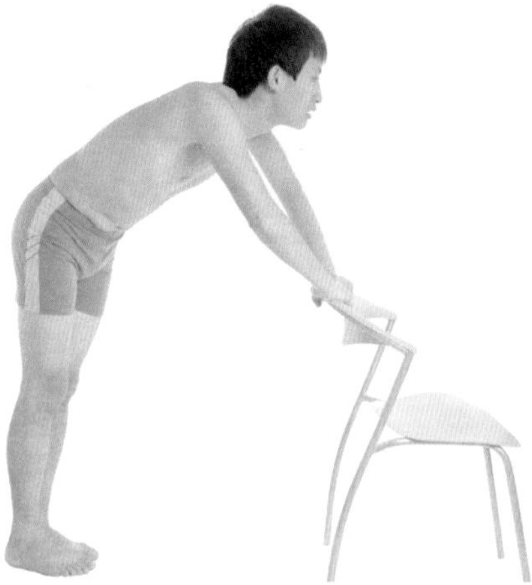

3 双手重叠放于腹部。头部及上半身向上提起，同时提肛，屏住呼吸5～8秒钟，复原。

4 双手扶住椅子的靠背，两脚分立，与肩同宽。吸气，提肛。然后呼气，肛门放松，复原。上述动作，各练习8～10次，每天早、晚各一次。

温馨提示

骨盆腔提肛运动能改善骨盆底肌群的力量，对于防治尿失禁有非常好的效果。坚持练习，一般1个月后有效。

按摩气海、关元穴

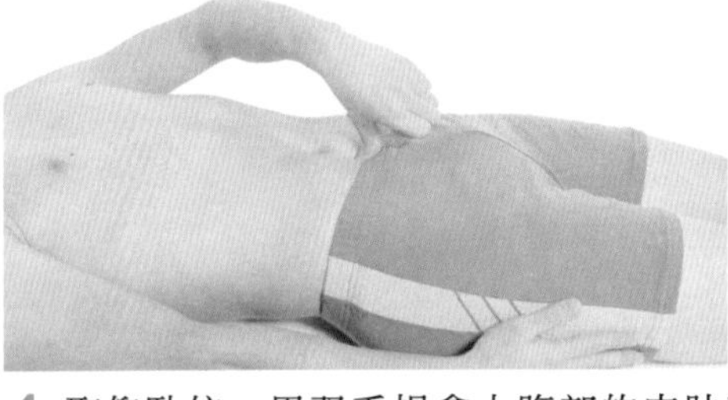

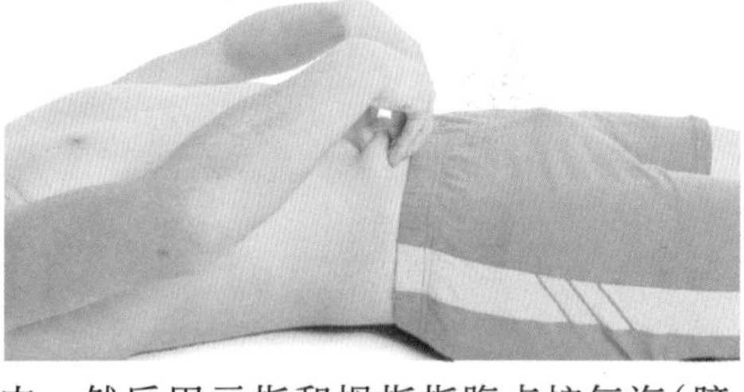

1 取仰卧位，用双手提拿小腹部的皮肤和肌肉。然后用示指和拇指指腹点按气海(脐下1.5寸)、关元(脐下3寸)、中极(脐下4寸)等穴位，并轻轻震颤，以酸胀感向会阴部传导时为佳。

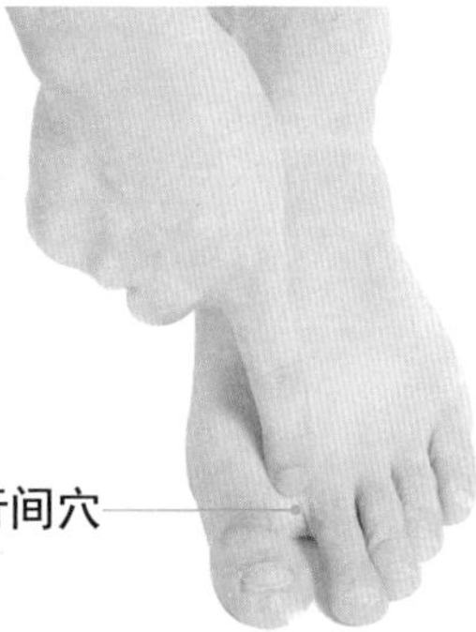

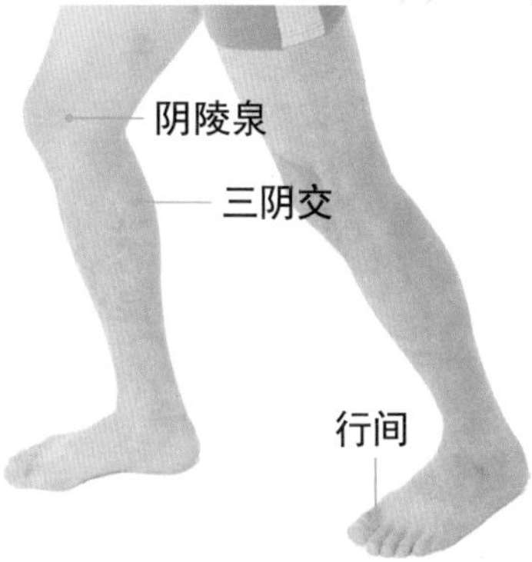

2 用手掌按揉下肢内侧，然后点揉阴陵泉(胫骨内侧髁下缘凹陷处)、三阴交(在足内踝高点向上3寸)、行间(足第一、二趾缝纹头处)等穴位。

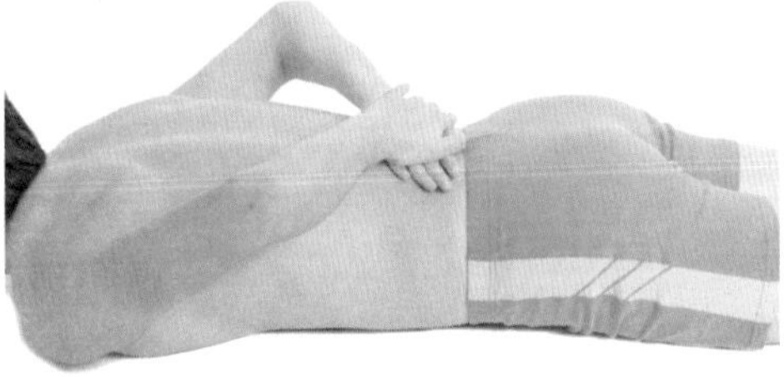

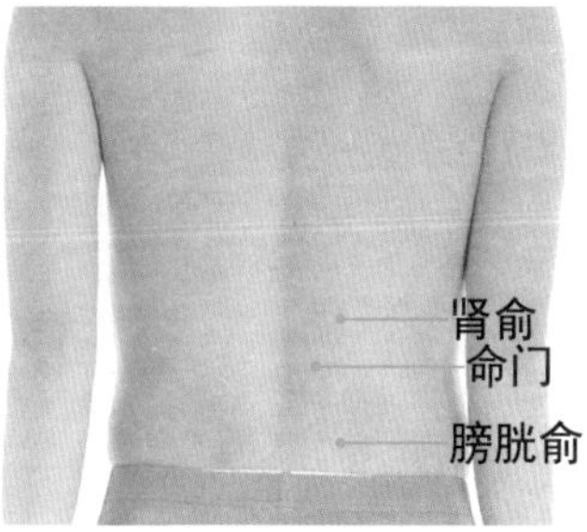

3 取仰卧位，用手掌按揉腰骶部。然后再点揉腰背部的肾俞(第二腰椎棘突下，旁开1.5寸)、命门(第二腰推棘突下)、膀胱俞(平第2骶后孔，后正中线旁开1.5寸)等穴位，以酸胀感向会阴部传导时为佳。

温馨提示

此穴位按摩操可以补益肾气，提高膀胱和尿道括约肌的紧张度，从而可以约束膀胱，控制排尿，防治尿失禁。需要注意的是，在练习之前，要先排尿，做到身体放松。

腹部按摩操

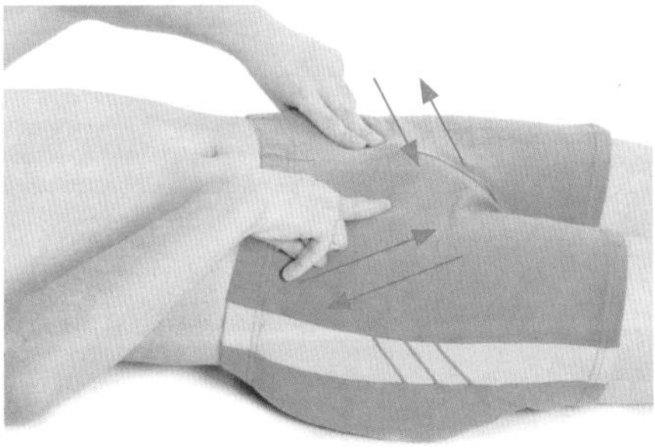

1 取仰卧位，两手掌重叠置于下腹部中央，按顺时针方向按摩3～5分钟。双手示指和中指置于耻骨联合上缘，沿耻骨上缘向双侧推摩3～5分钟。

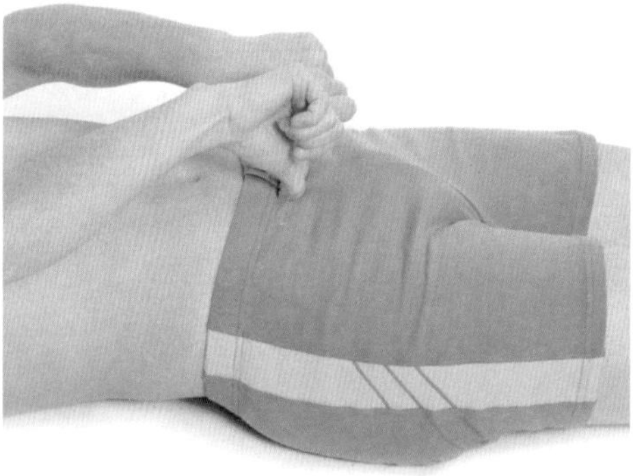

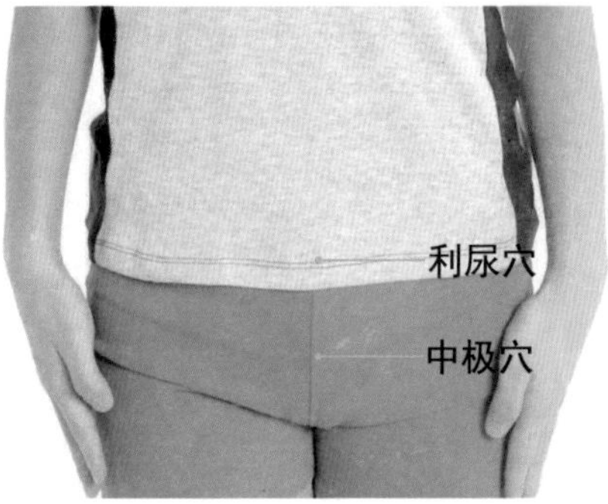

2 用右手拇指按揉住中极穴（位于脐下4寸）3～5分钟。用双手大拇指按揉利尿穴（肚脐眼与耻骨联合上缘连线的中点）5～10分钟。以上动作每日1～2次。

温馨提示

此腹部按摩操对于防治尿失禁有很好的作用，坚持做可收到良效。但如果是由于昏迷或器质性病变引起的尿失禁，则效果较差。

不可忽视的日常保健

（1）尿失禁患者的饮食要清淡，多食含纤维素丰富的食物，防止因便秘而引起腹压增高。

（2）每天早晨醒来后在下床前和晚上就寝后，各做45～100次紧缩肛门和上提肛门活动，也可以做一做仰卧起坐运动，这对于改善尿失禁症状有不错的效果。

（3）保持乐观、豁达的心情。要以积极平和的心态，笑对生活和工作中的成功、失败、压力和烦恼。

（4）防止尿道感染。大小便后，养成由前往后擦手纸的习惯，这样可以避免尿道口感染。性生活前，先用温开水洗净外阴，性生活后，女方立即排空尿液，清洗外阴。

（5）坚持蹲式排便。尿失禁患者最好使用蹲式马桶，因为蹲式排便有利于骨盘底肌群张力的维持和提高。

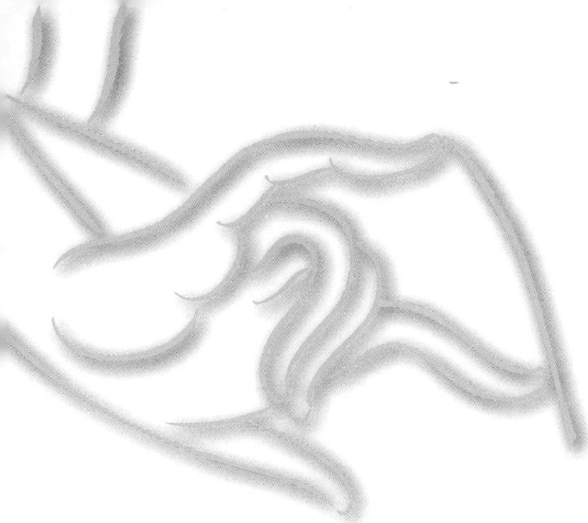

第十一章

皮肤及五官疾病的疗法

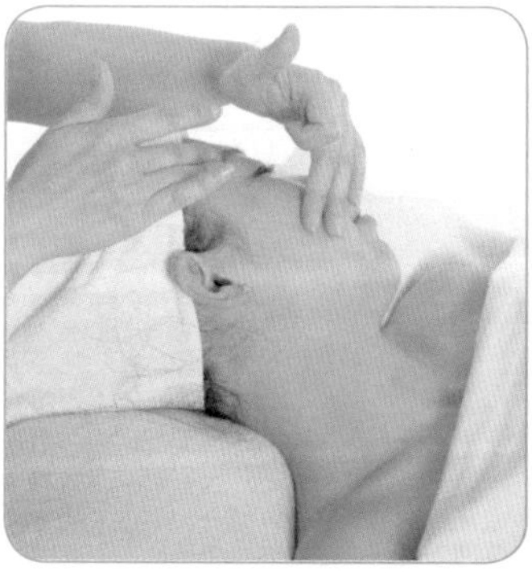

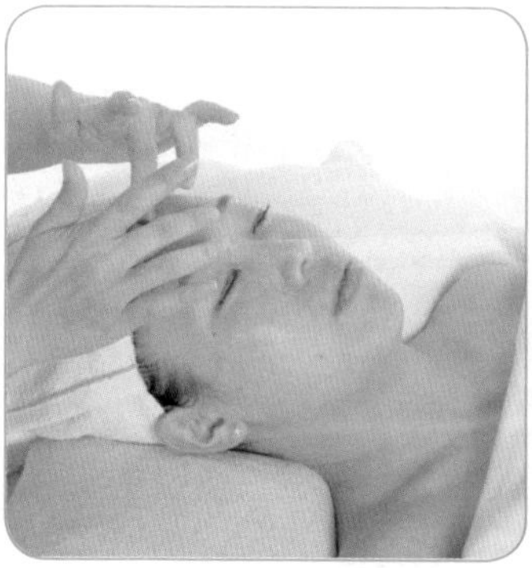

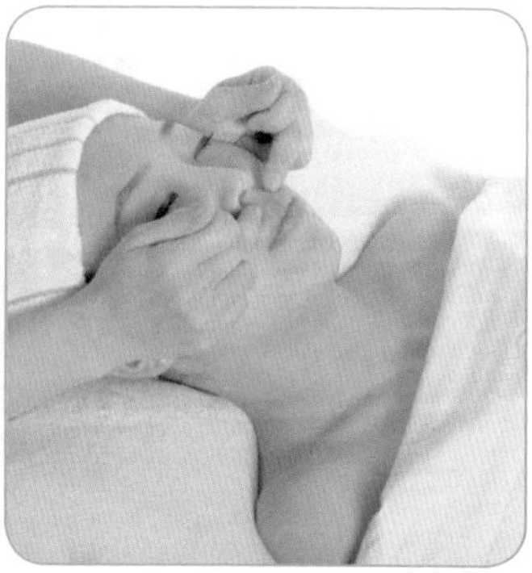

痤疮

按出令人羡慕的好肌肤

痤疮，也就是我们常说的“粉刺”、“青春痘”，是一种常见的炎性皮脂毛囊疾病。多见于青年男女，以面部多见，尤其是前额、颊部、颏部，其次为胸背部、肩部皮脂腺丰富区，偶尔也发生在其他部位。油性皮肤的人表现更为严重。

痤疮通常从体内开始分泌荷尔蒙的青春期开始，由于内分泌旺盛及体内雄性激素增加，刺激皮脂腺产生又浓又多的皮脂而又不能完全排泄出去，渐渐聚集在毛囊内，导致皮脂毛囊口的堵塞，形成粉刺。皮脂、角质物和微生物，特别是痤疮短棒杆菌属在粉刺中滞留堵塞，就成为痤疮。

生活不规律、熬夜、情绪不佳、压力过大，也会降低皮肤自我修复能力，使病情恶化。

适度运动可加快血液循环，促使体内的废物及时排出体外，使皮肤在不断地出汗过程中保持毛孔通畅，这样对于身体及肌肤都有良好效果。但是千万不要5分钟热度，要持之以恒，即使是每天3分钟的体操，也是保持美丽肌肤的秘诀。

搓脸法

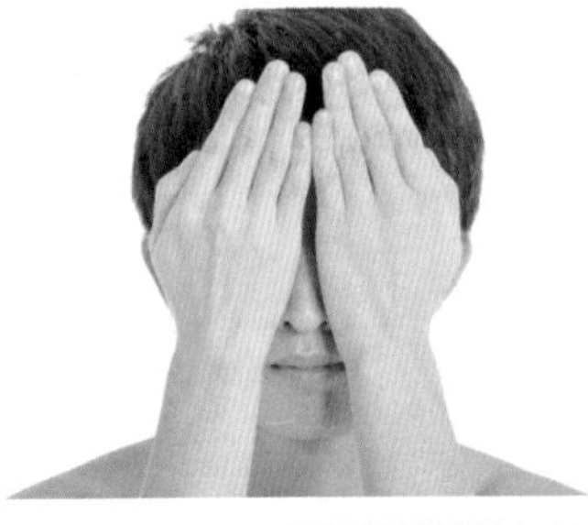

用手掌在面部上、下揉搓，每天早、中、晚各一次，每次3～5分钟。搓脸时两手先贴脸的前部上下搓动，然后再搓脸的两侧，这样反复进行，直到脸上发热为止。

温馨提示

搓脸能使血管遇热扩张，血液循环加快，新陈代谢旺盛，这样皮肤变得红润、光滑、丰满，皱纹减少，并能有效地防止痤疮、痱子的发生。但如果脸部患有如疖肿、顽癣和白癜风等皮肤病时，就不宜搓脸，以免加重病情。

洗脸揉擦法

1 将毛巾浸入热温水中，拧干后抹上香皂。

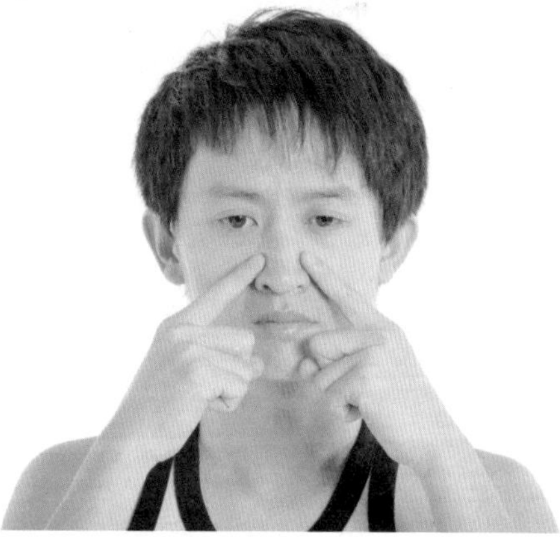

2 将热毛巾包绕在右手手指指腹上，然后逐一仔细揉擦面部各部位，尤其是好发痤疮的部位，应用力多揉擦几次。

3 擦揉时用手指指腹而不用整个手掌面，这样可使局部皮肤有明显的按摩感觉，擦揉完以后用温热水冲洗干净。

温馨提示

这种方法既有按摩作用，又能使皂液与油脂和污垢充分混合皂化，使毛囊清洁通畅，皮脂腺分泌减少。

额面按摩法

1 用大黄、牛黄等量，研成细末，搅入茶水中，然后涂于面部进行按摩。

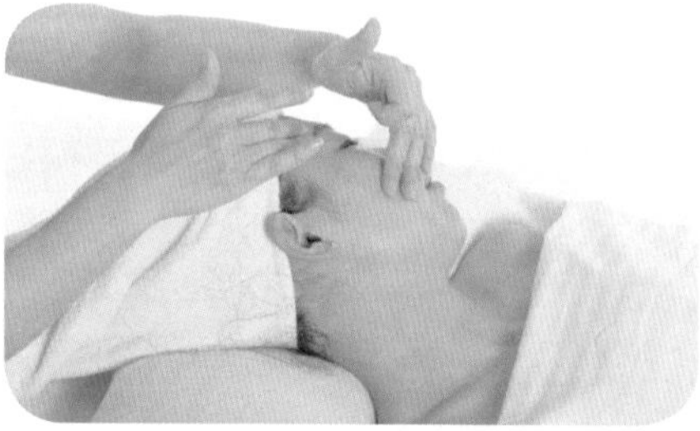

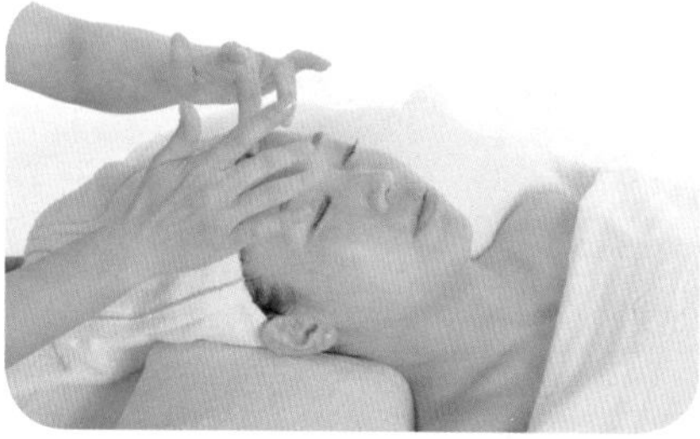

2 用两手食、中、环指的指腹在双侧面颊部、鼻两侧、眼睑下进行向心性按揉3～5分钟。

3 仍用两手食、中、环指的指腹，先按摩前额部、前发际下、双眉上的额部，然后慢慢移到两侧太阳穴处，进行旋转按揉，重复推运20次左右，不要逆行推运。

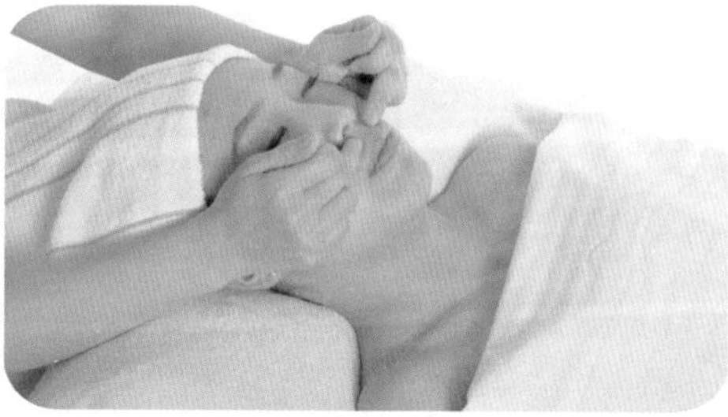

4 三指指腹并拢，从两侧鼻根部经鼻背部至鼻尖两侧进行推运，向心性旋转按摩15～30次。

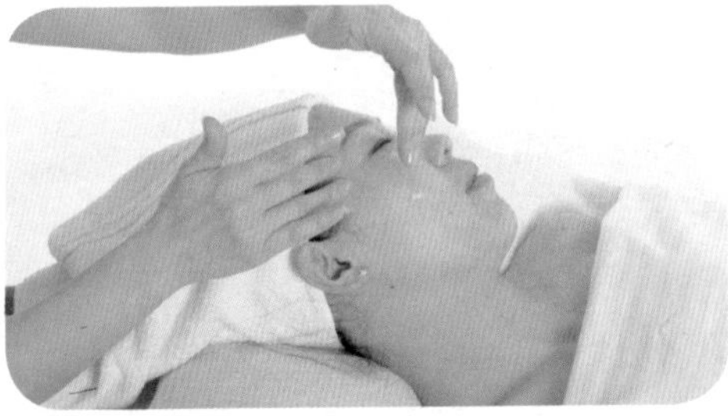

5 用双手中指指腹，沿眼眶四周，由双眼内角处向上至眉头，经两侧眼眉至两眼外眼角处、下眼眶，又回至两眼内角处。这种环形揉抹重复15～20次。

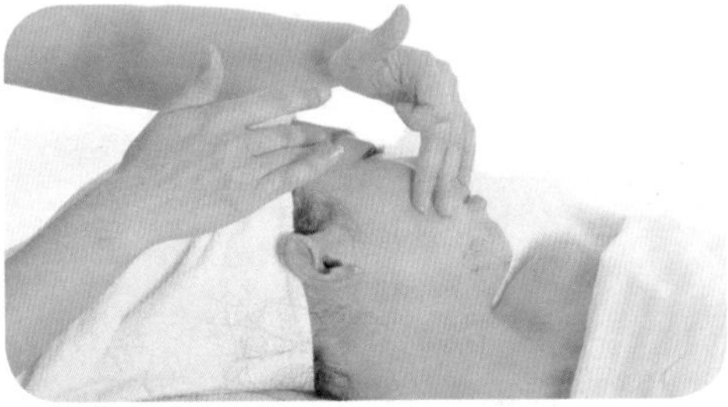

6 将双手拇指指腹放于两侧颧骨上的外眼角和太阳穴上，然后向心性旋转按摩50～80次。拇指不动，用两手食、中、环指腹揉抹额部正中间，向两侧拇指靠拢，重复20～30次。

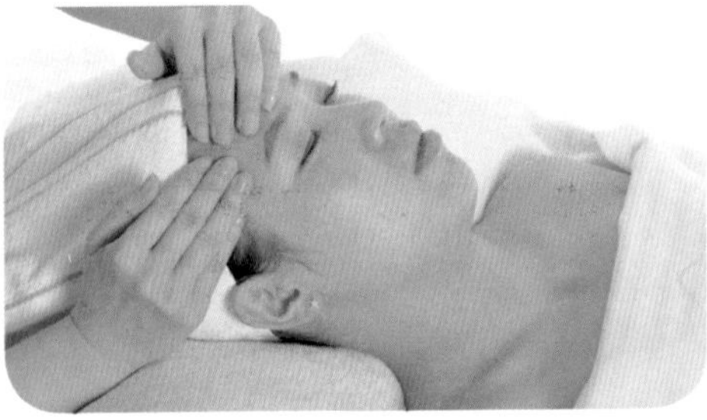

7 两手五指并拢，自然屈曲，五指尖平齐，然后轻轻地连续性地在前额部和两侧眉际有节奏地叩击50～80次。接着又由上向下轻快地、有节奏地叩击侧面颊部和下颌部50～80次。

温馨提示

大黄、牛黄清热解毒，泻阳明胃肠之火上壅于面。局部涂摩，有去脂消炎的作用；额面按摩也能加快血液循环，促进新陈代谢，使皮肤变得红润、光滑，从而有效防治痤疮的发生。

不可忽视的日常保健

（1）养成合理的饮食习惯。饮食尽量清淡，多喝水，多吃蔬菜和水果，少油、少甜、少刺激。要忌吃发物，发物会加重痤疮，特别是海产品，如海鳗、海虾、海蟹、象皮鱼、带鱼等。肉类中的性热之品也是发物，如羊肉、狗肉等。不要酗酒、吸烟。

（2）及时清洁皮肤。多用温水、肥皂洗脸，也可用洗面奶、收缩水等，以暂时去除皮肤上多余的油脂。每天要清洗患处2～3次，宜使用水溶性液态化妆品，忌用油脂类或粉质化妆品。一般应在外用痤疮药物后20～30分钟再使用化妆品。

（3）保持良好的睡眠。睡得不好油脂会分泌得更多，因而痤疮也长得更多，脸色也会灰沉沉的。所以不要熬夜，睡眠绝对要够。

牙周炎

牙的问题原来可以“叩掉”

牙周炎的发生多是因为菌斑、牙石、食物嵌塞、不良修复体、咬创伤等引起。有很多人有偏嚼习惯，这样就会使废用侧牙齿表面堆积大量牙菌斑、牙结石，从而引发牙周炎。同时惯用侧牙齿可出现严重磨耗，造成塞牙，引发或加重牙周炎。有些人有偏食的习惯，这样就容易造成蛋白质和维生素A、维生素C、维生素D的缺乏，从而引发或加重牙周炎。

患有牙周炎的人应当注意纠正自己的不良习惯，只有这样，才能巩固牙周病的治疗效果。其实，牙周炎也有运动疗法，除化脓性口腔炎症者外，绝大多数人长期坚持练习都会有效。运动的目的是促进牙周组织血液循环，改善牙周组织营养，延缓和阻止牙龈萎缩，尽可能地保全牙齿功能。

叩齿保健操

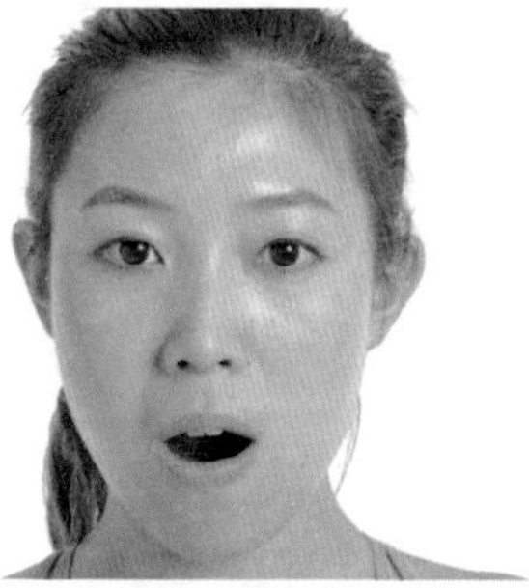

1 站立、坐着均可。眼平视前方或微闭，舌尖轻顶上腭，上下牙齿互相叩击100次。

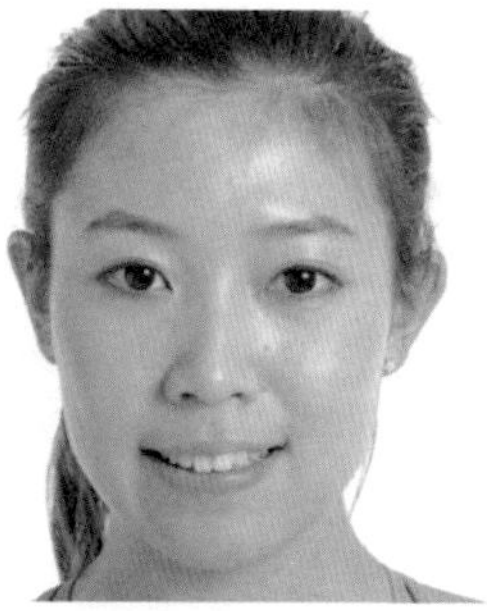

2 叩齿时保持思想集中，嘴唇轻闭，想自己的牙齿越叩越牢固。

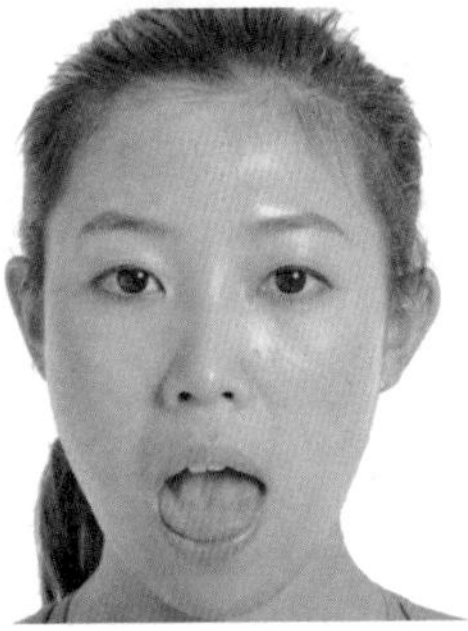

3 叩齿后，用舌沿上下牙齿内外侧转搅一圈，将口水慢慢咽下。

4 早晨起床后、午饭后、睡觉前各做一次，每次做3～5分钟。

温馨提示

叩齿运动能促进牙周组织血液循环，改善牙周组织营养，延缓和阻止牙龈萎缩，从而减少龋齿等牙病的发生。叩齿保健操贵在坚持，只要有恒心，一定会收到满意的效果。

牙龈按摩法

1 牙刷按摩：刷牙时将牙刷毛向上或向下倾斜45°，压在牙龈上，反复按摩。或者将牙刷放在牙根部，反复上下短距离地颤动，这对牙龈边缘和龈乳头有按摩和局部清洁的作用。

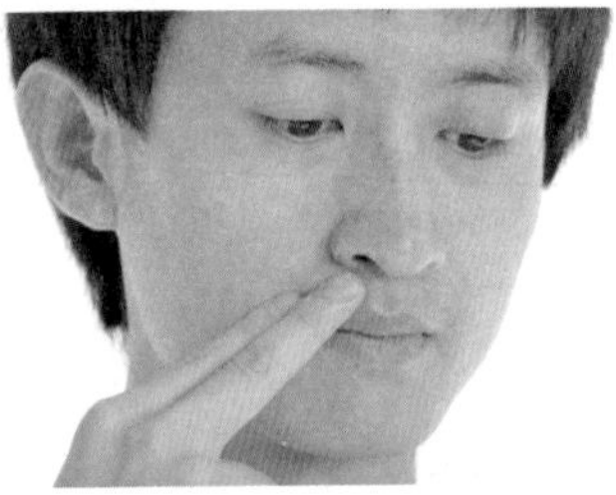

2 口外按摩：漱口后，将示指中指并拢放在牙龈相应的面部皮肤上，按一定的顺序轻轻上下按摩，也可做小圆形的旋转按摩，直至局部有发热感为止，这有利于改善局部的血液循环。每日练习3次，每次5～10分钟。

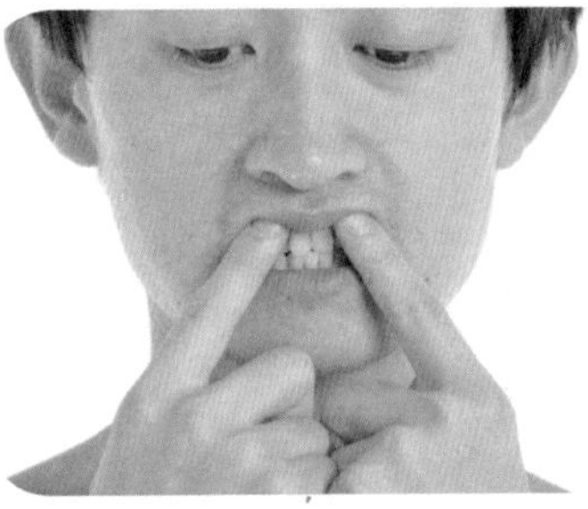

3 口内按摩：刷牙后，将洁净的双手示指放在牙龈黏膜上，来回移动按摩，或做小圆形的旋转按摩，再向牙冠方向施加力量，并向咬颌面滑动。早晚各1次，每次5～10分钟。按摩后漱口。

温馨提示

上述几种方法，大家可以根据个人习惯选择其中一种即可。不过，要提醒大家的是，按摩牙龈时，用力要适当，不然会对牙龈造成压迫性损伤；用牙刷按摩时，尽可能选择软毛牙刷，而且刷头要小，这样才可避免刺伤牙龈，又可保证各个部位的牙龈都能被按摩到。

不可忽视的日常保健

① 注意口腔卫生。坚持做到早起及睡前刷牙、饭后漱口；对不易去除的食物碎屑、软垢、菌斑，用牙线、牙签、牙刷清洁。

② 掌握正确的刷牙方法。刚吃完酸性食物的时候，例如柠檬、西柚汁后，不要马上刷牙。酸性液体容易使牙齿表面的釉质软化，此时刷牙容易破坏牙釉质，导致牙齿损耗，应先漱口，过一段时间后再刷牙。

③ 养成健康的饮食习惯。多吃蛋、蔬菜、瓜果等有益于牙齿口腔健康的食物；多吃富含纤维的耐嚼食物，有效增加唾液分泌，利于牙面及口腔清洁；少吃含糖食品，少喝酒；少喝软饮料，如冰茶、可乐、柠檬汽水等各种碳酸饮料。这些食物会对牙齿造成不同程度的伤害。

近视眼

眼保健操让你永远心明眼亮

遗传与环境是近视眼形成的主要原因，环境条件是决定近视眼形成的客观因素。通常度数在600度以上，父母双方均为高度近视者，遗传后代的可能性会为90%；父母一方为高度近视者，遗传后代的可能性为50%。至于环境因素，主要是近距离作业和不良的作业环境。从事文字工作或其他近距离工作这类人群得近视的比较多。青少年在校学生中得近视最多。环境污染特别是空气污染对眼睛视力也有相当恶劣的影响。此外，营养不良也是引起近视的原因之一。

对于近视眼的防治，除了专业的治疗，注意用眼卫生，合理膳食外，经常锻炼身体也可以防止近视的发生和发展、降低近视的发生率。如散步、眺望远景等，使眼部调节肌肉得到松弛，缓解视疲劳。

手掌遮眼法

1 坐在椅子上，双脚平放在地上，脊椎骨一节一节如气球般地串起，身心放松地坐着。如果戴眼镜，把眼镜摘下来，隐形眼镜则没有关系。

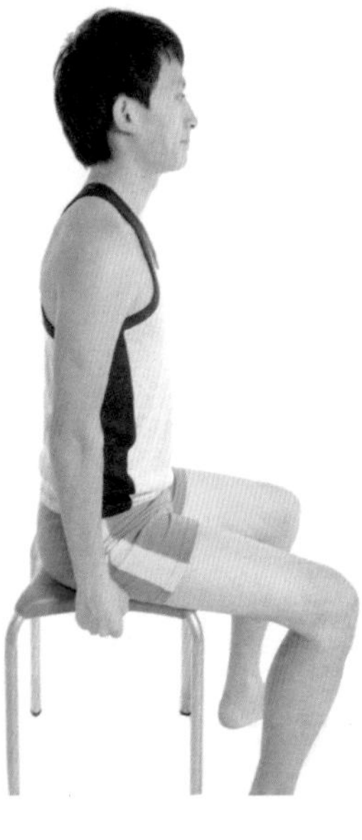

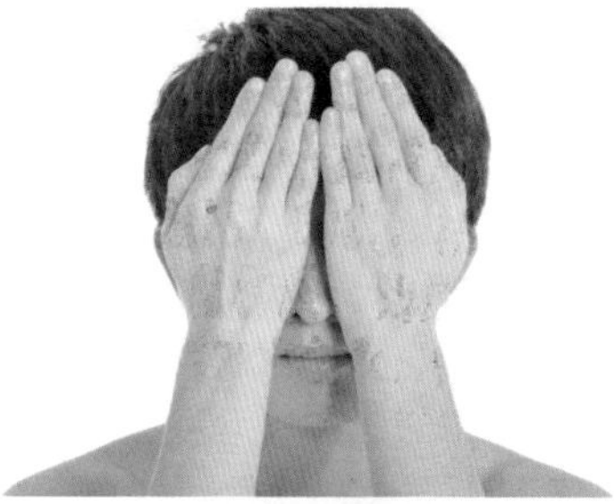

2 以轻松的方式深呼吸，闭上眼睛休息3～5分钟，想像眼睛如同悬浮在湛蓝的海水之中。在最后的半分钟，将手掌移开眼睛，但是仍然闭眼约20秒（不要揉搓眼睛）。

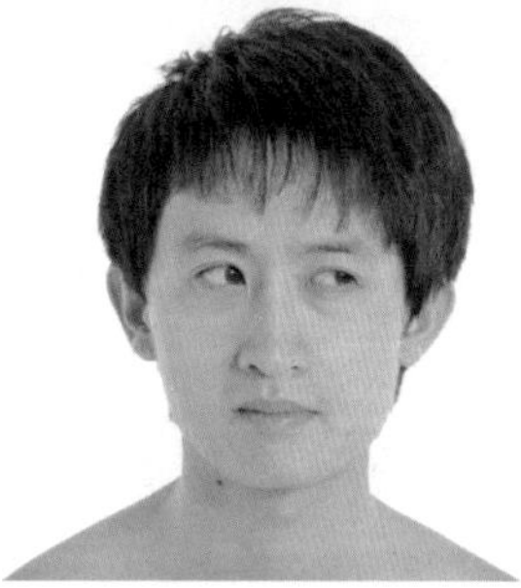

3 轻轻张开眼睛，浏览四周，你会发现四周颜色更鲜明，事物看起来更清晰、明亮。

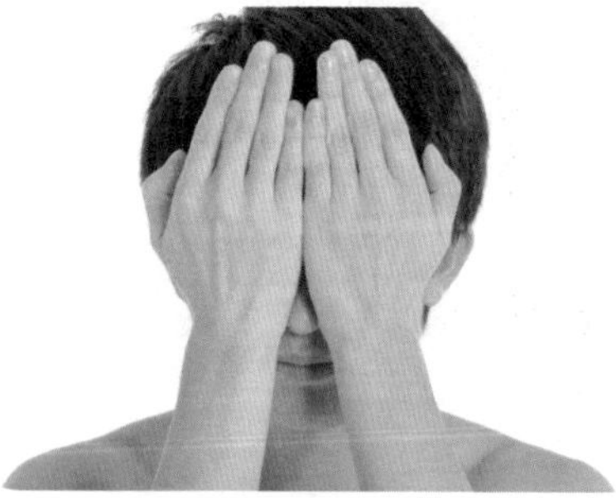

4 放松地摩擦双掌，将手掌变成弧状，轻轻盖在我们闭起来的眼睛上。注意！不要触碰眼珠或压迫到鼻梁两侧。

温馨提示

这个方法很简单，也能轻易地让眼睛得到充分的休息。对于每天读书、看文件、上网、电脑一族等眼力消耗多的人，通过这种运动的练习，能培养更敏锐的视觉，缓解视力疲劳。

运睛法

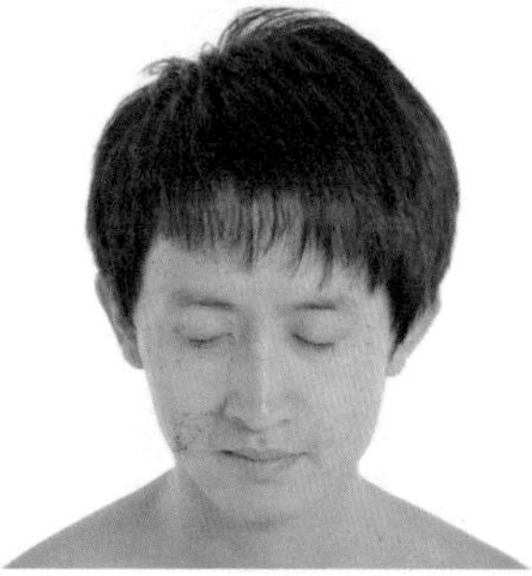

1 早晨醒来后，先闭上眼睛，眼球从右向左，从左向右，各旋转10次。

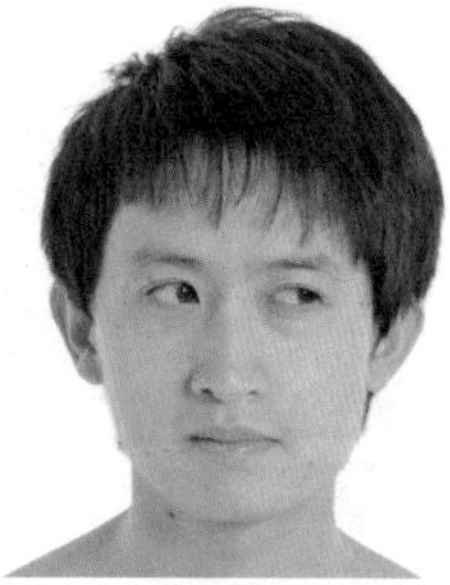

2 睁开眼坐定，用眼睛依次看左右，依此是左上角、右上角、左下角、右下角，反复5次。

3 晚上睡觉前，先睁目运睛，后闭目运睛各10次左右。

温馨提示

此法有增强眼珠光泽和灵敏性的作用，能祛除内障外翳，纠正近视和远视。

风池穴按摩操

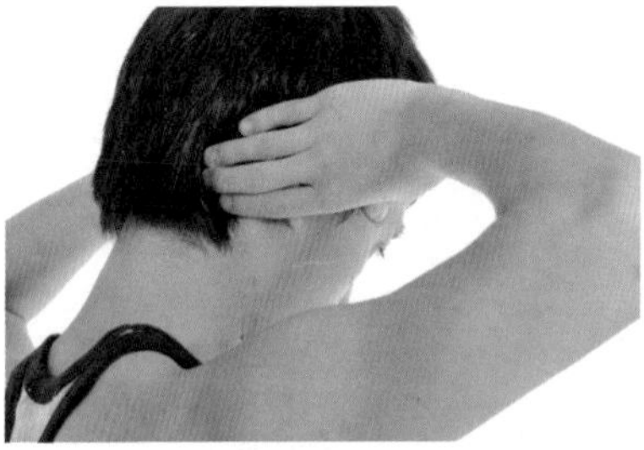

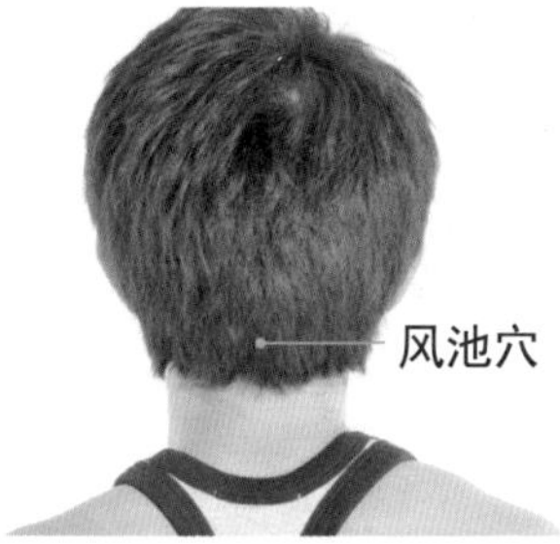

1 身体直立，两脚分开，与肩等宽，双手捧住头部，中指按揉风池穴。

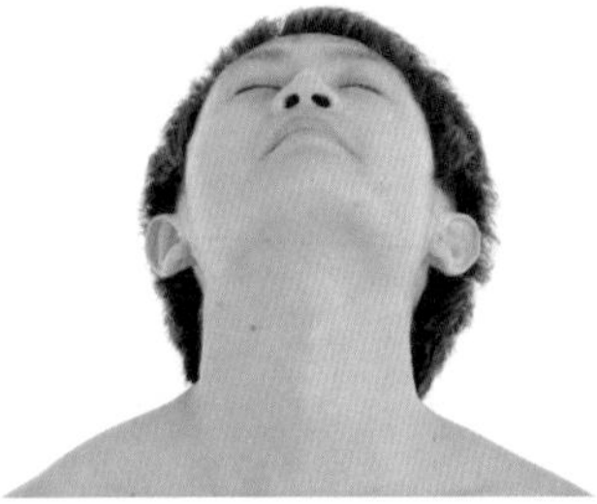

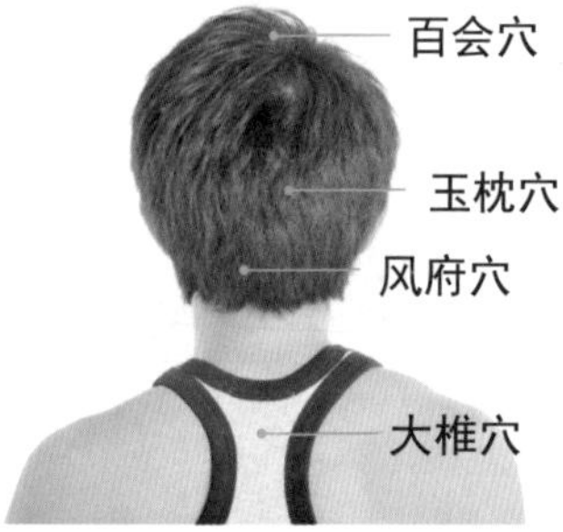

2 上身及腰部不动，头部缓缓抬起，仰望天空，同时吸气，意念将全身的精气提归丹田，上至百会，下至大椎、风府、玉枕；还原。

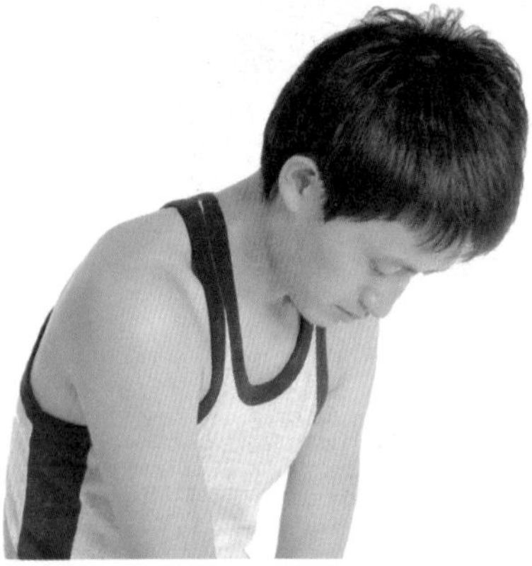

3 头部低下，下瞰大地，同时呼气，意似真气从口中吐出；还原。重复动作，做15～20次。

温馨提示

在练习过程中，经过按摩头部的风池穴，可以起到缓解视力疲劳清醒大脑的作用。在练习时，一定要注意上身与腰部不要动，同时要注意动作缓慢，呼吸自然。

抬头望眼操

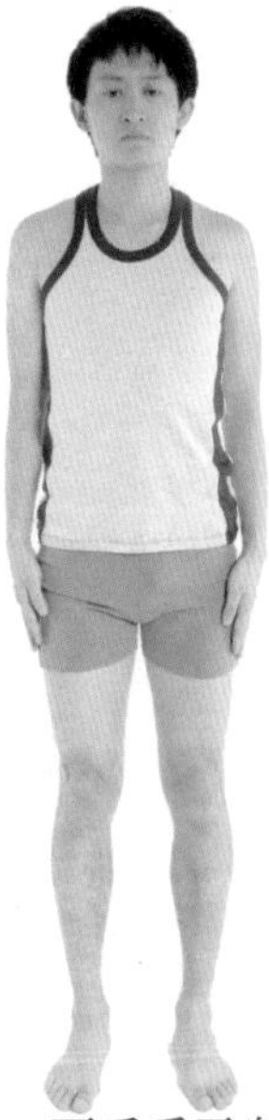

1 身体直立，两手垂于身体两侧，全身放松，自然呼吸。

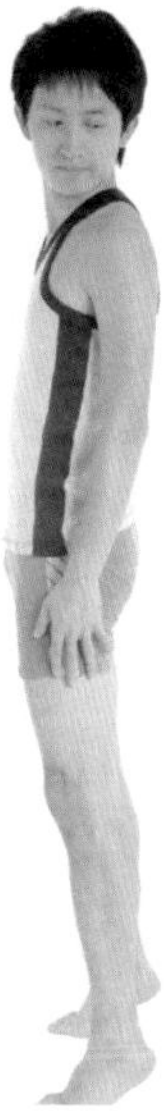

2 左脚向左微跨一步，眼球由右向左转一圈，再由左向右转一圈。

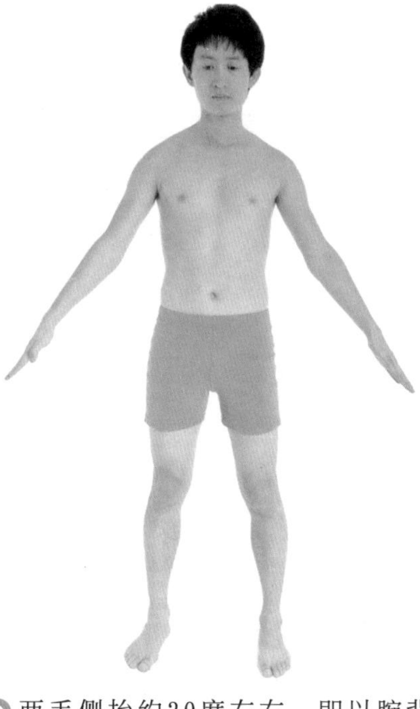

3 两手侧抬约30度左右，即以腕背之力，向后、向上环转，并划一弧线，同时吸气。

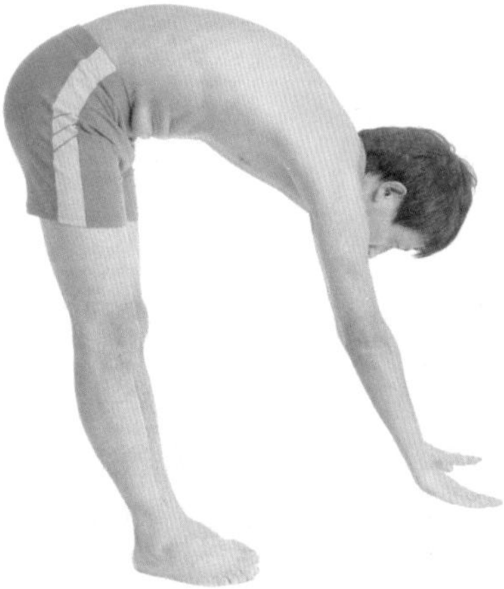

4 弯腰，直臂向前方地面下扑，同时发声吐气。

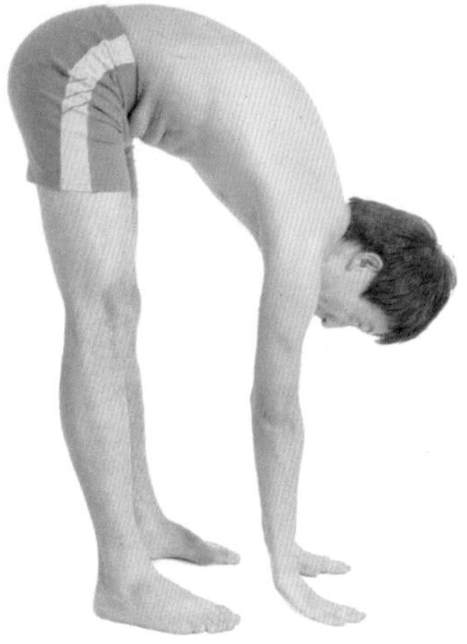

5 手臂伸直垂直地面，手腕弯曲，手指向前，但不碰触地面（熟练后，身体脊骨较为柔软时，可让两手及地，或两手掌及地）。

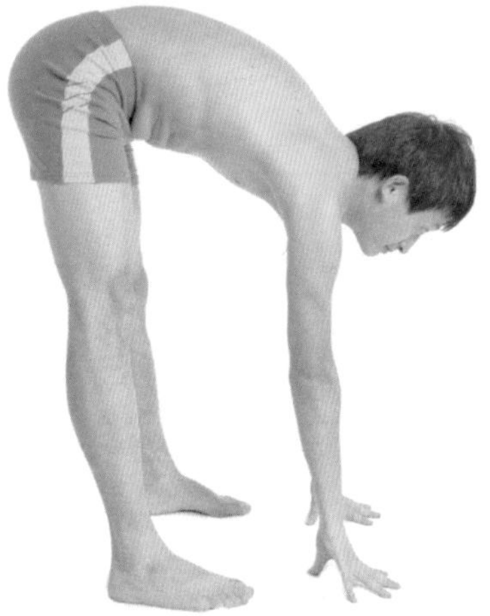

6 下巴前扬，抬头，眼睛正视前方。保持此姿势，闭气约5～10秒。一吸一吐，一俯一收为一次，重复9次。

温馨提示

做此操时，由于两眼运转，对于视力不佳、老花眼、夜盲症都有很好的保健功效；直脚挺膝弯腰、俯身、前行，这些动作可以调节身体气血，疏通脉络，促进血液循环，养肝明目。

不可忽视的日常保健

（1）防止用眼过度。近距离工作一次不要超过50分钟，每小时应休息10分钟，极目远眺松弛调节，可以防治近视。

（2）养成良好的读写习惯。端正读书、写字的姿势，眼睛与书本的距离要保持在30厘米；不要在阳光直射下或暗处看书；不要躺着、趴着或走动、乘车时看书；看电视距离不宜太近，2米以上为宜，电视机的位置应和视线平行或稍低一点，不要放置太高。

（3）饮食结构要合理。平时要做到不偏食、不挑食；多吃一些含维生素A的食物，如羊肝、猪肝、鸡蛋、牛奶、胡萝卜、蔬菜等；少吃糖。

（4）保证充足的睡眠。小学生每天不少于10小时；中学生每天不少于9小时；成年人每日不少于8小时。

（5）定期检查视力。从3岁开始，每年不少于2次视力检查。

耳 鸣

运动疗法有助于消除耳鸣

耳朵接受外界声音刺激，在耳朵里产生听到声音的感觉，这是正常的听觉功能。但是如果外界根本没有发生声音的音源，但耳内却感到有嗡嗡声、蝉鸣声、吼声、铃声或汽笛声等各种各样的声音，这就是耳鸣。

耳鸣的程度不一，轻者对日常生活并没有多大影响，严重耳鸣将导致不能进行正常的工作、生活和学习，并伴有严重的心理障碍，生活质量下降，更有甚者可产生自杀倾向。耳鸣尤其在夜深人静时响的厉害，使人入睡困难。长期严重耳鸣可以使人产生心烦意乱、担心、忧虑、焦急、抑郁等情绪变化。

所以，当我们出现耳鸣的症状时，应该抓紧时间进行治疗，否则有可能随着时间的推移，给我们带来越来越严重的困扰。耳鸣除了药物治疗和饮食调理外，还可以辅助一些运动及按摩手法，这对于促进耳部血液循环、刺激听神经，减轻症状、缓解病情都很有好处。

鸣天鼓

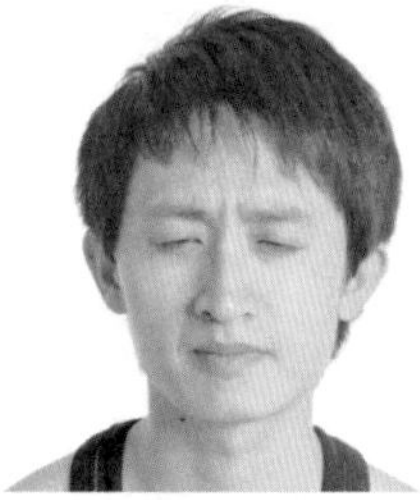

1 采取立式或坐式均可，全身放松，心平气和，双目微闭，进入“鸣天鼓”预备状态。

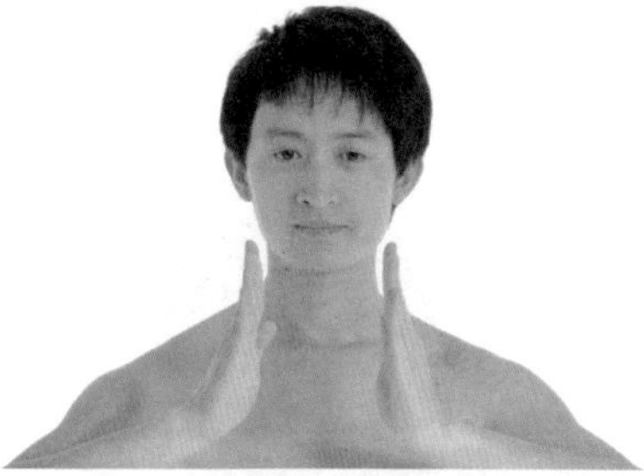

2 两手掌用力相搓，发热后将双掌在胸前作水平开合、拉吸动作，拉开时约60厘米，合进时保留约10厘米的距离。这样开合拉吸30～40次，双掌中产生发热、发麻、发胀、相吸相斥的气感时为佳。

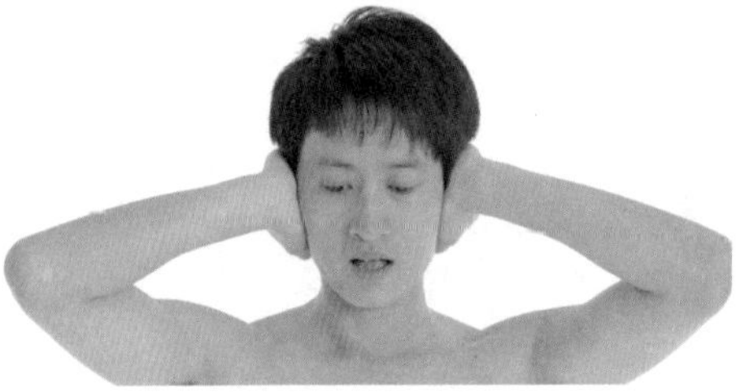

3 将带有气感的两掌捂于两耳的外耳郭，两掌轻轻用力，对两耳做缓慢的重按，再缓缓地放开。并在按摩时配合叩齿。按摩30～40次。

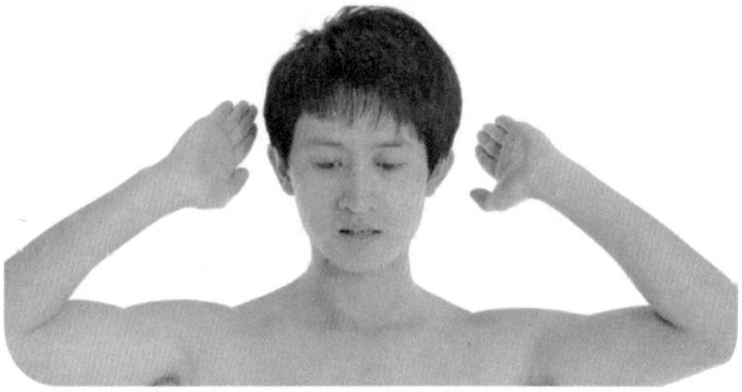

4 接着两掌对外耳郭做开合拉吸动作，合时用鼻吸气，呼气时双掌拉开约10厘米的距离，这样拉吸开合15～20次。

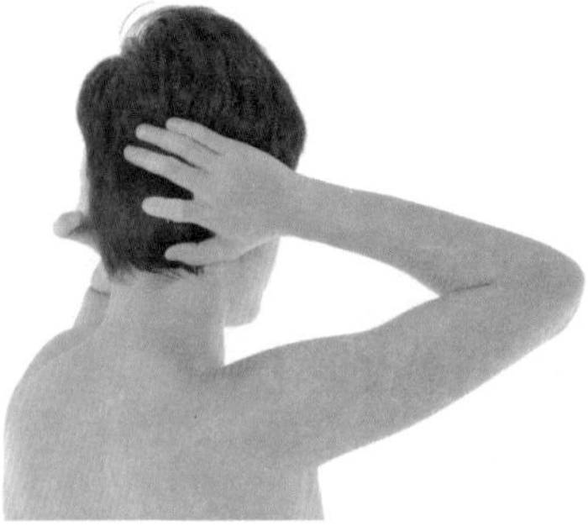

5 两掌继续捂住双耳郭，指尖斜向枕部，并用双手示指叩击头的枕部30～40次，此时，可闻洪亮清晰之声如击鼓。若配合轻轻地上下叩齿，"鸣天鼓"法效果更佳。

温馨提示

鸣天鼓是中医推拿的特色手法，耳鸣往往由于年龄增大后肾气虚衰造成。双耳与肾有密切关联，肾开窍于双耳。"鸣天鼓"法依照中医原理，应用医学气功之法，使人体的经络及肾气得到疏通，扶正固本，每天做1次，能起到防治耳鸣的效果。

分搓耳前后

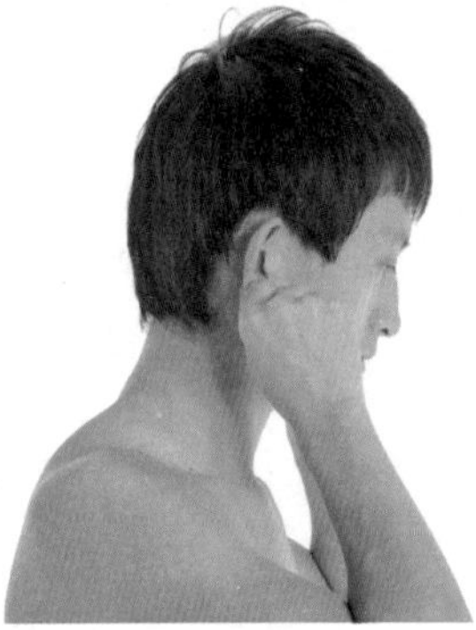

1 双手握成空拳，用拇指、示指捏住耳垂向下拉。拇指在后，示指弯曲在前，共拉50～100次。

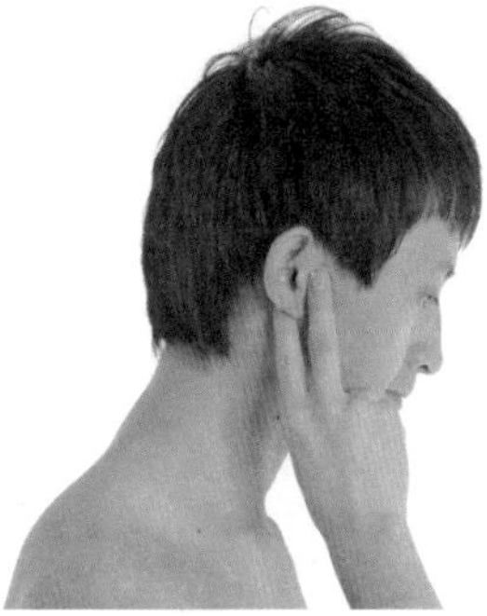

2 然后双手的示指、中指叉开，中指在耳前，示指在耳后，紧贴耳郭。从耳垂开始，夹持耳朵向上推动，直到耳尖。这样来回搓，共搓50～100次。

温馨提示

耳郭前后有耳门、听宫、听会等重要穴位，这样的分搓，可以疏通经脉的经气，达到清耳窍的目的。但在按摩的时，要根据自己的耐受力，适当掌握速度和压力。每次做完后局部有发热感最好。如果耳郭有红肿或炎症的时候，千万不能做。

点揉翳风穴

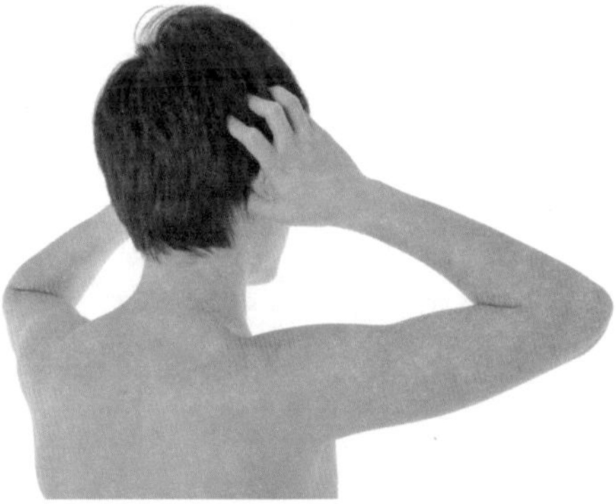

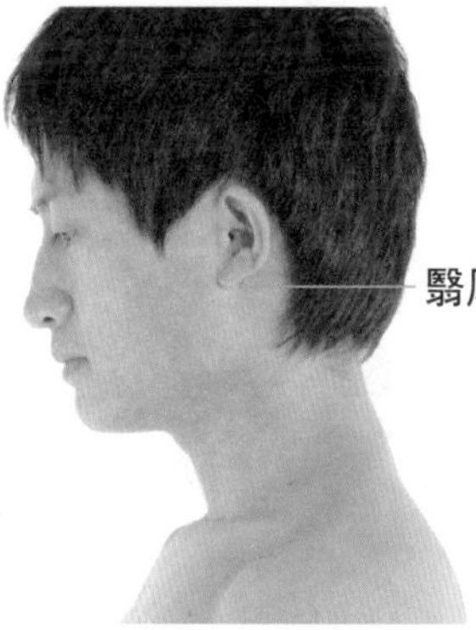

1 将双手置于头部。拇指指尖按于翳风穴（翳风穴位于耳垂后方的凹陷处），其余四指分散地放在耳朵上方，起一个稳定作用。然后拇指用力对凹陷进行点按，直到能感觉出酸胀感。每天早晚点按各1次，每次点按3分钟。

温馨提示

点揉翳风穴对于明目、清窍都有很好的效果。

不可忽视的日常保健

（1）饮食要合理。

（2）放松精神，减少焦虑。

（3）离噪声和强声。

（4）保证足够的休息和睡眠，避免劳累。

附录1 常见运动消耗能量表

常见运动消耗能量表（1 小时）	
运动项目	消耗能量（焦耳）
慢走（1 小时 4 千米）	1070
慢跑（1 小时 9 千米）	2700
走步机（1 小时 6 千米）	1440
快走（1 小时 8 千米）	2300
快跑（1 小时 12 千米）	2900
单车（1 小时 9 千米）	1020
单车（1 小时 16 千米）	1730
单车（1 小时 21 千米）	2700
游泳（1 小时 3 千米）	2300
郊外滑雪（1 小时 8 千米）	2500
高尔夫球（走路自背球杆）	1130
爬梯机	2840
跳舞	1250
跳绳	2760
健身操	1250
体能训练	1250
仰卧起坐	1800
打拳	1880
骑马	1460
轮式溜冰	1460
网球	1780
手球	2500

桌球	1250
乒乓球	1500
排球	1460
篮球	2090
郊游	1000
说　明	1. 以上数据是以体重 68 千克，运动 1 小时为例计，其他体重依比例增减。 2. 因为能量表数据会因运动强度的不同消耗而有所浮动，仅供参考。

附录2　不同年龄段的健身计划

年龄	特　点	健身计划
20 ~ 30 岁	这个时段身体功能正处于旺盛期，心律、肺活量、骨骼的灵敏度、稳定性及弹性等各方面均达到最佳点。这个年龄段的人选择一些有难度的运动，可进行任何运动强度的锻炼。	可选择跑步、游泳、攀岩、跳跃、滑雪、举重、跳踏板操、练跆拳道、跳拉丁舞、骑自行车、球类运动等。这个时期几乎可以尝试任何运动。 每周至少要锻炼 4 次，每次锻炼 30 分钟以上，每次都要锻炼到出汗。
30 ~ 40 岁	这个时段身体功能已超越了顶峰，身体机能开始减弱，此时身体的关节常会发出一些响声，这是关节病的先兆。这个年龄段的人应选择能增强肌肉弹性，特别是臀部和腿部肌肉，能增强活力、耐力，能改善人的平衡感、协调能力和灵敏度的运动以及能使关节保持较高柔韧性的运动。	可选择散步、快走、慢跑、爬楼梯、游泳、攀岩、举重（重量要轻一些）划船、滑雪、溜冰、滑板运动、骑自行车、打网球、健身球、伸展运动、瑜伽、武术等运动。 每周至少要锻炼 3 次，每次锻炼 20 ~ 30 分钟。运动强度不要像 20 多岁时那样大。

40 ~ 50岁	这个时段肌肉的可锻炼性已下降25%，体力逐渐下降，肌肉逐年萎缩，身体开始发福。这个年龄段的人应选择有利于保持良好体形的运动，能预防常见的如高血压、心血管病等中老年性疾病的运动。	可选择散步、慢跑、游泳、跳舞、骑自行车、爬楼梯、网球、高尔夫球、长距离滑雪、韵律操、踢毽子、瑜伽、俯卧撑、半下蹲等运动。 每周至少要锻炼3次，每次锻炼20 ~ 30分钟，最好每周再进行2次力量训练。保持中等运动强度。
50 ~ 60岁	这个时段，随着年纪的增大，肌肉会失去力量，尤其是快速收缩的肌肉纤维更为明显，韧带也逐渐失去弹性。这个年龄段的人应选择能够维持健康体能的运动。	可选择散步、慢跑、跳舞、游泳、太极拳、骑自行车、划船以及打高尔夫球、羽毛球、网球等运动。 每周至少要锻炼5次，每次锻炼30分钟以上。运动时，脉搏每分钟最好不超过130 ~ 140次。
60岁以上	从60岁起，老人患骨关节炎的现象越来越多。到70 ~ 80岁时，肌肉构造的数量只相当于50岁时的一半。对于60岁以上的老人，应选择能够防治关节炎的运动。	可选择散步、交谊舞、瑜伽或水中有氧运动。 每周至少锻炼的次数以及每次锻炼的时间视自己的身体状况而定，最好遵医嘱。